托育机构与幼儿园
卫生保健工作实用指引

中国疾病预防控制中心妇幼保健中心　　组织编写

顾　问

曹　彬

主　编

王惠珊　徐轶群

副主编

陈欣欣　黄欣欣　刘功姝　娄有世

编　委

（按姓氏笔画排序）

王　燕　王　硕　王惠珊　邓小红　冯围围
刘功姝　杨　勤　陈欣欣　娄有世　徐　韬
徐轶群　黄欣欣　曹　彬　傅　平　滕红红

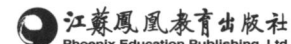

图书在版编目（CIP）数据

托育机构与幼儿园卫生保健工作实用指引 / 王惠珊，徐轶群主编. — 南京：江苏凤凰教育出版社，2022.6（2025.7重印）
ISBN 978-7-5499-9882-1

Ⅰ. ①托… Ⅱ. ①王… ②徐… Ⅲ. ①幼儿园—卫生保健 Ⅳ. ①R175

中国版本图书馆CIP数据核字（2022）第004257号

书　　名	托育机构与幼儿园卫生保健工作实用指引
主　　编	王惠珊　徐轶群
策　　划	刘　煜
责任编辑	马　笑
装帧设计	马海云
出版发行	江苏凤凰教育出版社（南京市湖南路1号A楼　邮编210009）
苏教网址	http://www.1088.com.cn
印　　刷	南京顺和印刷有限责任公司（电话：025-83682876）
厂　　址	南京市江宁区麒麟街道天和路78号
开　　本	890毫米×1240毫米　1/16
印　　张	17
版　　次	2022年6月第1版
印　　次	2025年7月第4次印刷
书　　号	ISBN 978-7-5499-9882-1
定　　价	108.00元
网店地址	http://jsfhjycbs.tmall.com
公 众 号	苏教服务（微信号：jsfhjyfw）
邮购电话	025-85406265，025-85400774
盗版举报	025-83658579

苏教版图书若有印装错误可向出版社调换

前　言

学龄前期是人一生成长的关键时期和启蒙阶段，是体格生长、情感、行为、认知等发育发展的奠基阶段和敏感期，是个体社会化的起始阶段和关键时期。学龄前期的健康生长和发展，不仅决定了其学前期的发展水平，而且影响着其终身学习与发展的质量和效果。因此，托育机构与幼儿园（以下简称托幼机构）为儿童提供符合儿童身心发展规律的保健服务，将为其一生健康发展奠定坚实的基础，将提高整个国家的国民素质。

《国家中长期教育改革和发展规划纲要》（2010～2020）中提出到2020年我国入园率达到95%，有4000万3～6岁儿童生活在托幼机构内。2019年国务院办公厅发布的《关于促进3岁以下婴幼儿照护服务发展的指导意见》中提出"加强婴幼儿照护服务机构的卫生保健工作。认真贯彻保育为主、保教结合的工作方针，为婴幼儿创造良好的生活环境，预防控制传染病，降低常见病的发病率，保障婴幼儿的身心健康"。

我国现阶段，学龄前儿童的各项卫生保健工作主要由社区卫生服务中心（未入托的婴幼儿）和托幼机构内的卫生保健人员组织实施。机构现有专职卫生保健人员严重不足，大多为兼职，且人员流动性大，约70%以上的卫生保健人员无医学学历，没有接受过系统的培训。

为了加强对托幼机构卫生保健人员的培训，提高各级妇幼保健机构对托幼机构的业务指导能力，促进托幼机构卫生保健工作规范、有序地开展，为儿童的身心健康和发展提供坚实的保障，我们组织国内的儿童保健专家和托幼机构卫生保健管理专家编写了本书。

全书内容与《托儿所幼儿园卫生保健管理办法》和《托儿所幼儿园卫生保健工作规范》中提出的卫生保健内容一致。全书共包括十章，分别是：一日生活安排、儿童膳食、体格锻炼、健康检查、卫生与消毒、传染病预防与管理、常见病预防与管理、伤害预防、健康教育和信息收集与管理。每章内容按照基础知识、工作要求和实施方法组织编写，并在每章设有思考题，方便各类使用人员在实际工作中的使用，提高操作性，便于读者理解和掌握。全书内容在保证科学性的基础上，注重实用性和可操作性，力争为托幼机构卫生保健人员提供科学、规范、操作性强的知识和技能。

全书得到我国幼儿教育、卫生消毒、传染病管理、健康教育和儿科临床等相关领域的专家支持和指导，在此一并表示感谢。

曹彬丨原国家卫生健康委员会妇幼健康司副巡视员

目　　录

第一章　一日生活安排 ··· 1

第一节　基本知识 ··· 3
　　一、合理安排一日生活的重要性 ·· 3
　　二、儿童生理特点与保健 ·· 3
　　三、儿童心理行为特点与保健 ·· 8
第二节　工作要求 ··· 17
　　一、一日生活安排的要求 ·· 17
　　二、生活活动的组织与指导要点 ·· 18
第三节　实施方法 ··· 19
　　一、制定儿童一日生活作息时间表 ··· 19
　　二、一日生活的保育方法 ·· 20
　　三、心理卫生指导方法 ··· 27
　　四、生活习惯和能力的培养方法 ·· 29

第二章　儿童膳食 ··· 31

第一节　基本知识 ··· 33
　　一、能量与营养素 ··· 33
　　二、儿童膳食参考摄入量 ·· 37
　　三、儿童膳食指南 ··· 39
第二节　工作要求 ··· 42
　　一、各年龄段儿童的膳食安排 ·· 42

	二、明确各岗位人员工作职责	……………	43
	三、建立健全各项规章制度	……………	45
	四、食品卫生要求	……………	47
第三节	实施方法	……………	49
	一、儿童膳食计划制定	……………	49
	二、带量食谱编制	……………	50
	三、膳食调查与营养评估	……………	52
	四、食物的加工与烹饪	……………	61
	五、患病儿童膳食	……………	62

第三章 体格锻炼 …………… 65

第一节	基本知识	……………	67
	一、儿童体格锻炼的重要性	……………	67
	二、儿童体格锻炼的生理特点	……………	68
	三、影响儿童体格锻炼的因素	……………	68
	四、体格锻炼的评估	……………	69
第二节	工作要求	……………	87
	一、儿童体格锻炼的原则	……………	87
	二、保障体格锻炼计划实施	……………	88
第三节	实施方法	……………	90
	一、体格锻炼的形式	……………	90
	二、体格锻炼的方法	……………	93
	三、户外体育活动中的保健要点	……………	97
	四、特殊儿童体格锻炼	……………	97
	五、儿童活动量的医学监护	……………	99

第四章 健康检查 …………… 101

第一节	基本知识	……………	103
	一、儿童生长发育特点	……………	103
	二、影响儿童生长发育的因素	……………	104
	三、儿童体格评价	……………	105
	四、工作人员常见传染病	……………	107

第二节　工作要求 ································ 113
一、儿童入园健康检查 ·························· 113
二、儿童定期健康检查 ·························· 113
三、儿童晨午检及全日健康观察 ·············· 114
四、工作人员上岗前健康检查 ················· 114
五、工作人员定期健康检查 ···················· 115
六、工作人员健康合格证的发放 ·············· 115

第三节　实施方法 ································ 116
一、儿童入园健康检查 ·························· 116
二、儿童定期健康检查 ·························· 117
三、儿童晨午间检查 ····························· 117
四、儿童全日健康观察 ·························· 118
五、儿童体格测量方法 ·························· 118
六、儿童体格评价的步骤与方法 ·············· 120
七、常用儿童护理技术 ·························· 122

第五章　卫生与消毒 ································ 127

第一节　基本知识 ································ 129
一、基本概念 ······································ 129
二、常用消毒方法 ································ 130

第二节　工作要求 ································ 134
一、建立健全各项规章制度 ···················· 134
二、明确各岗位人员工作职责 ················· 135

第三节　实施方法 ································ 137
第一部分　托育机构卫生消毒 ··············· 137
一、环境卫生消毒 ································ 137
二、物品卫生消毒 ································ 138
三、工作人员个人卫生 ·························· 139
第二部分　幼儿园卫生消毒 ··················· 140
一、环境卫生消毒 ································ 140
二、物品卫生消毒 ································ 142
三、工作人员和儿童手卫生 ···················· 144
四、发生传染病后的卫生消毒 ················· 145

第六章 传染病预防与管理 ································ 149

第一节 基本知识 ································ 151
一、免疫的概念及分类 ································ 151
二、预防接种和免疫规划 ································ 152
三、接种禁忌证、常见反应及处理 ························ 153
四、传染病的定义、基本特征、流行过程及分类 ············ 154
五、儿童常见传染病的识别与处理 ························ 155

第二节 工作要求 ································ 168
一、儿童预防接种 ································ 168
二、托幼机构传染病管理 ································ 168

第三节 实施方法 ································ 170
一、儿童预防接种证的查验、登记、补证 ·················· 170
二、托幼机构内传染病预防措施 ·························· 171

第七章 常见病预防与管理 ································ 173

第一节 基本知识 ································ 175
一、儿童常见症状的识别与处理 ·························· 175
二、儿童常见疾病的识别与预防处理 ······················ 178
三、儿童营养性疾病的识别与预防处理 ···················· 183
四、儿童五官疾病的识别与预防处理 ······················ 187
五、儿童心理行为问题的识别与处理 ······················ 191

第二节 工作要求 ································ 199
一、建立儿童常见病管理制度 ···························· 199
二、明确各岗位人员工作职责 ···························· 200

第三节 实施方法 ································ 201
一、营养性疾病的管理 ································ 201
二、五官保健管理 ································ 202
三、呼吸道疾病的管理 ································ 203
四、过敏性疾病的管理 ································ 204
五、慢性疾病的管理 ································ 204
六、心理行为问题的管理 ································ 205
七、体弱儿童生活护理及全日观察 ························ 205

第八章 伤害预防 ······ 207

第一节 基本知识 ······ 209
一、伤害的定义和标准 ······ 209
二、儿童伤害的类型 ······ 209
三、儿童年龄特点和常见损伤 ······ 211
四、儿童伤害的现场急救 ······ 211
五、伤害应急预案的制定 ······ 212

第二节 工作要求 ······ 214
一、加强安全工作管理 ······ 214
二、做好伤害预防培训 ······ 214

第三节 实施方法 ······ 215
一、托幼机构儿童伤害的预防 ······ 215
二、儿童基本安全知识和自我保护能力的培养 ······ 217
三、儿童常见伤害及症状的应急处理 ······ 218

第九章 健康教育 ······ 225

第一节 基本知识 ······ 227
一、健康教育的定义 ······ 227
二、托幼机构健康教育的意义、目标及原则 ······ 228
三、健康教育在托幼机构中的地位和作用 ······ 229
四、托幼机构健康教育规划 ······ 229
五、托幼机构健康教育的主要内容 ······ 230
六、健康教育评价 ······ 231

第二节 工作要求 ······ 234
一、建立健康教育规章制度 ······ 234
二、明确各岗位人员工作职责 ······ 234
三、各类人员健康教育具体工作要求 ······ 235

第三节 实施方法 ······ 236
一、对教职工实施健康教育培训 ······ 236
二、对儿童实施健康教育 ······ 237
三、常用健康教育手段 ······ 238

第十章　信息收集与管理 …… 241

第一节　基本知识 …… 243
　　一、卫生保健信息的收集 …… 243
　　二、卫生保健信息的分析 …… 245
第二节　工作要求 …… 248
　　一、明确各岗位人员工作职责 …… 248
　　二、建立卫生保健信息管理制度 …… 248
第三节　实施办法 …… 250
　　一、建立卫生保健常规登记（记录）制度 …… 250
　　二、数据信息统计分析 …… 254
　　三、卫生保健信息的利用 …… 261

参考文献 …… 263

第一章
一日生活安排

YIRI SHENGHUO ANPAI

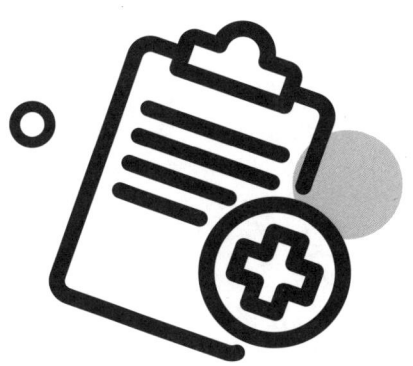

第一节 基本知识

一、合理安排一日生活的重要性

生活日程是指按科学依据把儿童每天在托幼机构内的主要活动,在时间和顺序上合理安排,并形成一种制度,也叫生活制度。儿童一日生活中的主要活动包括生活、游戏、运动、学习等。

儿童身体内部生理节律的调节机制尚未完全形成,还不能自觉地调节自己的行为,容易兴奋且难以抑制,经常到筋疲力尽才罢休,而且年龄越小,生理节律调节能力越差。因此,托幼机构应根据不同年龄儿童的特点,将一日中主要活动内容的时间、顺序、次数进行科学安排,制定合理的生活制度。适当合理的制度可让儿童形成饥饱、醒睡、活动休息、进食排泄等的节律,使他们在进餐前感到饥饿,睡眠前感到困倦,能顺利地从一种活动转入到另一种活动,形成一系列良好的条件反射;有助于培养儿童规律的生活和良好的生活卫生习惯,有利于激发儿童的积极情绪,增进身心健康,促进生长发育。合理的生活制度还能保证托幼机构保教工作的有序开展。

安排生活制度时应考虑给儿童留有自由和选择的余地,不宜将日程定得过细。托幼机构在制定生活制度时,应综合考虑与之有关的各种因素,制定出既切合本托幼机构实际情况,又符合儿童生理、心理发展特点的科学合理的生活日程。

二、儿童生理特点与保健

(一)儿童神经系统特点与保健要点

1. 特点

(1)脑发育迅速,且发育不均衡。儿童早期脑的发育非常迅速,从出生到7岁,脑重量增加近4倍,7岁时基本接近成人。脊髓和脑干在出生时已发育成熟,而小脑发育则相对较晚，从1岁左右开始迅速发育，3~6岁逐渐发育成熟。大脑皮层发育极为迅速，8岁左右的儿童大脑皮层发育已基本接近成人。与此同时，脑的机能也逐渐复杂、成熟和完善起来，为建立各种条件反射提供了生理基础。

（2）大脑皮层的兴奋与抑制过程发展不平衡。儿童大脑皮层发育尚未完善，兴奋占优势，抑制过程形成较慢，兴奋持续时间较短，容易泛化。表现为容易活跃，不容易平静，好动不好静，注意力不容易集中，常随兴趣改变而转移注意，动作缺乏准确性等。

（3）植物性神经发育不完善。交感神经兴奋性强而副交感神经兴奋性较弱。例如，儿童的心率及呼吸频率较快但节律不稳定；胃肠消化能力极易受情绪影响。

2. 保健要点

（1）托幼机构应创设良好的生活环境，科学合理地安排生活日程。

（2）让儿童保持愉快的情绪，积极参加丰富的活动和锻炼。

（3）儿童神经系统发育还不完善，对周围环境的刺激需要付出较大的精力才能适应，如果某一种活动持续时间过长，就会引起大脑皮层相应区域神经细胞的疲劳。因此，在进行某种活动一定时间后，应及时变换活动的形式和内容，活动时做到动静结合，这样才能使儿童大脑皮层的神经细胞得到充分的休息，避免疲劳。

（4）睡眠是大脑皮层的抑制过程，它能消除儿童清醒时脑力、体力活动造成的疲劳，对神经系统起到保护作用。睡眠时机体的新陈代谢缓慢，能量消耗减少，有利于各种重要脏器功能的恢复。尤其是睡眠时人体激素大量分泌，有助于促进骨骼生长以及大脑皮层的发育。充足而深沉的睡眠能使儿童食欲旺盛、情绪愉快，从而促进生长发育，增进身体健康。因此，无论在托幼机构还是在家中都应保证儿童有充足的睡眠和好的睡眠质量。

（二）儿童呼吸系统特点与保健要点

1. 特点

（1）呼吸道。儿童鼻腔相对较小，黏膜柔嫩，血管丰富，缺少鼻毛，容易感染。感染时鼻黏膜充血、肿胀、分泌物增多，造成鼻腔堵塞。鼻中隔前下方血管丰富且管壁较薄，用手抠挖或外伤碰及此部位容易引起鼻出血。喉部的保护性反射机能尚不完善，进食速度太快或进食时嬉笑、哭闹会引起喉口关闭不全，使食物呛入气管造成窒息。气管和支气管腔较狭窄，管壁柔软，缺乏弹性组织，纤毛摆动较弱，感染时易造成呼吸困难。

（2）肺。儿童肺组织尚未发育成熟，肺容量小，肺泡数量少，表面弹性差，肺部感染时容易引起肺不张、肺气肿。

（3）呼吸运动。儿童年龄越小，呼吸频率越快，其频率随年龄增长而递减。儿童呼吸次数：1~3岁平均为24次/分钟，3~7岁为22次/分钟。2岁后呼吸肌逐渐发育，肋骨由水平位渐成斜位，出现胸腹式呼吸。

2. 保健要点

（1）户外活动尤其是一些有氧运动，能促进儿童胸廓和肺的发育，还能提高呼吸系统对疾病的抵抗力，预防呼吸道感染，因此应积极开展户外活动。

（2）培养儿童良好的卫生习惯，教育儿童在咳嗽、打喷嚏时避开他人，用手帕或纸巾捂住口鼻；不用手挖鼻；睡觉时不蒙头。教会儿童正确擤鼻涕的方法。

（3）防止异物呛入气管，培养儿童安静进餐，进食时不说笑打闹，细嚼慢咽的习惯。平时应教育儿童不要把豆子、纽扣等小东西含在嘴里或塞入鼻孔。

（三）儿童消化系统特点与保健要点

1. 特点

（1）胃、肠。儿童胃壁肌肉薄，伸展性较差，胃的容量小，且消化能力较弱。肠管相对较长，小肠黏膜有丰富的毛细血管和淋巴管，吸收能力较强。

（2）肝脏、胰腺。儿童肝脏相对较大，因肝脏分泌胆汁较少，故对脂肪的消化能力较差，肝脏的解毒能力较差。胰腺分泌各种消化酶，与胆盐及小肠内分泌物相互作用，共同参与对蛋白质、脂肪和碳水化合物的消化。婴幼儿时期胰腺消化酶的分泌极易受炎热气候及各种疾病的影响而被抑制，常引起消化不良。

2. 保健要点

（1）6岁前是儿童生长发育最迅速的时期，这个时期新陈代谢旺盛，每天必须从膳食中摄取充分的能量、蛋白质、碳水化合物、维生素、矿物质等各种营养素，才能满足机体生长发育和活动的需要。如果此时营养物质缺乏，就会阻碍身体的发育，出现体重过低、抵抗力下降、生长发育停滞等现象，甚至还会影响其智力的发展。

（2）儿童的消化能力弱，胃容量小，需要合理地进餐，才能保证营养素的全面摄入。为儿童选择的食物、食物的烹饪方式以及每餐的间隔时间都应充分考虑儿童年龄特点。

（3）培养儿童良好的进餐和排便习惯，饭前和饭后不进行剧烈活动。

（四）儿童泌尿系统特点与保健要点

1. 特点

（1）肾功能较成人差。儿童时期肾脏发育不完善，浓缩尿及排泄毒物的功能较差。

（2）膀胱储尿机能差。膀胱肌肉层薄，弹性组织发育尚未健全，储尿机能差，排尿次数较多。由于大脑皮层发育不完善，神经系统对排尿的约束能力差，常不能主动控制排尿过程，这种情况年龄越小表现越突出。

（3）易发生上行泌尿道感染。女童尿道短，口径相对宽大，外口暴露且离肛门近，因此易受粪便污染而发生上行感染。男童常有包皮过长或包茎，包皮与阴茎头间多未完全游离，而成生理性粘连，因此易致污染物残留，发生上行感染。

2. 保健要点

（1）培养儿童养成及时排尿的习惯，不要长时间憋尿，憋尿不仅不能及时清除废物，还容易发生泌尿道感染。但也不要频繁地提醒儿童排尿，以免形成尿频，影响膀胱正常的储尿机能。

（2）培养儿童学会保持会阴部的清洁。

（3）每天适量喝水能预防泌尿道感染，因此要保证儿童每天的喝水量。

（五）儿童皮肤特点与保健要点

1. 特点

（1）皮肤保护机能差，容易感染和受损伤。儿童皮肤表皮较薄，很多部位角质层尚未形成，皮肤抵抗病菌感染的能力较差，容易发生皮肤感染。皮下脂肪较少，皮肤抗击外力作用能力较差，磕碰时容易受伤。

（2）皮肤保温作用差，散热多。儿童皮肤里的毛细血管网密集，流经皮肤的血液量相对比成人多，所以儿童皮肤散热多而快。同时，汗腺发育较好，代谢旺盛，以及出汗多也加速了散热。由于皮下脂肪少，皮肤保温差，神经系统对体温的调节作用不稳定，儿童常不容易适应外界温度变化，气温骤变时容易患病。

2. 保健要点

（1）盥洗是儿童生活中的一个重要环节，可使毛发、皮肤保持清洁，减少皮肤被汗液、皮脂、灰尘污染的机会，提高皮肤的抵抗力。应注意观察儿童的排尿便反应，及时更换尿不湿，督促儿童进行大小便，并使用温和的洗涤、护肤品，注意衣着卫生，预防皮肤感染和损伤。

（2）加强锻炼，经常户外活动可以提高皮肤调节体温的能力，增强对气候冷热变化的适应性。

（六）儿童口腔特点与保健要点

1. 特点

（1）发育特点。儿童期牙齿发育经历了无牙期、乳牙列形成期、乳牙列期和混合牙列期，牙齿不仅发挥了咀嚼、碾磨食物的主要功能，保证了儿童的营养摄入，同时也对儿童发音、面部发育和美观起到了重要作用。

（2）组织结构。儿童乳牙牙釉质、牙本质薄，矿化程度低，抗酸力弱，易发生龋齿，受外力冲击时易发生外伤。恒牙刚萌出后，暴露于唾液2年后完成矿化，易发生年轻恒牙龋。

（3）解剖形态。乳牙牙颈部明显缩窄，牙冠近颈部的1/3处隆起，邻牙之间为面与面的接触，颌面的点隙裂沟以及牙列中的生理间隙等均易致食物滞留，成为不洁区，易发生龋齿和炎症。

乳牙及年轻恒牙髓腔大，髓角尖高，牙本质小管粗大，髓腔又近牙齿表面，龋坏进展快。牙龈上皮薄，角化差，受细菌感染或外伤刺激后易发生炎症。乳牙根周膜宽，纤维组织疏松，牙周膜纤维不成束，故乳牙根周组织的炎症易从牙周膜扩散。

（4）年龄特点。儿童由于睡眠时间长，口腔长时间处于静止状态，唾液分泌减少，故自洁作用差，有利于细菌增殖，增加患龋机会。儿童的饮食多为软质食物，黏稠性强，含糖量高，易发酵产酸，又因年龄幼小，不能很好刷牙，所以食物易在口腔中残留，这成为龋病发生的重要因素之一。儿童活动性较强，特别在学龄时期，易在剧烈的运动或玩耍中发生碰撞、跌倒，造成牙齿外伤。

2. 保健要点

（1）培养儿童良好的口腔保健习惯。注意口腔清洁，尤其在每次进食后要漱口；培养3岁以上儿童早晚刷牙的习惯，并指导家长每日为儿童刷牙。

（2）纠正不良习惯。儿童期尽量不用安抚奶嘴；纠正吮指、咬唇、吐舌、口呼吸等不良习惯。培养儿童在牙齿替换时，不用牙咬或手抠，正常刷牙。去除睡前哺乳、喂奶和进食的习惯。

（3）养成良好的饮食习惯。减少每日吃甜食的频率，不提供含糖饮料，保证谷类、蔬菜水果类食物的摄入，进食富含纤维、有一定硬度的固体食物，预防龋病的发生；培养规律性的饮食习惯，注意营养均衡。

（4）定期进行口腔健康检查。儿童应该在第一颗乳牙萌出后6个月内，由家长选择具备执业资质的口腔医疗机构检查牙齿，请医生帮助判断儿童牙齿萌出情况，并评估其患龋病的风险。此后每半年检查一次牙齿。

（七）儿童眼及视力特点与保健要点

1. 特点

（1）生理性远视。由于儿童眼球发育尚未完善，前后径短，晶状体的弹性小，物体射来的光线聚焦在视网膜后方，因此视觉模糊，呈现为远视状态，之后眼球形态前后径逐渐拉长，一般到6岁左右转为正视。

（2）眼的调节能力强。眼的调节作用主要靠晶状体，儿童虽然呈生理性远视，看远处清楚，但在看近物时，晶状体凸度的变化增加折光力，近处物体能在视网膜上形成清晰的物像，所以看近物也清楚。

（3）视力随年龄逐渐提高。儿童的视力不是一成不变的，随着年龄的增长，视力也逐步提高。4岁儿童的视力>0.6，5岁及以上儿童视力>0.8，且两眼视力相差小于两行为正常状态。

2. 保健要点

（1）培养儿童养成良好的用眼习惯。看书、写字或画画、弹琴、看电视时，眼睛和物体要保持一定的距离，每次时间不超过30分钟，年龄越小，连续读书、写字时间应越短，之后应眺望远处或到户外活动，以消除眼疲劳。2岁以下儿童不安排视屏活动。电视机放置的高矮应与儿童的视线在同一高度，观看点离电视机的距离大约为电视屏幕对角线的4~6倍左右，看电视的方位以正前方为好，两侧不超过45度角。

（2）注意采光。采光以自然光为宜，看书、写字或画画时，照明光线宜从左前方照下。自然光不足时，使用适宜亮度灯具照明，不宜过强或过暗。不要在强光下或者暗处看书、写字或画画，易引起视疲劳。

（3）保持良好姿势。桌椅高矮应与儿童的身体相适应，保持正确的坐姿，即上身略前倾，两肘自然伏于桌面，前胸与桌边约一拳距离，眼睛与读物距离30 cm，这样可以减轻眼睛及全身的疲劳。

（4）定期检查视力，及时发现异常。4岁以上儿童每年检查一次视力，有条件地区增加屈光检查，发现异常及时与家长联系，到医院眼科诊治。

（5）注意用眼卫生。教育儿童不用手揉眼睛，更不要用脏手和不干净的衣巾揉眼睛。脸盆、毛巾要专用，并定期煮沸消毒。托幼机构儿童使用的擦脸毛巾应一人一巾并且一用一消毒。

（6）预防眼外伤。儿童的玩教具应安全，避免误伤眼睛。宣传儿童眼外伤的危险因素及其危害性，并经常向儿童及家长讲解安全意识和自我保护的方法。阻止儿童之间玩一些危险的游戏，常引起眼外伤的器物应该限制儿童玩耍使用，比如：烟花爆竹，能射出子弹的仿真枪、弹弓、飞镖等玩具，树枝、竹扫把，锋利和尖锐的刀剪、针、竹签等。

（7）预防传染性眼病。红眼病流行期间，不要把儿童带到浴室、游泳池、儿童乐园等公共场所去，以免发生传染。发现传染性眼病的儿童要注意隔离，患儿的用具如脸盆、毛巾、手帕等物要专用，用后要用次氯酸液（或其他消毒液）浸泡消毒。

（八）儿童耳及听力特点与保健要点

1. 特点

（1）外耳道壁未完全骨化。儿童外耳道壁软骨成分较多，外耳道较短而平直，如果感染容易扩散。检查儿童的耳朵时，应将耳郭向后下方牵拉。

（2）儿童的咽鼓管短、宽而直。在鼻咽部和中耳之间有一根管状通道叫咽鼓管，儿童的咽鼓管较短，管腔较宽，呈水平方向，如果鼻咽部感染，病菌容易沿咽鼓管侵入到鼓室而引起中耳炎。

2. 保健要点

（1）预防中耳炎。保持鼻咽部清洁，感染后及时治疗。如有水或异物进入耳道，应及时擦干耳道或取出异物。

（2）及时发现听力异常。应为儿童每年进行一次听力筛查，发现对声音不敏感、发音不清、说话声很大、语言发育迟缓等问题，要及时与家长联系，到医院诊治。

三、儿童心理行为特点与保健

儿童心理行为发育包含了感知觉、动作、语言、认知、情绪、个性和社会性等方面。不同年龄段儿童的心理发育有着相应的发育特点，其发展遵循一定的规律和原则。婴儿脑发育很快，1岁时运动发育已达到能主动接触周围人、物的水平，感知觉能力也迅速发展；幼儿期的动作、语言、思维、情绪都得到迅速发展，儿童与外界的主动交流显著增加；学龄前期儿童体格生长发育处于稳步增长状态，但心理发育迅速，与同龄儿童和社会事务接触增多，知识面扩大，求知欲强，情绪控制能力增加，生活自理能力和社会交往能力得到锻炼。

（一）儿童感知觉特点与保健要点

1. 特点

（1）感知是一个基本的心理过程。根据知觉时起主导作用的分析器，可分为视觉、听觉、触觉、味觉等。

（2）视觉除了视力外，还包括色觉、双眼运动、双眼同时视、融合功能和立体视觉。儿童视力属于生理性远视，随着发育进程逐渐正视化。新生儿期有对光反射，1岁视力为0.2，2岁为0.5，直至5～6岁视力能达到1.0。2个月能注视大物体，3个月可有头眼协调能力，逐步发展到2岁时能够区别直线与横线，5岁时能区别斜线、垂直线与横线。

（3）新生儿娩出后，听觉不灵敏，至足月时可以对强烈的声音出现反应，8～9个月婴儿已经能分辨各种声音，1岁时能区分词和语音，2岁时能对不同声音进行较精细的区分，如揉纸声与流水声，并能更好地理解指令，3岁时区分能力更强，如能区别"ee"与"er"语音。

（4）嗅觉和味觉是密不可分、相辅相成的，可以帮助儿童养成良好的饮食行为能力。新生儿时嗅觉发育已经比较成熟，7～8月龄嗅觉开始逐渐灵敏，2岁能很好地辨别各种气味。味觉主要包括咸、甜、酸、苦、鲜5种，新生儿已经可以对不同味道产生不同的反应，4～5月龄的婴儿对食物味道的任何改变都会有敏锐的反应。

（5）皮肤感觉包括痛觉、温度觉、触觉及深度感觉，随着年龄的增长，儿童皮肤感觉的灵敏度和定位能力逐步提高。6月龄内的婴儿更多地利用嘴来感觉周围的环境，之后随着手部精细动作的发展，用手的感觉增多，2～3岁时已能辨别各种物体的属性，如软硬、冷热、糙滑等，5～6岁能区别体积相同而重量不同的两个物品。

2. 保健要点

（1）视觉。根据儿童的年龄，注意从小给予不同类型的视觉刺激。比如用黑白或彩色卡引起小婴儿的注意，用鲜艳的玩具吸引婴儿视觉跟踪，引导幼儿看室内和室外不同的物品和景色，通过图片或实物让儿童学习分辨物体的细微差别。另外，按照《儿童弱视防治技术服务规范》定期监测儿童的视觉发育。

（2）听觉。经常给儿童听悦耳的音乐，引导儿童体会音乐所表达的意境；创造各种不同的声音，让儿童学习分辨音响的来源和强度；尤其要营造丰富的语言环境，多与儿童说话，多给儿童讲故事、说儿歌，培养儿童对语音的辨识度和对语言的理解能力。

（3）触觉。为儿童提供不同硬度、形状、温度、糙滑的触摸材料，通过小儿手部的触摸逐步提高触觉感知能力。

（二）儿童动作发育特点与保健要点

1. 特点

（1）动作的发育是儿童神经精神发育的一个重要体现，儿童动作的发展有一定的顺序，即不同年龄阶段出现不同的运动行为。

（2）大运动是指姿势或全身的活动。大运动发育与脊柱、颈、胸、腰的生理性弯曲形成以及肌肉的发育密切相关。婴幼儿最先出现的大运动是俯卧位抬头，3个月时可以抬头90°；约5个月时能从仰卧翻到俯卧；7个月时可以稳定地独坐；8～9个月时能手膝爬行；15个月可以独走时很稳；2岁时能自如跑、双脚跳，独自上下楼梯，会扔球、踢球；3岁时能两脚交替上下楼梯，会从末级台阶跳下，能骑小三轮车；4岁时能独脚跳；5岁时能两脚交替跳着走及快跑。

（3）精细动作是指手和手指的运动及手眼协调操作物体的动作，精细动作与髓鞘化进程密切相关，逐渐形成手眼协调。精细动作的发育遵循先尺侧后桡侧再手指的顺序，先能握后能松。2岁儿童能叠6～7块积木，能一页一页地翻书，正确握笔，模仿画垂直线；3岁儿童能叠10块积木，能临摹画出圆形和十字，会穿珠子、系纽扣；4岁儿童能模仿着用积木叠造型，会使用剪刀剪直线，能画简单的图画；5岁儿童会用剪刀剪下圆形，会使用筷子夹小物品，能临摹画出方形和三角形。

2. 保健要点

（1）根据儿童的年龄发育特点，安排适合的运动活动。如新生儿期开始练习抬头，2～3个月练习翻身，5个月时练习扶坐，8个月练习爬行，10个月扶站、行走，2岁并足跳跃，2岁半单足跳跃，3岁双脚交替下楼梯等，使儿童在与之相应的年龄段得到充分的锻炼和发展。注意为1岁以下婴儿提供充足的地板活动场地和活动机会；1岁以上儿童的活动场地要软硬适中、宽敞，便于儿童自主进行走、跑、跳等活动。

（2）在日常生活环节中，鼓励儿童主动参与各项活动，并提供帮助。如6月龄后在给婴儿喂饭时，可以鼓励婴儿用手抓捏食物，至1岁后可以让儿童用勺子尝试自己吃饭，18个月后儿童就可以自己使用勺子进餐，2岁后儿童可以参与餐前准备、协助分餐，这样可促进儿童精细动作的发展。

（三）儿童语言特点与保健要点

1. 特点

（1）语言为人类所特有，广义上说，文字、言语、视觉信号、手势等均属于语言的范畴。正常儿童语言的发展经过发音、理解和表述三个阶段。1岁以前主要是初步理解的前言语阶段，婴儿大约5个月时可以以发音作为游戏，发出无意义的"baba、dada"音，至9个月时呀呀语达到高峰，并逐渐有实际意义，如"mama"。8～9个月时，婴儿已可以理解一些语言，并做出相应的反应。在该阶段，婴儿能听懂的词很少，如果没有伴随的物体或者动作，词的指示往往无效。1岁以后儿童开始学说话，2岁时能说2~3个字的简单句子，会用代词"我""你"。3岁时会说姓名、性别，知道2~3种颜色的名称，能回答简单的问题。4岁能说出较多的形容词和副词，喜欢向成人提出问题。5岁会用一切词类，知道生日。

（2）言语是指个体根据所掌握的语言知识，表达思想、进行交流的过程，即实际的话语。外部言语是用来进行交流的言语，内部言语是伴随思维活动产生的不出声的言语。内部言语是口头言语发展到一定阶段，在出声言语的基础上形成的，是外部言语的内化。例如2~3岁儿童在做一件事情时经常自言自语，这是因为他的外部言语正在向内部言语转化，到4~5岁时这种现象就不再出现了。

2. 保健要点

（1）注意多和儿童说话，婴儿阶段要注意同时搭配动作等指示，帮助他们逐渐建立起事物或动作的形象和词之间的暂时联系，促进婴儿语言的发展；儿童学说话阶段要耐心引导，每天都要创造机会与儿童面对面交流，鼓励儿童用言语表达。还可以通过看图画书、游戏等方式，不断增加儿童的词汇量。

（2）仔细观察儿童言语表达情况，理解儿童在发育过程中出现的隐语、暂时性口吃、内部语言外化等现象，保护儿童学说话的积极性。

（四）儿童注意特点与保健要点

1. 特点

（1）注意是心理活动的指向和集中，是感觉、知觉、记忆、思维等心理过程的一种共同特征。注意分为无意注意和有意注意。无意注意是自然发生的，无须意志努力的注意。有意注意是指自觉的，有预定目的的注意。

（2）注意是随着年龄的增长而逐渐发展起来的。婴儿时期以无意注意为主，其注意仍是由客观事物的鲜明性、情绪性和强烈程度等特点所决定。婴幼儿和学龄前儿童注意的稳定性较差，容易分散或被转移。新生儿已有无意注意，3个月的婴儿已经可以比较集中地注意人的脸和声音；1~2岁的儿童，不仅能注意当前感知的事物，还能注意成人语言所描述的事情；至3岁，儿童的注意进一步发展，能倾听故事、歌谣。学龄前儿童开始能控制自己的注意，5~7岁的儿童能集中注意时间为15分钟左右，7~10岁的儿童集中注意的时间可达20分钟左右，10~12岁左右的儿童可达25~30分钟。

2. 保健要点

（1）根据儿童注意发展的特点，安排儿童一日生活制度，每一项活动时间不要过长，动静结合更能取得较好的效果。

（2）组织活动时，为了引起儿童兴趣，可以通过声音、图片等辅助加强儿童注意的目的性教育；每项活动要主题突出，减少不良环境的外部干扰，以免儿童注意分散；活动安排时，有意注意活动和无意注意活动要交替进行，减少疲劳。

（3）引导儿童运用各种感官探索周围环境，逐步发展注意、记忆、思维等认知能力。

（五）儿童记忆特点与保健要点

1. 特点

（1）记忆是复杂的心理过程，包括识记、保持和回忆。儿童由于条件反射的建立和发展，记忆能力也随着初步发展起来，条件反射的出现即标志着记忆的开始。记忆从新生儿期就开始有了，如哺乳的姿势就是最早期的记忆。3~4个月的婴儿开始出现对人和物的认知；5~6个月的婴儿已经能再认妈妈；1岁时儿童能再认几日内的事物；3岁儿童可再认几个月以前的事，回忆可保持几周；4岁儿童可再认1年前的事，回忆可保持几个月。一般来说，人不能回忆3岁以前的事情。

（2）儿童的记忆时间短，记忆的内容少，记忆内容多带有情绪色彩，对快乐或恐惧的事情比较容易记忆；记忆的无意性很大，主要凭兴趣进行。记忆中喜欢背诵，记忆的精确性尚差，随着年龄增长而逐渐改善。

（3）儿童以机械记忆占优势，理解记忆逐渐发展。由于儿童经验少，缺乏记忆的方法，所以以机械记忆为主，但也有理解记忆。例如，儿童复述故事时，不是一字一句地照背，而是在理解的基础上或多或少地经过了组织加工。儿童对可理解的材料要比无意义的或不理解的材料记忆效果好得多。例如，以儿童喜欢的故事形式向儿童介绍其记忆词语的效果更好，比单纯记忆单词更容易掌握；记忆熟悉的词要比生疏的词的效果好。

（4）儿童期形象记忆占优势，语词记忆逐渐发展。形象记忆或表象记忆是借助具体的形象或表象来记忆某种材料的，例如到过动物园之后，儿童能回忆长颈鹿的形象。语词记忆是利用词的标志来记忆材料的，它在儿童言语系统出现之后才产生。儿童阶段，形象记忆效果高于语词记忆的效果。随着抽象逻辑思维与言语的发展，儿童形象记忆和语词记忆的能力都随之提高，而且语词记忆的发展速度大于形象记忆，语词记忆的效果逐渐接近形象记忆的效果。

2. 保健要点

（1）将各项学习活动以游戏等能提高儿童兴趣的形式开展，提高儿童记忆能力。

（2）通过让儿童有意识地去复述故事、回想问题等，也可以促进儿童有意记忆能力的发展。

（3）要充分运用直观性原则，同时要加强对词语的解释说明，使形象和词在儿童记忆中相互作用，从而提高记忆效果，促使记忆发展。

（六）儿童想象特点与保健要点

1. 特点

（1）想象是人脑对已有表象进行加工改造而创造出新形象的过程。1岁以下婴儿没有想象，1~2岁开始有想象的萌芽，3岁左右想象活动的内容有所增加，但总的来说内容贫乏，缺乏明确的目的，现实和想象容易混淆，也容易脱离现实。学龄前儿童想象要丰富得多，想象的对象广了，内容变得完整、细致和系统，并且加入很多创造性成分，从日常生活的人和玩具逐渐扩大到社会环境，甚至宇宙。例如扮演小司机开火车，给星星、月亮打电话等。

（2）学龄前儿童想象的主体易变化，如画画时一会儿画小人，一会儿画飞机；想象有时与现实分不清，如经常将童话里的事情当成真实的；想象具有夸大性，如儿童都喜欢听《拔萝卜》等夸张性强的故事；以想象过程为满足，常常没有预定的目的，因而富有幻想的性质。

2. 保健要点

在游戏活动组织过程中，可以通过实物、图片来丰富儿童的表象，增加体验；在培养儿童的想象能力时，可以通过续讲故事、补画面、提问等方法来进行，同时培养儿童绘画、手工、朗诵、唱歌等表达想象的基本技能，为以后的创造性思维发展打下基础；也可以通过听音乐等丰富儿童的想象力。

（七）儿童思维特点与保健要点

1. 特点

（1）婴幼儿期是人的思维发生和初步发展时期。思维的发展和语言的发展是相联系的。婴儿期的思维也因此称为前言语的思维。小婴儿分不清自我与客体，8~12个月的婴儿客体的概念初步形成，标志着思维的萌芽。1岁左右，婴儿展示出对物体作用的最初理解，如苹果是吃的。2~3岁儿童开始产生思维的低级形式——感知动作思维，到学龄前阶段发展起具体形象思维，之后出现思维的高级形式——抽象逻辑思维。

（2）2~3岁的儿童只有在直接感知具体事物时才能进行思维。绘画时不是先想好了再画，而是边画边想，边想边画。3岁儿童具体形象思维开始发展，即依靠表象、依靠对事物的具体形象的联想进行思维。例如学龄前儿童在绘画中可以事先想好事物的形象，然后再根据表象去绘制。在儿童知识经验范围之内，他们能够进行初步的抽象逻辑思维，即依靠概念，通过判断和推理进行思维。5~7岁儿童的思维活动中已经有这种思维的萌芽，这是人类思维的高级形式，其中词起着重要作用。

2. 保健要点

（1）通过多种游戏活动或直观体验积极调动儿童主动思维的积极性，在此过程中，要让儿童不断探索、不断尝试出错，逐渐学习有目的地通过调节手段来解决面临的问题，如搬个板凳去拿高处的玩具。

（2）活动中注意引导儿童从不同的角度去思考问题，培养儿童思维的灵活性和发散性，如分类游戏，可以从形状上分类、可以从颜色上分类等，让儿童逐渐从不同角度看待同一问题。

（3）儿童尚不能考虑自己的动作，计划自己的动作，对行动后果缺乏预见性，日常生活中要注意安全防护。

（八）儿童情绪情感特点与保健要点

1. 特点

（1）情绪情感是客观事物是否符合人的需要而产生的态度体验，对儿童的心理活动具有明显的动机作用，是儿童心理活动的驱动器。

（2）儿童情绪和情感的发展是随年龄的增长而逐步分化、丰富起来的。情绪出现较早，多与生理性需要相联系，是人和动物共有的；情感出现较晚，多与社会性需要相联系，是人类所特有的，个体发展到一定年龄就会产生。

（3）情绪随环境变化而发生变化，具有不稳定性、易冲动性。学龄前儿童情绪调控能力较差，情绪反应比较强烈，较易冲动。同时情绪不稳定，短时间会在两种对立的情绪间经常转换，如表现为一会儿哭一会儿笑。随着年龄增大，儿童情绪更具有外露性，如大班的儿童在父母面前较少克制，而在他人面前，则具有一定的控制力。

（4）情绪的基本类型包括快乐、愤怒、恐惧和悲哀等8~10种。1~6个月的婴儿看到人脸已经能发出社会性微笑，6~8个月婴儿看见陌生人会害羞或焦虑，1岁左右婴儿看到新奇的事物会表现出惊奇，2岁左右能清楚地表达骄傲、同情，3岁时会对物体、动物或黑暗等产生恐惧，过分恐惧不仅会影响儿童的认知活动，而且还会对儿童个性的形成有消极作用。长期的恐惧会造成儿童的退缩行为，从而形成怯懦、胆小的个性。

（5）母亲与儿童密切接触，使儿童的生理需求和情感需求均得到满足，从而形成依恋。有了依恋，才能获得安全感；如无感情依恋过程，儿童易无安全感、胆小、孤僻、呆板、受到压制、欺侮、虐待则变得敌视。2岁以后是伙伴关系发展的重要阶段，儿童入托后产生的分离焦虑可通过学习和适应新环境的生活，发展与同伴及教师的关系而逐步克服。

（6）儿童早期情绪、情感的重要性主要是建立基本的信任感（<1.5岁）和基本的自主感（1.5~3岁）。在儿童独立意识建立和形成时，父母及教师应避免对儿童行为的过多限制与批评，理解和支持儿童逐渐适应托幼机构的生活。

（7）高级情感发展主要包括道德感、理智感和美感。儿童进入托幼机构后，逐渐掌握了各种行为规范，道德感也逐渐发展起来，小班儿童道德感主要指向个别行为，由成人的评价而引起；中班的儿童会掌握一些概念化的道德标准，并因为遵守教师要求而产生快感，并开始关心别人的行为；大班后儿童道德感进一步发展和复杂化，对好与坏等有鲜明的感情。

理智感很大程度上取决于环境的影响和成人的教育。3岁儿童已经明显发展起来，突出表现为儿童喜欢提问，并因为得到满意的回答而感到愉快；5岁、6岁的儿童会长时间迷恋于创造性的活动，如用积木搭建模型；6岁以上儿童表现为喜欢参加各种智力游戏，从而带来求知欲的满足感和独立感等。

美感是人对事物审美的体验。在教育的影响下，儿童能从音乐、绘画、舞蹈等艺术活动中得到美的享受。

2. 保健要点

（1）教师应给予儿童生活上的关心、爱护，提供营养丰富的膳食，保证儿童充足的睡眠，保持有规律的生活。

（2）要给予儿童母亲般的护理、照顾，照护上能积极回应，通过语言、动作等保持和儿童的持续互动，并提供必要的帮助，使儿童得到心理的满足，使新入机构儿童尽量减少因母子分离而造成的痛苦和焦虑，逐渐对新的照顾者产生信任、形成依恋，在新环境中获得安全感，从而积极地、情绪愉快地投入到集体活动之中。

（3）在日常生活学习中，要多理解和支持儿童，减少批评，帮助儿童建立自主感。要为儿童提供多样化的活动和适当的社交机会。

（九）儿童气质特点与保健要点

1. 特点

（1）儿童生来就表现出倾向于某种心境和反映方式，这种倾向称之为气质。儿童主要有三种气质类型，即困难抚育型、容易抚育型和发动缓慢型。介于三型之间还有两种混合型，即偏易型和偏难型。多数研究证实，大约10%的儿童为困难抚育型，40%为容易抚育型，15%为发动缓慢型，35%为混合型。

（2）不同气质类型儿童特点。困难抚育型儿童在生物活动方面无规律，因此带养困难。此类儿童消极情绪较多、害怕陌生人和陌生环境，情感反应强烈，适应新环境的能力很差，行为障碍发生率也显著高于其他两型。

容易抚育型儿童在生物活动方面很有规律，带养容易。此类儿童性格温顺、积极情绪多、情感反应中等，对新环境适应较快，反应积极。长大后，出现行为问题的比例较少。

发动缓慢型儿童在生物活动方面也很有规律，相对来说不够活泼，对新奇的东西倾向于退缩，对外界刺激反应消极或迟钝，适应新环境的速度较慢，只有随着经验的增加，反应才逐渐积极。

2. 保健要点

（1）教师首先要了解气质无好坏之分，要接受儿童气质的特点，调整对儿童的照护和教育方式。认清孩子的气质特征，然后要注意使其气质中的优点得以发扬，气质中的弱点得以克服。比如照管困难抚育型儿童，应不急不躁，给他一个安静、舒适的环境，避免不良刺激，保证其睡眠，在各项活动中养成规律性；对精力旺盛的儿童则可让他们通过游戏或运动来疏泄旺盛的精力，使儿童逐渐适应社会的需要；而带养一个发动缓慢型的儿童，应给予充足的时间。

（2）按照儿童的特点使其去适应环境，同时也可以用色彩鲜艳的玩具、悦耳的音乐来引发他的兴趣，不厌其烦地对他微笑、说话，跟他逗乐，与他共同游戏，使他活泼起来。

（十）儿童性格发展特点与保健要点

1. 特点

（1）性格是人的稳定的心理特征，它表现了人对现实的态度。在儿童性格形成的过程中，家庭和托幼机构的影响最为重要。父母和教师通过自己的言行、家庭成员之间的关系、对儿童的态度和教养方式来影响儿童性格的形成。人类内在的动力与外界的环境造成一系列的矛盾，如果解决了矛盾，则形成积极的个性；如果矛盾解决不了，则形成消极的个性。

（2）性格发展。婴儿期处于性格发展的信任感–不信任感时期，生理需要得到满足，就会产生信任感，相反就会产生对人和世界的不信任感和不安全感，日后可能会出现情绪上的问题。1~3岁儿童处于自主感–羞愧及怀疑的阶段，该阶段儿童要发展自主性，如果对儿童的行为限制过多、批评过多或者惩罚过多，会使儿童产生一种羞耻感或者自认无能的怀疑感；相反，鼓励儿童多参与日常活动管理，既扩展了儿童的认识范围、培养了独立能力，又提升了自信。3岁以后的学龄前期是发展主动性及获得性别角色的阶段，如果经常嘲笑儿童的活动，会使儿童对自己的活动有内疚感；相反，在鼓励的环境下，儿童会适当引导自己的行为，并产生行为的主动性。

2. 保健要点

（1）父母和保教人员应注意从小对儿童的需求给以敏感的、适宜的、正确的反应，使儿童生活在一个和睦、相互给以爱的环境之中，为儿童良好性格的形成提供有利条件。

（2）认识每个儿童的性格差异，发扬儿童积极的性格特征，消除消极的性格特征。父母及保教人员的养育态度对儿童性格的形成具有重要作用，要积极引导、鼓励儿童，同时要注意自己的榜样作用。

第二节 工作要求

一、一日生活安排的要求

（1）托幼机构应当根据各年龄段儿童的生理、心理特点，结合本地区的气候特点、季节变化和本托幼机构的实际情况，制定合理的生活制度。

（2）卫生保健人员应当参与托幼机构内生活制度和儿童睡眠、进餐、大小便、活动、游戏等各个生活环节保育要求的制定。合理安排儿童作息时间和各个生活环节的时间、顺序和次数，注意动静结合、集体活动与自由活动结合、室内活动与室外活动结合，不同形式的活动交替进行。

（3）保证儿童每日充足的户外活动时间，全日制儿童每日不少于2小时，寄宿制儿童每日不少于3小时，寒冷、炎热季节可酌情调整。

（4）根据儿童年龄特点和托幼机构服务形式合理安排儿童每日进餐和睡眠时间，制定餐、点数，幼儿园儿童正餐间隔时间3.5~5小时，进餐时间20~30分钟/餐，托育机构的进餐时间可提早10~15分钟。餐后安静活动或散步时间10~15分钟。3~6岁儿童午睡时间根据季节以2~2.5小时/日为宜，3岁以下儿童日间睡眠时间可适当延长。（见表1-1）

表1-1 全日制儿童一日生活安排建议

年龄	饮食			户外活动时间	睡眠	
	进餐次数	正餐间隔时间	正餐进餐时间		日间次数	日间时间
6~12月龄	3~5次乳类，1~3次辅食	3~4小时	25~30分钟	≥1小时	2~3次	1~2小时/次
1~2岁	3次正餐，2次加餐	3.5~4小时		≥2小时	1~2次	1.5~2.5小时/次
2~3岁					1次	2~2.5小时/次
3~6岁	一餐二点、三餐二点、二餐二点	3.5~5小时	20~30分钟	≥2小时	1次	2~2.5小时/次

（5）严格执行一日生活制度，卫生保健人员每日巡视时，应当观察各班儿童生活作息制度的执行情况，发现问题及时予以纠正，以保证儿童在托幼机构内生活的规律性和稳定性。

（6）生活日程安排应考虑家长的需要，合理安排儿童入园和离园时间，对刚入园（所）尚不适应托幼机构作息时间的儿童，保教人员应及时与家长联系，家园配合，使儿童尽快适应托幼机构的生活。

二、生活活动的组织与指导要点

托幼机构一日生活中的生活活动包括进餐、饮水、盥洗、如厕、睡眠、着装等，生活活动的组织与指导应掌握以下要点。

1. 从实际出发，建立合理有序的生活常规

各托幼机构环境条件不同，儿童在托幼机构中生活活动的组织方法也不尽相同，应从本托幼机构的实际情况出发，结合各年龄班的特点，建立合理有序的生活常规。生活常规应渗透在每项生活活动中，这有助于儿童在每个生活环节中都能有条有理。应避免烦琐的常规对儿童的束缚。

2. 坚持一贯性、一致性和灵活性的原则

每日重复进行的各种生活活动，是培养儿童良好生活卫生习惯和初步自理能力的好时机。对儿童良好习惯的养成和能力的培养，保教人员应坚持一贯性，对儿童的要求保持一致性，同时，视环境的具体情况和儿童的个体状况灵活对待，不宜强求千篇一律。

3. 密切观察、积极回应

保教人员在照护儿童时应该敏锐、细心、耐心地观察儿童的语言、表情和动作等线索，并积极主动、全心全意地回应儿童的心理和生理需求。特别是托育机构对小年龄幼儿应该施行顺应性的照护。

4. 保中有教，教中有保，保教结合

日常生活活动也是实施教育的良好时机，是达成保教目标的途径。在生活活动中保育员与教师既要明确分工，又要互相配合。应创造条件让儿童做他们能做的事。幼儿园保教人员通过示范、帮助、要求和鼓励，让儿童逐步学会生活自理，养成良好的生活卫生习惯。托育机构的保育老师更多的是保育护理，因为幼儿的自理能力不健全，需要保育老师全方位的帮助。

第三节　实施方法

一、制定儿童一日生活作息时间表

为了科学合理地安排儿童一日生活，使儿童身心健康和谐发展，并养成良好的生活卫生及学习习惯，应制定儿童一日生活制度。

1岁半以下的婴幼儿白天作息时间应该以充分的睡眠时间为主，他们饿了就吃、困了就睡。1岁半时，大多数幼儿白天可以连续5个小时不睡觉，因此，可逐步过渡减少白天睡眠次数。2岁以上儿童转为白天睡眠一次后，日间的活动时间增加，生活的规律性增强，此阶段可以根据幼儿情况制定一日生活作息表，作息时间可以随意一点，不要太过于死板。随着幼儿年龄增长，一日生活作息更加规律，在2岁至2岁半可逐步过渡为幼儿园小班儿童一日作息时间。

以下以全日制小班春秋季和寄宿制大班春秋季一日生活作息为例说明。（见表1-2、1-3）

表1-2　全日制小班一日生活作息时间表（春秋季）

时间	项目	时间	项目
7：30~8：00	来园接待、分散游戏	11：30~12：00	餐后散步、睡前准备
8：00~9：00	角色游戏、生活活动、户外活动	12：00~14：30	午睡
9：00~9：20	早点	14：30~15：10	如厕、盥洗、午点
9：20~10：30	学习活动、户外活动（分散运动、集体律动或早操）	15：10~15：30	游戏（区域游戏、个别化学习）
10：30~10：45	生活（喝水）、游戏（活动室活动）	15：30~16：10	户外活动（分散运动、集体游戏）
10：45~11：00	班级活动（餐前故事、介绍菜肴）	16：10~16：20	整理、离园
11：00~11：30	午餐		

表1-3　寄宿制大班一日生活作息时间表（春秋季）

时间	项目	时间	项目
6：30~7：00	起床、盥洗	12：20~14：20	午睡
7：00~7：30	早餐	14：20~14：50	如厕、盥洗、午点
7：30~8：00	分散游戏	14：50~15：20	个别化学习
8：00~9：00	户外活动（分散运动、早操）	15：20~16：20	户外活动（分散运动）
9：00~9：15	生活（喝水、分组早点）游戏	16：20~17：10	游戏（活动室活动）
9：15~9：45	学习活动	17：10~17：30	生活活动
9：45~10：45	户外活动（分散运动、集体游戏）	17：30~18：00	晚餐
10：45~11：15	生活、游戏（活动室活动）	19：00~20：00	晚间活动
11：15~11：30	班级活动（餐前准备）	20：00~20：30	盥洗
11：30~12：00	午餐	20：30~21：00	睡前准备
12：00~12：20	餐后散步		

二、一日生活的保育方法

托幼机构的工作人员在儿童一日生活照护过程中，应注重与儿童互动交流，及时识别并回应婴幼儿哭闹、四肢活动等所表达的需求。在各生活环节中，做好观察，发现有精神状态不良、烦躁、咳嗽、打喷嚏、呕吐、腹泻等表现的婴幼儿，要加强看护，必要时进行隔离，并联系家长。

（一）婴幼儿喂养

这个年龄阶段的喂养食物，主要由家长提供，不同家庭选用不同食物，托育机构内应根据家长提供的奶粉、辅食，每班配有食品存放柜，每个储物柜标有幼儿姓名，食物不足时，提醒家长补充。

1. 7~12个月

（1）继续母乳喂养，不能继续母乳喂养的婴儿使用配方奶喂养。

（2）及时添加辅食，从富含铁的泥糊状食物开始，遵循由一种到多种、由少到多、由稀到稠、由细到粗的原则。辅食不添加糖、盐等调味品。

（3）每引入新食物要密切观察婴儿是否有皮疹、呕吐、腹泻等不良过敏反应。

（4）注意观察婴儿所发出的饥饿或饱足的信号，并及时、恰当回应，不强迫喂食。

（5）鼓励婴儿尝试自己进食，培养进餐兴趣。

2. 13~24个月

（1）继续母乳或配方奶喂养，可以引入奶制品作为辅食，每日提供多种类食物。

（2）鼓励和协助幼儿参与自己进食，关注幼儿以语言、肢体动作等发出的进食需求，顺应喂养。

（3）培养幼儿使用水杯喝水的习惯，不用奶瓶给幼儿喝水，不提供含糖饮料。

（二）进餐

1. 进餐的保育与指导

（1）创设整洁、安静、愉快的进餐环境。可以适当放一些优美动听的音乐，营造愉快的气氛。避免进餐前30分钟剧烈运动，使儿童处于兴奋状态。切不可在进餐时训斥儿童，要保证他们情绪愉快专心地进餐。

（2）餐前保育员配合教师组织活动。保育员应与教师互相配合，餐前保育员做准备工作，教师组织儿童洗手、进餐。餐前可向儿童介绍当天的饭菜，又称"餐前报告会"，即由教师或儿童事先到食堂去了解当天菜谱和食物的品种，在开饭前形象地把当日的饭菜介绍给全班儿童，让大家感到高兴以增进食欲，这对儿童来说也是饮食文化的教育。

（3）洗手、清洁消毒饭桌、分发饭菜。餐前保教人员、儿童都应洗净双手。保育员清洁消毒饭桌、分发饭菜，可指导中、大班的儿童帮助分发餐具，端盛好的饭菜。让体弱及吃饭慢的儿童先洗手先吃饭。夏天可以先分好饭菜，冬天准备温度适宜的热饭、热菜、热汤并做到随分随吃，饭、菜、汤要保温。托育机构每一桌进餐配一名教师，教师不足时，行政人员或卫生保健人员在进餐环节予以配合。

（4）进餐时间安排及习惯培养。按时开餐，正餐进餐时间每餐不少于20分钟。引导儿童认识和喜爱食物，培养儿童专注进食、爱吃各种食物，不挑食、不偏食，吃完自己的一份食物的习惯。要求并检查儿童咽下最后一口饭菜后离开餐桌，放好餐具后漱口、擦嘴。托育机构喂饭时要专人专匙。

（5）进餐中巡视。对不同情况的儿童可分别采取相应的保育措施，如胃口小的儿童采用少盛再添的办法鼓励他多吃一点；挑食的儿童先鼓励他尝一口，让他有一个适应的过程；新入园所情绪不稳定和病后的儿童可适当减少进食量，并细心照顾；对于拒食的儿童不可强行硬塞，应针对原因采取相应的措施。当儿童吃带骨的食物时，更应密切观察，进行必要的指导、帮助，避免骨卡喉咙。对有不良进餐姿势的儿童要及时提醒并纠正。

2. 培养儿童良好的进餐习惯和独立进餐的能力

（1）培养2岁以上的儿童专心吃饭，嘴里不含饭，饭后主动放好餐具，用毛巾擦嘴；培养2.5~3岁儿童独立进餐，坐姿端正，正确使用餐具，较好地吃完自己的一份饭菜；培养4岁以上儿童帮助分发餐具，将盛好的饭菜端到餐桌上。

（2）培养儿童正确的坐姿和正确使用餐具。儿童进餐时身体应靠近桌子，两脚放平，左手扶碗，右手拿匙或筷子。如果儿童习惯用左手拿匙或筷不要强行纠正。4岁以上儿童开始学习使用筷子。

（3）培养儿童正确的进餐方法。3岁以上儿童应将饭、菜分开，根据儿童的需要添饭。指导儿童饭菜入口后细嚼慢咽，不用手抓菜，一口饭一口菜，咽下一口再吃一口，咽下最后一口饭菜后才能离开饭桌。

（4）培养儿童不挑食的习惯。当个别儿童在进餐时出现挑食、偏食、拒食时，保教人员要尊重他们，了解原因，针对情况采用多种形式正面引导，既不简单训斥，也不随意迁就，逐步培养儿童养成不挑食的习惯，儿童不挑食后要及时表扬、鼓励。

（5）培养儿童文明的进餐行为。文明进餐也是良好生活习惯的表现，应培养儿童饭前洗手，饭后擦嘴、漱口，咀嚼不出声，进餐时不敲碗筷，不撒饭菜，不吃掉在地上的食物，不抢其他小朋友饭菜，餐后将用过的餐具放在指定的地方等文明进餐行为。

（三）饮水

1. 饮水的保育与指导

（1）饮水的准备工作。

每班都应有符合国家《生活饮用水卫生标准》的饮用水和饮水设施。每天早晨应备好消毒过的水杯，根据气温变化、儿童的活动量等情况准备足量的温度适宜的饮用水。

（2）饮水的安全卫生要求。

要求儿童喝水前先洗手，然后拿自己的水杯，喝水时拿稳杯子，喝完水将杯子放回原处；开始喝水时先小口尝试，若水稍热，应等温了后再喝；喝水时不要说笑，防止呛咳。让儿童知道剧烈运动后、吃饭前不能大量喝水。

（3）水的需要量。

儿童对水的需要量取决于活动量、气候、饮食等，通常气温越高、出汗越多、活动量越大、食入的蛋白质及无机盐较多时，需水量更大。此外，不同年龄的儿童对水的需要量也不同。应保证儿童按需饮水，每日上、下午各安排1~2次集中饮水，饮水量1~3岁儿童50~100 ml/次，3~6岁儿童100~150 ml/次，根据季节变化酌情调整饮水量。

2. 培养儿童主动喝水、喝白开水的习惯

提醒儿童需要时就喝水，每次尽可能喝足量，养成主动饮水的好习惯。对不爱喝水的儿童，更应提醒他们喝水；对体质差、感冒、患病初愈的儿童，以及经常有咽喉痛的儿童应提醒他们多喝水。培养儿童养成喝白开水的好习惯，知道喝白开水对身体的好处，能主动饮用白开水。

（四）盥洗

1. 盥洗的保育与指导

（1）更换尿布与清洗。

要定时为婴幼儿更换尿布，如婴幼儿睡醒觉，喝奶后的一段时间。每次更换尿布时应查看婴幼儿臀部、会阴部皮肤，如有发红、皮疹等，要给予处理，如对发红的臀部，清洗后涂上润肤油，保持婴幼儿臀部和身体干爽清洁。

（2）盥洗前准备。

盥洗前，应准备好毛巾、肥皂或皂液、护肤用品、温度适宜的流动水，检查地面是否干燥。让儿童分组进盥洗室，避免人多拥挤，提醒儿童注意安全。打开水龙头后立即调节水

温，先放冷水再放热水。

（3）盥洗方法的指导。

儿童应学会洗手、擦嘴、漱口的方法。寄宿制儿童还应学会洗脸，配合成人为他们洗头、洗澡、洗臀、洗脚和剪指（趾）甲。

① 洗手。在进餐和吃点心前、大小便后、户外活动和体育课后、美工活动后，以及接触分泌物、排泄物、动物后都应洗净双手。洗手前先卷衣袖，轻轻拧开水龙头，水流不要过大。手心、手背、手腕淋湿后擦肥皂或皂液，按照"七步洗手法"洗手，先搓出肥皂泡沫，再用清水冲洗干净，然后关好水龙头，用毛巾将手擦干。

七步洗手法

第一步：洗手掌。用流水湿润双手，涂抹洗手液（或肥皂），掌心相对，手指并拢相互揉搓。

第二步：洗背侧指缝。手心对手背沿指缝相互揉搓，双手交换进行。

第三步：洗掌侧指缝。掌心相对，双手交叉沿指缝相互揉搓。

第四步：洗拇指。一手握另一手大拇指旋转揉搓，双手交换进行。

第五步：洗指背。弯曲各手指关节，半握拳把指背放在另一手掌心旋转揉搓，双手交换进行。

第六步：洗指尖。弯曲各手指关节，把指尖合拢在另一手掌心旋转揉搓，双手交换进行。

第七步：洗手腕、手臂。揉搓手腕、手臂，双手交换进行。

② 擦嘴。在进餐和吃点心后应擦净嘴。有鼻涕先用纸巾擦掉，然后用毛巾擦净嘴和嘴角。

③ 漱口。在正餐后应漱口。用自己的水杯放适量饮用白开水，含一口水在口腔里稍稍鼓动后吐掉，反复2~3次。

④ 刷牙。3岁以后，家长和托幼机构教师可开始教儿童学习刷牙儿歌，让儿童喜欢上刷牙。帮儿童选用适合其年龄的牙刷，教会儿童用最简单的"画圈法"刷牙，其要领是将刷毛放置在牙面上，轻压使刷毛屈曲，在牙面上画圈，每部位反复画圈5次以上，牙齿的各个面（包括唇颊侧、舌侧及咬合面）均应刷到。此外，家长还应每日帮儿童刷牙一次（最好是晚上），保证刷牙的效果。当儿童学会含漱时，建议使用儿童含氟牙膏，每次使用豌豆大小即可。

刷牙歌

小牙刷，手中拿，
我呀张开小嘴巴。
上下里外都刷刷，
上牙往下刷，
下牙往上刷，
刷得干净没蛀牙，
我的牙齿白花花。

⑤ 洗脸。先用水湿脸，将毛巾拧干后先擦里外眼角，然后擦前额、两脸颊、下巴、嘴、鼻子，翻一下毛巾再擦耳朵和手背。冬春季洗脸后应涂些护肤品。

⑥ 洗头。为儿童洗头时，当心别把肥皂沫弄到儿童眼睛、耳朵里，应护住两耳以免进水。洗完头后用干毛巾擦干眼睛和耳朵孔。

⑦ 洗澡、洗臀、洗脚。洗澡应按一定的顺序，先洗颈、胸腹、背、两臂、两腿，最后洗臀部和脚。洗臀最好用流动温水，由前往后冲洗，如果用盆洗应一人一盆，洗后消毒盆和毛巾。洗脚时水温要适宜，用温水浸泡双脚以加强血液循环，脚趾缝、脚背、脚后跟都要洗净。洗后都要用毛巾擦干。

⑧ 剪手指甲、脚趾甲。定期为寄宿儿童剪手指甲、脚趾甲，注意不要剪得太深，对不愿合作的儿童应等其熟睡后再剪，不要强迫进行。使用剪刀时注意安全。

（4）盥洗时应注意的问题。

① 预防烫伤，调节水温时先放冷水再放热水，用手试温后再给儿童清洗。为儿童盥洗时，要做到手不离水源，以便随时掌握水温的变化。

② 保持盥洗室地面干燥或采用防滑措施，防止儿童滑倒。

③ 用流动水给儿童洗手时，要求儿童双手略向下，避免水顺着手腕倒流弄湿衣袖。冬天洗手后应擦上护手霜。

④ 洗脸时前额、眼角、鼻孔、口周、下巴等处是儿童经常遗忘的地方，应及时提醒。

⑤ 洗完澡后，冬天要及时穿上衣服。为儿童穿脱衣服时动作要轻柔，以免弄伤儿童。夏天洗澡后避免吹电扇、空调，防止着凉。

3. 培养儿童良好的卫生习惯和盥洗能力

（1）培养儿童良好的卫生习惯。

养成儿童勤洗手的习惯，饭前便后要洗手，外出游戏回来要洗手，知道手脏了就要洗，随时保持手的清洁。培养儿童早晚洗脸、饭后擦嘴漱口、每天洗脚洗屁股、经常洗头洗澡换衣（夏天每天洗澡）、早晚刷牙、勤剪指（趾）甲、（男童）勤理发的卫生习惯。

（2）培养儿童的盥洗能力。

儿童学会独立盥洗十分重要，虽然他们养成了盥洗的习惯，但掌握盥洗的技能并不容易，保教人员应有目的、有计划地，遵照一定的原则，对不同年龄班的儿童进行盥洗训练和指导，以便他们熟练掌握盥洗技能，形成自觉盥洗的良好习惯。

小班儿童可在教师或保育员的指导下，学习并初步掌握洗手的基本方法；中班儿童学会按正确的方法洗手，并挂好毛巾；大班儿童要学会自觉独立正确地洗手。寄宿的小班儿童要学会把脸弄湿，用绞干的毛巾按顺序洗脸；中班儿童要学会绞干毛巾，有顺序地洗脸，有鼻涕时先擦掉鼻涕再洗脸；大班儿童要学会正确有顺序地洗干净脸。儿童在练习刷牙阶段可以暂不使用牙膏，初学刷牙可由保教人员帮助挤牙膏，再逐步学习如何挤牙膏。

（3）卫生习惯和盥洗能力培养方法提示。

循序渐进。对不同年龄段的儿童进行盥洗教育，其内容和要求不尽相同。通常对小班及更小的儿童以保教人员全程帮助为宜，到小班后期可以放手让儿童独立完成部分简单环节，难以完成的环节由保教人员帮助完成。中班儿童应该教他们学会盥洗的基本操作方法，并在每日的盥洗活动中指导他们练习。中班后期及大班儿童则应侧重于困难环节的个别指导，并进行督促和检查。

不包办代替。儿童的盥洗行为十分细微琐碎，各种盥洗技能的掌握十分不容易，每次盥洗活动中都可能出现意想不到的事。保教人员要掌握儿童盥洗特点，在他们出现困难或敷衍时，给予帮助和提醒，但不可认为儿童洗不干净就包办代替，这样做的结果会使儿童依赖他人，形成独立性差、自我服务能力低的坏习惯。

反复指导、练习。任何一个盥洗内容都包括许多步骤，只有经过反复练习才会熟练掌握并形成习惯。正因为儿童各方面的能力较低，才需要保教人员对他们进行耐心细致的指导。另外，儿童经常以游戏或敷衍的心态去对付盥洗活动，往往不认真洗或洗不干净。所以，保教人员不能指望一次指导就一劳永逸，只有通过反复的持之以恒的指导、训练和督促，才能使儿童养成良好的卫生习惯和一定的自我服务能力。

（五）排便

1. 排便的保育与指导

（1）厕所环境。厕所内保持清洁、干燥、无臭味，便池干净无污垢。

（2）鼓励儿童及时表达大小便需求，形成一定的排便规律，逐渐学会自己坐便盆。

（3）排便时的护理。儿童排便宜分小组进行，避免厕所内拥挤。排便时，保教人员在一旁照顾，帮助年龄小的儿童穿脱裤子，冬天注意儿童膝、腰、腹部的保暖，每次排便时间不要超过10分钟。

（4）排便后的护理与观察。儿童排便后，保教人员应指导年龄稍大的儿童用卫生纸从前往后擦净会阴部和肛门，对小年龄的儿童要帮助他们从前往后擦，并提好裤子。还应观察大小便有无异常情况，及时清洗、消毒便器或便池。

（5）厕位安排及便器的放置。男女儿童的厕位应有分隔。不满3岁的儿童和小班儿童不宜用蹲式便器，宜采用坐便器，每坐一个儿童，要更换座板上的隔离膜；4岁以上的儿童可用蹲式或沟槽式便器，但前后应有挡板，边上应有扶手。男孩用立式小便池。低龄儿童用的便盆以白色为宜，口径大小合适，放在固定的地方，各便盆之间保持一定距离。

（6）提醒儿童大小便。根据儿童的年龄、大小便间隔的规律，以及当天的饮食、气候等多种因素提醒他们大小便。易尿裤子的儿童重点照顾提醒，不可训斥尿裤子的儿童。睡眠前后、户外活动前、嬉水活动前应提醒儿童排便。

2. 培养儿童良好的排便习惯及相关生活能力

（1）培养2岁以上的儿童能逐渐控制大小便，需要时能用语言主动表示大小便意愿，直至能自己如厕大小便。

（2）养成儿童每天排大便的习惯，排大便时要专心，不在坐盆时说话、玩耍、吃东西。

（3）培养儿童学会便后用卫生纸由前往后擦拭，女孩小便后学会用卫生纸擦净尿液。

（4）培养儿童养成便后及时穿好裤子、用水冲厕及便后洗手的习惯。

（六）睡眠

1. 睡眠的保育与指导

（1）创设适宜的睡眠环境。因1岁半以下的儿童，一日会安排两次睡眠，而每个儿童的睡眠时间会不固定，睡醒的时间也不固定，会哭闹，影响别人，因此托育机构的睡眠房需要设立多个独立小房间，活动室可以一间，午睡室两间较好。卧室应保持空气新鲜流通，温度和湿度适宜，光线柔和，床铺舒适，被褥清洁柔软厚薄适宜。教师或保育员动作轻柔，态度和蔼，说话轻声，保持环境安静。

（2）做好睡前准备工作。保教人员互相配合，睡前可组织儿童进行一些安静的活动如户外散步、桌面游戏、听音乐听故事等，提醒全体儿童排尿。对儿童进行检查，防止儿童将小物品带到床上玩耍。让儿童情绪愉快地安然入睡，不要在睡前批评恐吓儿童或进行剧烈的游戏活动。

（3）托育机构儿童要安排上、下午睡眠时间。识别儿童困倦的信号，通过常规睡前活动，培养儿童独自入睡，减少抱睡、摇睡等安抚行为。同时固定儿童睡眠和唤醒时间，逐渐建立规律的睡眠模式。

（4）合理安排床位。体弱的儿童安排在避风处，体质较好、怕热的儿童安排在通风处（但不能吹对流风）；易尿床和爱说话、好动的儿童睡在便于保教人员照顾的地方；感冒咳嗽的儿童应与其他儿童保持一定的距离。全体儿童的床位应头脚交叉。

（5）有秩序地组织儿童入睡和起床。根据室温为儿童脱去相应的衣服、裤子，至少要脱去外衣、外裤和鞋子，放在固定的地方。冬季做到衣裤即脱即睡，起床时尽快穿好衣裤，防止着凉。起床后做好午检，对脸色通红或精神萎靡不振的儿童应注意检查体温，观察其精神状态和检查身体情况，发现异常及时请卫生保健人员处理。根据当天气温变化适当为儿童增减衣服，在全体儿童都穿好衣服后才可整理床铺和被褥。

（6）睡时巡回检查。儿童入睡后，值班的保教人员应认真做好巡回检查，至少每15分钟巡视一次，不能擅离卧室。巡视的首要任务是检查儿童是否有异常情况发生，帮助儿童采用仰卧位或侧卧位姿势睡眠，脸和头不被遮盖，以免呼吸不畅引起窒息。另外，要用干毛巾为多汗的儿童擦去汗液，还应注意儿童是否在被子下面玩玩具、拆弄被褥或玩弄生殖器等，若发现这些情况应及时制止与纠正。巡视中还要注意儿童的被子是否盖好，睡姿是否舒适，睡得是否安稳，脸色是否红润，体温是否正常，如发现异常应及时采取相应措施或报告卫生保健人员。对特殊的儿童如惊哭、尿床、体弱等儿童要做好特殊的照顾和护理。

（7）保证儿童有充足的睡眠时间。不随意延长或者缩短儿童睡眠的时间，要照顾儿童的个体差异。

2. 培养儿童良好的睡眠习惯

（1）新入托幼机构的儿童常会出现睡眠问题，这是因为他们来到陌生的环境比较容易产生焦虑。还有的儿童在家中已养成了睡时需要人陪着、哄着，否则就难以入睡的习惯。对于入睡困难的儿童，保教人员应有耐心，理解、满足他们的要求，可以坐在床边轻拍，陪伴他们入睡，使儿童对新环境产生安全感，也可以允许儿童将家中陪睡的小被子或玩具等带来陪着他入睡。当儿童适应环境后，逐渐减少陪伴，拿掉陪伴的玩具，学会独立入睡。

（2）培养儿童在睡前、睡醒后保持安静，不打扰身边的小朋友，不影响他人的好习惯。

（3）培养儿童正确的睡眠姿势，引导他们不用被子蒙头睡觉，鼓励侧卧或仰卧，因为无论是左侧还是右侧卧时，脊柱总是略向前弯曲，肩膀前倾，两腿弯曲，两臂自由放置，全身肌肉能得到最大限度的放松，呼吸和血液循环畅通，全身得到充分的休息，从而保证儿童的睡眠质量和身体健康。

（七）着装

1. 着装的保育与指导

（1）根据气候变化和儿童活动的情况，及时为他们增减衣服，不要穿得太多，这样可增强他们对气候变化的适应能力。原则上，大人穿多少，孩子穿多少。

（2）儿童着装的要求。儿童的服装除了保暖和美观外，还要具备舒适、方便和安全的特点。舒适是指服装的大小与宽松适度，面料质地柔软，吸湿透气，款式简单，不妨碍儿童的活动。方便是指服装便于儿童穿脱和运动。安全是指服装的扣子、带子等不会导致意外伤害的发生。总之，保暖、舒适、方便、安全、美观是儿童着装的基本要求。

（3）穿、脱衣服的保育要求。鼓励并帮助儿童学习自己穿脱衣服，不要包办代替。对年龄较小的儿童，保教人员应在他们遇到困难时给予帮助。年龄稍大的儿童应督促他们抓紧时间穿脱衣服，不要边穿边玩。除检查每个儿童穿衣情况外，还应教会儿童自我检查。在寒冷季节应预防着凉，避免胸部穿着单薄。可先穿毛衣或棉衣，再穿裤子、袜子等；脱衣时先脱袜子、裤子，后脱毛衣或棉衣。衣、裤、袜、鞋都要穿戴舒适整齐。

2. 培养儿童穿脱衣服、鞋袜的能力

在培养良好的睡眠习惯的同时，还要培养儿童自己穿脱衣服、鞋袜的能力。可以先教他们学习脱衣服、鞋袜，然后学习穿衣服、鞋袜，因为对儿童来说，脱比穿容易学。应根据儿童年龄特点，采用具体形象的方法教，如念儿歌、做游戏等，并将教学贯穿在生活活动的相关环节中，做到持之以恒，多表扬与鼓励儿童，这样效果会更好。生活自理能力的提高有利于儿童健康心理的形成，可增强他们的独立性和自信心。

三、心理卫生指导方法

（一）1~3岁儿童心理卫生指导

1~3岁是儿童依恋关系建立的重要时期，形成健康的依恋，对儿童以后的情绪与处理人际关系能力的发展都非常重要。因此，要给予儿童温暖关爱的护理行为，鼓励儿童的探索

行为，发展其独立性，使其摆脱焦虑和恐惧，健康活泼地成长。这一时期，儿童语言能力迅速发展，所以应多与儿童进行语言交流，促进儿童想象、思维的发生和发展，让儿童开心、开口。

1. 创设丰富和应答的语言环境

为不同年龄段的儿童创设语言发育的环境，提供正确的语言示范，保持与儿童的交流和沟通，引导其倾听、理解和模仿语言；为儿童提供适合阅读的儿歌、故事和图画书，培养早期阅读兴趣和习惯；关注语言发展迟缓的儿童，并给予个别指导。创设温馨、愉快的情绪氛围，促进儿童交往的积极性。

2. 观察儿童的情绪变化，予以回应及引导

要观察、了解每个儿童需求的表达方式，把握其情绪变化，尊重和满足其爱抚、亲近、搂抱等情感需求，并及时回应。引导儿童用表情、动作、语言等方式表达自己的情绪，培养儿童愉快的情绪，及时肯定和鼓励儿童适宜的态度和行为。帮助儿童理解和遵守简单的规则，初步学习分享、轮流、等待、协商，尝试解决同伴冲突等。

3. 满足儿童独立性的需要

对于儿童来说，能够独立行走是人生中一个重大的转折点，不仅意味着生活空间扩大，更重要的是他们可以根据自己的意愿行动了，活动的自主性有了很大的提高。儿童尤其喜欢自己动手，什么都想自己来，如喜欢自己用勺吃饭、自己洗手、自己穿脱衣服等，表现出独立性的需要和意识，而且随着年龄的增长，独立性的需求更加强烈。这是这个时期儿童心理发展过程中的重要特征，因此这一时期也是培养儿童独立性的最有利的时机。对儿童的"独立"需要和愿望，成人应该尽力满足，并帮助、鼓励、培养他们，让他们有成功的体验，意识到自己的能力，促使儿童更加乐于学习做事，行为变得更加主动和积极，这对儿童良好个性的形成以及能力的发展都有重要意义。

4. 鼓励儿童与他人交往

随着儿童年龄的增长，他们逐渐开始对其他儿童产生兴趣，看见别的儿童会高兴并想接近他们，这是儿童与人交往需要的重要表现，成人应积极鼓励和提供帮助。对儿童表现出的对人友好的行为，要表扬奖励他，让他享受受到表扬的愉悦。对儿童争抢别人玩具的行为，成人应理解，并尽量满足每个儿童游戏与活动的需要，教会他们轮流玩和一起玩，帮助儿童学习调节自己的情绪和行为。鼓励儿童与陌生成人交往能扩大他们交往的范围，逐渐摆脱对陌生人的恐惧与不安，淡化对亲人的过分依恋。这些都有利于儿童社会性的发展。

5. 帮助儿童适应托幼机构的生活

从入托入园的第一天起，儿童的整个生活就发生了巨大的变化，他们离开了自己熟悉的环境和亲人，来到了一个陌生的环境，要适应新的生活。大多数儿童在此期间会出现"分离焦虑"的现象，他们大声哭闹、不肯离开亲人、不愿意上托幼机构，反应较大的儿童甚至会尿床、拒绝吃饭、夜惊等。为了帮助儿童顺利适应新环境，避免因适应不良而造成心理问题，托幼机构应让儿童逐步熟悉环境和保教人员，精心安排照顾好儿童的生活和活动，为他们营造轻松愉快的氛围和安全、卫生、舒适的环境，让他们感受到保教人员对他们的关心和爱护。同时，托幼机构和家庭要密切配合，家园双方共同关心儿童的身体和心理状况，帮助儿童调整焦虑不安的情绪，顺利地渡过这个转折期。

（二）4～6岁儿童心理卫生指导

学龄前期是人性格的形成期，是儿童良好性格培养的关键时期。因此，应注意培养儿童积极的性格，对儿童的需求给予敏感的、适宜的、正确的反应，使儿童生活在一个民主、和睦、互相给予爱的家庭环境之中，为儿童良好性格的形成提供有利条件。

1. 帮助儿童形成积极的自我概念

自我概念是指个体对自己的认识和评价，它是一个人个性特征的核心。学龄前期是个性形成的重要时期，这一时期的儿童，由于其认识能力有限，常不能客观地认识和评价自己，他们往往根据他人对自己的态度和评价来认识和评价自己，因此成人对儿童的态度和评价对儿童有着重要影响。成人应该尊重儿童，把他们当成平等的个体对待，不要随便批评、指责、训斥儿童，这是培养爱护他们自尊心的关键。要尽可能客观地全面地评价儿童，采用积极鼓励的方式，帮助儿童树立自尊和自信。

2. 重视儿童正确的性别角色的培养

性别化是个性社会化的重要方面，是指一个人按照社会所认为的适合于其性别的性格特征、情绪反应和行为态度发展的过程。一般儿童在3岁前就能逐渐意识到自己的性别，知道自己是男孩还是女孩，这是他们对自己的性别产生了认同。重视儿童性别角色的培养，有益于儿童从小建立起正确的性别角色意识和相应的行为，这对其一生的性别角色活动和终身幸福都是十分关键的。家庭在儿童性别角色培养方面起着重要作用，家长应避免有意或无意地将儿童的性别角色颠倒，否则将会使儿童产生性别认同障碍，最终导致其将来在社会适应上的障碍或性心理变态。

3. 为儿童入小学做准备

为了让儿童顺利地适应小学的生活和学习，在入学前半年应让儿童在身心两方面都有所准备，如激发儿童入学的愿望，了解小学生的生活和学习环境，培养儿童学习的兴趣和良好的学习习惯等。在生活日程的安排上逐渐与小学衔接。

四、生活习惯和能力的培养方法

1. 创设环境

托幼机构应保持儿童生活环境清洁卫生，物品整洁摆放有序。将儿童生活活动的要求如洗手步骤、爱吃各种食物不挑食等渗透在环境布置中。

2. 树立榜样

教师、保育员及其他工作人员都应以身作则，做到行为语言文明规范。同时做好家长宣传工作，请家长配合托幼机构，为儿童树立榜样。

3. 示范讲解

儿童好模仿，在培养儿童良好习惯时，要注意直观示范。做每件事之前，教师、保育员应向儿童讲明要求和方法，做到一边讲解一边示范，以便加深印象。示范讲解时，要按照顺序反复进行，使儿童掌握各种活动的步骤，在儿童熟练掌握分解步骤的基础上再提高要求。

4. 反复练习

任何好习惯都是经过无数次练习才逐步养成的，而且需日益巩固。因此，应坚持反复练习不间断，尤其在儿童还没有形成习惯以前，要不断提醒和经常督促，才能使他们牢记。提醒督促时要注意方式方法，使儿童愿意接受并能记住。儿童已经形成好习惯后，仍要多鼓励，以提高学习的积极性。通过反复练习，才能养成儿童良好的习惯，使其获得独立生活的能力。

5. 合理要求

对儿童提出要求时要明确、易懂，为儿童力所能及，要创造条件让他们达到这些要求，同时要考虑其承受能力。在培养过程中，还要经常进行评价，评价要客观正确，指出其为什么受到表扬，存在什么不足，同时告诉儿童改进的方法。

6. 督促检查

儿童的自觉性、坚持性、自制力都比较差，良好习惯的养成不是经过几次训练就能完成的，在日常生活中对儿童的督促检查是必不可少的，这样可使儿童良好的习惯不断得到强化，并逐步成为自觉行为。

7. 家园配合

保教人员要与家长密切联系争取配合，让家长了解培养儿童生活习惯和独立生活能力的意义、目的、要求和方法，从而配合托幼机构做好培养教育工作。还要向家长宣传不要包办儿童可以做的事，要给儿童尝试和锻炼的机会。

思考题

1. 简述合理安排儿童一日生活的重要性。
2. 根据本地区、本托幼机构的实际情况，制定各年龄段儿童的一日生活作息时间安排表。
3. 对照儿童生活活动中保育与指导的要求和方法，总结本托幼机构的主要经验和目前存在的问题。

第二章
儿童膳食

ERTONG SHANSHI

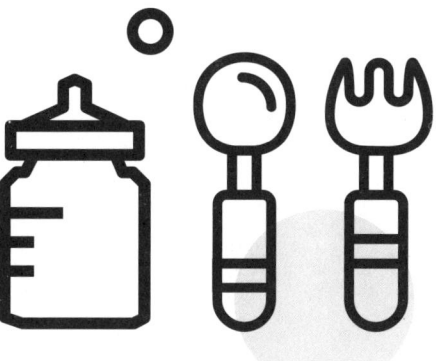

第一节 基本知识

人类为了维持生命和保证正常的生理活动，从生命开始至生命结束必须不断从外界摄入各种食物，即为营养。食物中经过消化、吸收和代谢能够维持生命活动的物质称为营养素。儿童与成人不同的是除了需要营养素以维持生命和一切生理活动以及修补组织损耗以外，还要满足其生长发育的需要，生长发育越迅速，所需的营养素也相对越多。而学龄前儿童的消化系统、神经系统和体格发育等方面并不完善，存在营养物质的消化吸收能力不足和对营养物质需求量较大相互矛盾的两个方面。营养是保证儿童正常生长发育和身心健康的重要因素，良好的营养可促进体格生长和智力发育，如果膳食中营养物质供给不足或比例失衡，均会影响儿童正常生长发育。

一、能量与营养素

（一）能量

能量是来自食物中的宏量营养素，主要由碳水化合物、脂肪和蛋白质在代谢过程中氧化所释放的能量提供。按其在体内实际产生能量计算，碳水化合物供能16.74 KJ/g（4 kcal/g），蛋白质供能16.74 KJ/g（4 kcal/g），脂肪供能37.66 KJ/g（9 kcal/g）。

机体的各种生理功能都需要消耗能量，如消化、循环、组织合成、细胞代谢、维持体温、肌肉活动等。为了保证健康，充足的能量供应是至关重要的，能量供给不足，各种营养素都无法发挥营养作用。严重营养不良的儿童，康复的速度与所摄入能量的关系比与摄入蛋白质量的关系更重要。儿童能量消耗可分为以下五个部分。

1. **基础代谢所需能量**

即指人体在清醒、安静、空腹的情况下，在18℃~25℃的环境中，维持生命基本活动所需的最低能量，包括维持体温、肌肉张力、循环、呼吸、胃肠道活动等。人体在单位时间内,每平方米体表面积基础代谢所需的能量,称为基础代谢率。儿童基础代谢率较成人高10%~15%,一般占总能量的50%。

2. **生长发育所需能量**

儿童处在不断生长发育的过程中,体格器官的增长、功能的成熟,均需增加能量消耗。这部分能量所需是儿童所特有的,而且与其生长速度的快慢成正比,出生后3个月内的婴儿生长发育快,生长发育所需能量约占总能量需要量的35%,出生后第二年约为总能量需要量的3%,到青少年期为总能量需要量的1%~2%。生长发育所需能量常与人体的其他所需能量有一定关系,能量供应不足时,生长停滞或缓慢,而能量供应较多时,则生长加速。

3. **活动所需能量**

儿童活动时需要消耗能量,其多少与身体大小、活动强度、持续时间、活动类型等均有密切关系。此种能量所需波动较大,也即为儿童能量平衡中最易发生变化的一部分。

4. **食物特殊动力作用所需能量**

因摄入食物引起能量代谢额外增高,使体内能量消耗增加。各类食物所引起的能量消耗不相同,蛋白质的特殊动力作用大于碳水化合物及脂肪的特殊动力作用。

5. **排泄物中丢失的能量**

食物中的碳水化合物、蛋白质和脂肪大多不能完全被消化吸收,其代谢产物亦需从体内排出,排泄时消耗的能量相当于总能量的10%。

(二)宏量营养素

1. **蛋白质**

(1)蛋白质的生理功能。

① 蛋白质的主要功能是合成人体的细胞和组织。蛋白质的最小单位是氨基酸,在20余种氨基酸中,有9种为婴幼儿所必需。食物中的蛋白质主要用于机体的生长和组织修复。

② 合成各种酶、激素、抗体等物质,参与并调节身体的各项重要的生理机能。

③ 当摄入能量不足时,蛋白质也可作为能量来源供给能量。

(2)蛋白质的来源。

蛋白质分动物性和植物性两类,来源不同。

动物性蛋白质:主要来源为乳类、蛋类、鱼类、肉类、动物内脏等。

植物性蛋白质:主要来源为豆类及其制品,如豆腐干、豆腐、豆浆等;谷类,如大米、小麦、玉米等;坚果类,如花生、核桃仁、瓜子等。

(3)供给量。

1岁以后儿童的供给量以每日总蛋白质在25~35 g为宜。

(4)蛋白质的互补作用。

蛋白质的功用视其所含氨基酸的种类和数量而定。蛋白质的互补作用指如果几种食物混合食用,则必需氨基酸的种类和数量可以互相补充,使之更接近人体需要,使食物中蛋白质的生物价值提高。

2. 脂肪

（1）脂肪的生理功能。

① 脂肪是单位重量提供能量最多的营养素，每克脂肪可提供能量37.7 KJ（9 kcal）。

② 溶解脂溶性维生素，有利于机体对维生素A、D、E、K的消化吸收，还能使食物更美味及使人有饱食感。

③ 能维持体温，皮下脂肪能缓冲撞击和震动，从而保护神经及各脏器。

（2）脂肪的来源。

某些不饱和脂肪酸人体不能合成，必须从食物中获取，称为必需脂肪酸。必需脂肪酸为儿童生长发育的重要物质基础，尤其对中枢神经系统。植物油含必需脂肪酸较动物油脂为多，如花生油、豆油、麻油。动物油脂或肉类中，禽类脂肪含必需脂肪酸较猪油多，牛、羊脂最少。

（3）供给量。

通常以脂肪产生的能量占总能量的百分比计算，1～7岁的儿童以脂肪产生的能量占每日总能量的20%～35%为宜。

3. 碳水化合物

碳水化合物是由碳、氢、氧三元素组成的一大类化合物，可分为单糖（如葡萄糖、果糖）、双糖（如蔗糖、麦芽糖）和多糖（如淀粉）。

（1）碳水化合物的生理功能。

① 是最重要、最经济的供能营养素。

② 糖可促进其他营养素的代谢，还可与蛋白质或脂肪结合成糖蛋白或糖脂，成为具有重要功能的物质，组成抗体、酶、激素、细胞膜和神经组织。

③ 帮助脂肪的氧化，节省蛋白质的消耗。

（2）碳水化合物的来源。

主要来自谷类如米、面，根茎类如马铃薯、红薯等，以及食糖。蔬菜、水果中含有少量果糖、果胶和纤维素。

（3）供给量。

碳水化合物供给的能量应占一日总能量的50%～65%。

（三）微量营养素

微量营养素包括维生素和矿物质。

1. 维生素

维生素虽不能供能，而且需要量又较少，但它是人体所必需的营养素，对维持生长发育和生理功能起着重要作用。人体代谢中大多数维生素都不能在体内合成，必须依赖从食物中摄取，长期摄入不足可引起缺乏症，而过量有时会引起中毒。维生素可分为脂溶性和水溶性，脂溶性有维生素A、D、E、K，水溶性有B族维生素和维生素C。

（1）维生素A。

主要功能为促进生长，维持上皮细胞的完整性及形成视网膜内视紫质，促进全身免疫功能，保护生殖系统及维持正常骨骼、牙齿发育。维生素A食物来源有两种：一种为动物食品，如肝脏、蛋黄、奶油中含量较高；另一种为植物食品中的β-胡萝卜素，摄入人体后，经小肠壁及肝脏二氧化酶作用转化为维生素A，在橙黄色或深绿色蔬菜或水果，如胡萝卜、木瓜、芒果、菠菜中含量较高。在计算膳食中总视黄醇的量时，必须将β-胡萝卜素折算为视黄醇。

$$1\ ug\ 视黄醇当量=1\ ug\ 视黄醇=6\ ug\ β-胡萝卜素$$

$$1\ ug\ β-胡萝卜素=0.167\ ug\ 视黄醇当量$$

维生素A缺乏时引起干眼症、夜盲症，导致生长发育迟滞，易患感染等。摄入胡萝卜素过多或肝脏患病时可发生胡萝卜素血症。长期服维生素A（每日15 mg，5万IU）可导致维生素A中毒。

（2）维生素B族。

B族维生素中以维生素B_1、维生素B_2及烟酸最为重要，在糖类供能过程及蛋白质代谢中起重要的辅酶作用。维生素B_{12}及叶酸则主要与造血系统功能有关，维生素B_6参与氨基酸及脂肪代谢。

维生素B_1（硫胺素）：参与糖类代谢，对消化、循环、神经、肌肉系统的正常生理功能起重要作用。肉、鱼、蛋、乳、豆、米、面类含有丰富的维生素B_1，谷类以外皮及胚芽中含量最高。缺乏时可发生脚气病。

维生素B_2（核黄素）：为人体许多重要酶的组成成分。动物肝脏、肾、心和蛋以及乳类、绿叶蔬菜、全麦、豆类含有丰富的维生素B_2。维生素B_2因不易在体内储存，故易发生缺乏。缺乏时可出现唇干裂、口角炎、生长发育迟滞、贫血等。

烟酸：系体内脱氢酶的辅酶I、辅酶II的重要组成部分。烟酸在肉类、肝脏、花生和酵母中含量较多。缺乏时可发生陪拉格拉病（糙皮病）。

（3）维生素C。

极不稳定，易被氧化，是强抗氧化剂，在人体内参与组织氧化还原反应以及肾上腺激素、免疫球蛋白、神经递质的合成，促进结缔组织成熟和胶原形成，铁的吸收及叶酸代谢。新鲜水果、蔬菜中维生素C含量较丰富，尤以橘子、山楂、猕猴桃为多，番茄、青椒中含量也较多。缺乏时可发生坏血病。

2. 矿物质

（1）常量元素。

在体内含量较多（大于5 g）的有7种：钙、磷、镁、钾、钠、氯和硫。在体内的主要生理功能为构成人体组织的重要成分，调节细胞膜的通透性，维持正常的渗透压和酸碱平衡，作为酶的组成成分或促进酶的活性参加物质代谢。

钙是骨骼与牙齿的主要成分。血液中的离子钙起调节神经肌肉生理活动以及镇痉作用，又可促进血液凝固及腺体分泌。钙又是多种重要酶的激活剂。食物中脂肪、草酸盐、磷酸盐、膳食纤维过多，可使其沉淀并影响钙吸收。奶类、海产品、豆类、部分蔬菜含钙量高。儿童饮食中长期缺钙可引起佝偻病和手足搐搦症。

磷为人体组织的重要成分，可与钙、钾、蛋白质、脂肪结合构成骨骼、牙齿、肌肉、神经等组织及多种酶的重要成分，能促进葡萄糖、蛋白质和脂肪代谢，维持体内酸碱平衡。乳、肉、鱼、蛋、谷类、蔬菜中含量丰富。缺乏时可发生佝偻病。

（2）微量元素。

微量元素在人体中含量极少，但有一定生理功能，且必须通过食物摄入，称之为必需微量元素，人体必需微量元素共8种：碘、锌、硒、铜、钼、铬、钴和铁。

铁为血红蛋白、肌红蛋白、细胞色素C和多种酶的主要成分，血红蛋白中的铁占人体总铁量的65%，参与氧的运输及组织氧化作用。铁的吸收利用受食物中铁的量与质影响。血红素铁吸收优于非血红素铁，肉类、维生素C促进铁吸收，而植酸、咖啡因、茶碱、纤维素等则妨碍铁的吸收。肝脏、瘦肉、豆类、海产品含铁量高，绿叶蔬菜、禽蛋中含量也高，乳类最低，但人乳铁吸收率高达50%。铁缺乏时引起体内缺铁及小细胞性贫血，体格及智力发育也受到影响。

锌参与很多机体生理功能，与多种酶、蛋白质、核酸及激素的合成有关。锌也影响儿童智力发育。人初乳中锌含量甚高，不少食物如肝、肉、鱼等都含锌。缺锌会引起食欲减退、生长滞缓，引起矮小症、贫血、性腺发育不良等情况。

（四）其他膳食成分

1. 膳食纤维

膳食纤维是不能被人类的胃肠道消化酶消化且不能被人体吸收利用的多糖，该多糖能吸收大肠水分，软化大便增加大便体积，有促进肠蠕动的功能。同时由于膳食纤维不提供能量，故有控制体重的作用。

2. 水

水是维持生命的必需物质，人体丧失水分达20%，生命就无法维持。机体内的重要物质代谢和生理活动都需要水的参与。水能调节体温，维持消化道、关节腔、胸腔、腹腔内的润滑。儿童生长发育旺盛，所需水分也明显较成人多。每日需水量与年龄、体重、摄取能量多少及尿的比重有关。

二、儿童膳食参考摄入量

（一）膳食营养素参考摄入量（DRIs）

膳食营养素参考摄入量（DRIs）是在推荐膳食供给量（recommended dietary allowance,

RDA）基础上发展起来的每日平均膳食营养素摄入量的一组参考值。其中包括四项内容：平均需要量（estimated average requirement, EAR）、推荐摄入量（recommended nutrient intake, RNI）、适宜摄入量（adequate intake, AI）和可耐受最高摄入量（tolerable upper intake level, UL）。

1. 平均需要量（EAR）

是指某一特定性别、年龄及生理状况群体中个体对某营养素需要量的平均值。按照EAR水平摄入某一营养素，其能满足50%个体需要量的摄入水平，不能满足另外50%个体对该营养素的需要。EAR是制定RNI的基础。

2. 推荐摄入量（RNI）

相对于传统使用的RDA，是指可以满足某一特定性别、年龄及生理状况群体中绝大多数（97%～98%）个体需要量的某种营养素摄入水平。长期以RNI水平摄入某一营养素，可以满足机体对该营养素的需要，保持健康和维持组织中适当的储备。RNI的主要用途是作为个体每日摄入该营养素的目标值。

3. 适宜摄入量（AI）

在某种营养素的个体需要量研究资料不足而不能及时得到EAR，因而不能求得RNI时，可设定AI来代替RNI。AI是通过观察或实验获得的健康人群某种营养素的摄入量。AI的主要用途是作为个体营养素摄入量的目标。AI和RNI的相似之处是两者都可以作为目标群体中个体营养素摄入量的目标，可以满足该群体中几乎所有个体的需要。AI的准确性不如RNI，一般摄入量都超过EAR，也有可能超过RNI，因此，使用AI作为推荐标准时要比使用RNI更加小心。

4. 可耐受最高摄入量（UL）

是指平均每日摄入营养素的最高限量。这个量对一般人群中的几乎所有个体似不致引起不利于健康的作用，但并不表示达到此摄入水平对健康是有益的。当摄入量超过UL而进一步增加时，损害健康的危险性随之增大。UL并不是一个建议的摄入水平。

儿童各类营养素参考摄入量如表2-1、2-2所示。

表2-1　1～6岁儿童每日三大产能营养素供给量

年龄（岁）	能量（kcal）	蛋白质（g）	脂肪供能比（%）	碳水化合物供能比（%）
1岁～	850	25	35	50～65
2岁～	1050	25	35	50～65
3岁～	1225	30	35	50～65
4岁～	1275	30	20～30	50～65
5岁～	1350	30	20～30	50～65
6岁～	1525	35	20～30	50～65

来源：中国营养学会编著《中国居民膳食营养素参考摄入量（2013年版）》，取男女平均值。

表2-2 维生素和常量、微量元素每日的推荐摄入量（RNI）

年龄（岁）	维生素A RNI（µgRAE/d）	维生素B_1 RNI（mg/d）	维生素B_2 RNI（mg/d）	维生素C RNI（mg/d）	钙 RNI（mg/d）	铁 RNI（mg/d）	锌 RNI（mg/d）
1岁~	310	0.6	0.6	40	600	9	4
4岁~	360	0.8	0.7	50	800	10	5.5

来源：中国营养学会编著《中国居民膳食营养素参考摄入量（2013年版）》。

（二）各类食物建议摄入量

第一类为谷类及薯类。谷类包括米、面、杂粮，薯类包括马铃薯、甘薯、木薯等，主要提供碳水化合物、蛋白质、膳食纤维及B族维生素。

第二类蔬菜水果和菌藻类。主要提供膳食纤维、矿物质、维生素C和胡萝卜素、维生素K及有益健康的植物化学物质。

第三类为动物性食物。包括肉、禽、鱼、奶、蛋等，主要提供蛋白质、脂肪、矿物质、维生素A和D、维生素B族。

第四类为乳类、豆类和坚果类。包括大豆、其他干豆类及花生、核桃、杏仁等坚果类，主要提供蛋白质、脂肪、膳食纤维、矿物质、维生素B族和维生素E。

第五类为纯能量食物。包括动植物油、淀粉、食用盐和糖、酒类，主要提供能量。动植物油还可提供维生素E和必需脂肪酸。

儿童各类食物建议摄入量如表2-3所示。

表2-3 2~5岁儿童各类食物每天建议摄入量（g/d）

食物	2~3岁	4~5岁
谷类	75~125	100~150
薯类	适量	适量
蔬菜	100~200	150~300
水果	100~200	150~250
肉蛋禽鱼类	50~70	70~105
蛋类	50	50
肉禽鱼	50~75	50~75
大豆	5~15	10~20
坚果	—	适量
乳制品	350~500	350~500
食用油	10~20	20~25
食盐	<2	<3

来源：中国营养学会编著《中国居民膳食指南（2016）》。

三、儿童膳食指南

膳食指南（dietary guidelines, DG）是根据营养科学原则和百姓健康需要，结合当地食物生产供应情况及人群生活实践，给出的食物选择和身体活动的指导意见。因此，世界不同国家根据本国食物生产情况，由政府或国家级营养专业团体研究制定本国的膳食指南。我国也分别于1989、1997、2007、2016年发布了《中国居民膳食指南》，其中儿童作为一个特殊的群体，也有相应的婴幼儿和学龄前儿童膳食指南，以更好地指导婴幼儿辅食添加和科学喂养，促进养成良好的进食行为，保持儿童健康的生长发育水平。

（一）7～24月龄婴幼儿膳食指南

1. 继续母乳喂养，满6月龄起添加辅食

母乳仍然可以为满6月龄后婴儿提供部分能量，优质蛋白质、钙等重要营养素，以及各种免疫保护因子等。因此满6月龄后婴幼儿应继续母乳喂养，直至2岁。不能母乳喂养或母乳不足时，需要以配方奶作为补充。婴儿满6月龄后，能量需要不断增加，且口腔、胃肠道等消化器官功能发育相对完成，可以消化除母乳外的其他食物，因此需要逐渐引入辅食。辅食是指除母乳和配方奶外的其他各种性状的食物。

2. 从富含铁的泥糊状食物开始，逐步添加达到食物多样

7～12月龄婴儿所需能量约1/3到1/2来自辅食，13～24月龄幼儿约1/2到2/3的能量来自辅食，而婴幼儿所需铁99%来自辅食。因而婴儿最先添加的辅食应该是富铁的高能量食物，如强化铁的婴儿米粉、肉泥等。在此基础上逐渐引入其他不同种类的食物，以满足不同营养素的需要。

辅食添加需要掌握的原则如下：每次只添加一种新食物，由少到多、由稀到稠、由细到粗，循序渐进，逐步达到食物多样化。首先添加强化铁的婴儿米粉、肉泥等富含铁的泥糊状食物，逐渐过渡到多种固体食物。每引入一种新的食物应让婴幼儿适应2～3天，密切观察是否出现呕吐、腹泻、皮疹等不良反应，婴幼儿适应一种食物后再添加其他新的食物。辅食应适量添加植物油。

3. 提倡顺应喂养，鼓励但不强迫进食

顺应喂养是指在喂养过程中，喂养者的责任是为婴幼儿提供多样化，且与其发育水平相适应的食物，能及时感知婴幼儿所发出的饥饿或饱足的信号，并做出恰当的回应。在喂养过程中，尊重婴幼儿对食物的选择，耐心鼓励和协助婴幼儿进食，但绝不强迫进食。

喂养者还有责任为婴幼儿营造良好的进餐环境，保持进餐环境安静、愉悦，避免电视、玩具等对婴幼儿注意力的干扰。控制每餐时间不超过20分钟。喂养者应保持自身良好的进食习惯，成为婴幼儿进食的好榜样。

4. 辅食不添加调味品，尽量减少糖和盐的摄入

淡口味食物有利于提高婴幼儿对不同天然食物口味的接受度，减少偏食挑食的风险。淡口味食物也可减少婴幼儿盐和糖的摄入量，降低儿童期及成人期肥胖、糖尿病、心血管疾病的风险。因此，制作时要尽量保持食物原味，不额外添加盐、糖和各种调味品。辅食要单独制作，1岁后可以逐渐尝试淡口味的家庭食物。

5. 注重饮食卫生和进食安全

选择新鲜、优质、无污染的食物和水制作辅食。制作辅食前须先洗手；制作辅食的餐具、场所应保持清洁，生熟分开；辅食应煮熟、煮透。进餐前洗手，保持餐具和进餐环境清洁、安全。婴幼儿进食时一定要有成人看护，以防发生进食意外。整粒花生、果冻等食物不适合婴幼儿食用。不要让婴幼儿吃剩饭。

6. 定期监测体格指标，追求健康生长

体重、身长是反映婴幼儿营养状况的直观指标。按照基本公共卫生要求，每3个月一次定期监测并评估7~24月龄婴幼儿的体格生长指标有助于判断其营养状况，并可根据体格生长指标的变化，及时调整营养和喂养方式。对于生长不良、超重肥胖，以及处于急慢性疾病期间的婴幼儿应增加监测次数。

（二）3~6岁学龄前儿童膳食指南

1. 规律进餐，自主进食不挑食，培养良好饮食习惯

学龄前儿童的合理营养应由多种食物构成的平衡膳食来提供，规律就餐是其获得全面、足量的食物摄入和良好消化吸收的保障。学龄前儿童神经心理发育迅速，自我意识和模仿力、好奇心增强，易出现进食不够专注的现象，因此要注意引导儿童自主、有规律地进餐，保证每天固定时间、固定位置专注就餐；不随意改变进餐时间、环境和进食量，培养儿童摄入多样化食物的良好饮食习惯；避免就餐的同时看电视或者玩耍，要细嚼慢咽但不拖延，30分钟内完成进餐。同时纠正儿童挑食、偏食等不良饮食行为。

2. 每天饮奶，足量饮水，正确选择零食

充足的钙对增加骨量积累、促进骨骼生长发育，预防成年后骨质疏松有重要意义。每日为儿童准备充足的奶及其制品。儿童新陈代谢旺盛，活动量大，水分需要量相对较多，每天总需水量为1300~1600 ml，其中饮水量建议为600~800 ml，应以白开水为主，少量多次饮水。学龄前儿童因其胃肠道消化特点，零食对他们来说是必要的。零食应尽可能与加餐相结合，以不影响正餐为宜，多选择奶类、水果、蛋类及坚果类，避免油炸食品、膨化食品及含糖饮料。

3. 食物应合理烹调，易于消化，少调料、少油炸

从小培养清淡口味，尽量保持食物的自然味道，有助于形成终生的健康饮食习惯。在烹调方式上，宜采用蒸、煮、炖、煨等方式，少用油炸、烤、煎等方式。儿童膳食不应过咸、油腻和辛辣，尽量不加调味品。

4. 参与食物选择与制作，增进对食物的认知与喜爱

应鼓励儿童参与家庭食物选择和制作的过程，帮助儿童了解食物的基本常识和对健康的重要意义，增加对食物的认知，对食物产生心理认同和喜爱，减少对某些食物的偏见，学会尊重和爱惜食物。

第二节 工作要求

一、各年龄段儿童的膳食安排

（一）7～24月婴幼儿

婴儿期是个体生长发育的高速期，7～12月龄是食物从乳类向半固体、固体过渡的阶段，1岁后幼儿生长发育速率虽然较婴儿时期有所下降，但仍然处于高速发展的时期，对各种营养素的需求相对较高。

1. 7～12月婴儿喂养

（1）继续母乳喂养。在母乳充足的条件下，按需喂哺，有条件的托育机构要设立母亲哺乳室，或配备存储母乳的设备。

（2）乳类喂养。在母乳不足或不能母乳喂养的情况下，补充配方乳喂养。

（3）辅食添加。不同月龄的婴儿，由于生长发育的特点不同，添加辅食应根据其适应能力来添加，循序渐进，从细到粗，从一种到多种，从流质到半流质食物，到固体食物。托育机构应根据婴儿不同月龄，不同生长发育水平，提供乳类及辅食。

（4）配方奶粉和辅食多半是由家长提供的，托育机构应配备专门的存放柜，在食物不足时及时通知家长补充。每个婴儿的食品要标明姓名、年龄等。

2. 12～24月幼儿喂养

（1）选择营养丰富易消化的食物，以保证摄入充足的能量和优质蛋白质。1～岁能量的推荐摄入量为每日800～900 kcal，2～岁每日1000～1100 kcal。碳水化合物提供能量占总能量的比例为50%～65%、脂肪为35%。

（2）继续给予母乳喂养或其他乳制品，逐步过渡到食物多样。1～3岁每日400～600 ml奶量。每天足量饮水，不喝含糖饮料。

（3）由于此时咀嚼能力尚弱，消化吸收能力尚差，应采用适宜的烹调方式，单独加工制作膳食。烹调方法逐渐向成人膳食过渡，烹调的食物应碎、软、细、烂，不宜给予粗硬、油炸的食品，不宜采用刺激性强或有兴奋作用的调味品。

（4）在整洁舒适的环境下规律进餐，重视良好饮食习惯的培养。进食次数：1~岁幼儿每日仍可进食5次，三次正餐加上、下午各一次点心，正餐间隔时间4~5小时。

（5）鼓励儿童多做户外游戏与活动，合理安排零食，避免过瘦与肥胖。应定期监测生长发育状况。还应确保饮食卫生，餐具严格消毒。

（二）3~6岁学龄前期儿童

此阶段的儿童与0~3岁婴幼儿期比较，生长发育的速率略有下降，但仍处于较高水平，对营养的需要量相对较高。膳食已基本和成人接近。此时的儿童模仿能力强，是儿童良好膳食习惯形成的关键时期。

（1）能量应保证每日供给1200~1400 kcal。安排膳食时应重点注意营养素的平衡，保证脂肪占总能量的20%~35%，碳水化合物类占总能量的比例为50%~65%，优质蛋白质占总蛋白质的50%以上，并摄入足够的维生素和矿物质。

（2）食物多样以谷类为主，多吃新鲜蔬菜水果，经常吃适量的鱼、禽、蛋、瘦肉，每天饮奶，常吃大豆及其制品。并且注意荤素菜搭配、粗细粮搭配。

（3）注重培养良好的饮食习惯，使儿童保持旺盛的食欲，避免或纠正挑食、偏食、爱吃零食等不良习惯。

（4）注重膳食安全和进餐卫生。膳食清淡少盐，正确选择零食，少喝含糖量高的饮料。

（5）食量与体力活动要平衡，保证正常体力消耗和体重增长。

二、明确各岗位人员工作职责

1. 园长工作职责

（1）负责领导园内的膳食营养管理工作，管理好园所的食堂，保证儿童一日饮食及点心的供给。

（2）严格掌握伙食费的专款专用，做到每月公布账目。

（3）管理好食品采购渠道，保证食品的安全性，杜绝不新鲜食品进园。

（4）管理好园内的伙食委员会，定期组织召开伙委会会议，研究落实伙委会的合理化建议。

（5）负责食堂人员的工作分配、健康检查，确保检查合格者方可上岗。

（6）定期考核卫生保健人员的膳食管理水平。

2. 食堂管理员工作职责

（1）在园长领导下做好食堂管理工作，确保膳食安全和质量。

（2）主持召开膳食委员会会议，积极征求各方面意见，制定食堂整改措施。

（3）与食谱制定人员协同工作，提高膳食质量。

（4）对食堂各项管理制度及执行情况进行督促检查，及时纠正问题。

（5）加强对食品采购、验收、保管各个环节的管理和登记查验，避免食品浪费与损失，确保食品安全，防止发生食物中毒、农药中毒等不良事件。

（6）帮助和督促炊事人员提高业务能力和规范操作，提升膳食质量。

3. 食谱制定人员工作职责

（1）负责管理园内儿童膳食营养工作，制定带量食谱。做到带量科学，食物搭配合理。争取做到食谱一月不重复。

（2）做到精打细算，保证伙食费的专款专用。

（3）到班级巡视儿童进餐情况，协同食堂管理员，不断改进膳食质量。

（4）做好每月的膳食营养分析评估工作，做好膳食营养管理的记录账册。监管托幼机构的儿童实际食物摄入量。

（5）配合卫生保健人员做好儿童体格发育监测。

（6）管理好营养性疾病儿童的膳食。

4. 财务人员工作职责

（1）负责园内膳食费用的收取，每学期公布膳食费用使用情况。师生伙食账目分开。

（2）负责对食品供应商的每月结算，并审核物价。

（3）负责每月的伙食费月结算报表，做到盈亏2%左右。发现异常，及时提醒园长和膳食管理人员。

（4）勤俭节约，做到食品不浪费，不积压。

（5）做好家长的伙食费退费工作。

5. 炊事人员工作职责

（1）了解儿童生长发育特点，能根据儿童年龄特点制作营养丰富、易于消化的食物。

（2）不断提高烹调技术，能制作花色品种多样、软硬适当、色香味俱全的食物，食物少油、少盐、少糖，按国家规定使用油、盐、糖。

（3）严格执行食品卫生要求，规范操作，做好生熟分开，严防发生食物中毒和食品安全事件。做好每日的食物验收，发现不新鲜食物，不讲人情，拒绝其入园。

（4）注意个人卫生，疫情期每日进行体温和健康状况记录，定期进行健康检查。

（5）落实膳食计划，根据每日出勤人数，进行食物制作和分餐。

6. 保教人员工作职责

（1）严格按照一日生活安排，定时供应儿童餐饮，做好餐前餐后的管理，让儿童餐前洗手。

（2）做好餐饮管理中的清洁消毒工作，施行餐桌"清消清"，即第一遍用清水，第二遍用消毒液，消毒液抹后停留5~10分钟再用清水抹一遍。

（3）照顾儿童就餐，合理分配饭菜，照顾好体弱儿童、饮食过敏儿童、肥胖儿童、营养不良儿童就餐，对呕吐儿童给予安抚处理，清洁呕吐物，给予补充不同类食物，鼓励肥胖儿童多吃瘦肉蔬菜；营养不良儿童多吃谷类。

（4）培养儿童良好的进餐行为，告诉儿童细嚼慢咽，一口饭咽下去，吃一口菜，进餐时不讲话，不吃掉在地上的食物，不吃别人碗里的食物。

（5）就餐完毕，让儿童把碗筷送到指定的容器中，自己去漱口，用餐巾纸擦干净嘴巴，把小椅子放好。

三、建立健全各项规章制度

1. 食品安全管理制度

（1）食品卫生管理必须坚持"预防为主"的工作方针。

（2）成立食品安全领导小组（可由伙委会兼任），配备专职或兼职食品卫生管理人员，制定严格的检查、落实措施，建立岗位责任制，定期对责任落实情况进行检查。

（3）食堂必须取得"食品经营许可证"或"食品生产许可证"，严格执行各项食品安全要求。

（4）食堂应建立场所及设施设备清洗消毒、维修保养校验、原料采购至供餐全过程控制管理，餐具饮具清洗消毒、食品添加剂使用管理等食品安全管理制度及岗位职责，并进行公示，接受监督。

（5）落实各项食品安全管理制度，定期开展评比检查活动及从业人员业务能力考核。

（6）食堂应当建立食品安全追溯体系，如实、准确、完整记录并保存食品进货查验等信息，保证食品可追溯。鼓励食堂采用信息化手段采集、留存食品经营信息。每日有食物留样，并有记录。

（7）食堂应当建立并执行从业人员健康管理制度和培训制度。

2. 食品卫生保卫制度

（1）食堂应建立严格的安全保卫措施，非食堂人员禁止进入食堂和食品存放间，防止投毒事件的发生，确保安全。

（2）在托幼机构安全信息化建设中，应当优先在食堂食品库房、烹饪间、备餐间、留样间、餐具饮具清洗消毒间等重点场所实现视频监控全覆盖。

（3）有条件的托幼机构食堂应当做到明厨亮灶，通过视频或者透明玻璃窗、玻璃墙等方式，公开食品加工过程。鼓励运用互联网等信息化手段，加强对食品来源、采购、加工制作全过程的监督。

（4）食堂从业人员每年进行健康检查，取得健康证明后方可参加工作。

（5）食堂从业人员应有良好的个人卫生习惯。必须做到穿戴整洁、勤洗手、不留长指甲、不在食堂吸烟等。

（6）认真执行食品验收、储存、加工制度。

（7）严格执行各项卫生管理制度，建立托幼机构食品中毒或食源性疾病突发事件的应急预案，落实食品安全追究制度，严防集体性食品卫生事件。

3. 食品采购、验收制度

（1）食堂采购食品及原料应当遵循安全、健康、符合营养需要的原则。有条件的地方或者托幼机构应当实行大宗食品公开招标、集中定点采购制度，签订采购合同时应当明确供货者食品安全责任和义务，保证食品安全。

（2）食品及原料采购严格在具有"食品生产许可证"或"食品经营许可证"的单位购买，落实索票、索证、验证工作，并留存加盖公章（或者签字）的复印件或者其他凭证：①从食品生产者处采购食品的，应当查验其"食品生产许可证"和产品合格证明文件等；②从食品经营者处（商场、超市、便利店等）采购食品的，应当查验其"食品经营许可证"等；③从食用农产品生产者处直接采购的，应当查验并留存其社会信用代码或者身份证复印件；④从集中交易市场采购食用农产品的，应当索取并留存由市场开办者或者经营者加盖公章（或者负责人签字）的购货凭证；⑤采购肉类的应当查验肉类产品的检疫合格证明；采购肉类制品的应当查验肉类制品的检验合格证明。

（3）建立食品、食品添加剂和食品相关产品进货查验记录制度，如实准确记录名称、规格、数量、生产日期或者生产批号、保质期、进货日期以及供货者名称、地址、联系方式等内容，并保留载有上述信息的相关凭证。

（4）进货查验记录和相关凭证保存期限不得少于产品保质期满后6个月；没有明确保质期的，保存期限不得少于2年。食用农产品的记录和凭证保存期限不得少于6个月。

（5）由专人负责食品采购，并做好食品供货单留存。

（6）由专人负责食品验收，并做好登记记录。验收时要注意查看食品新鲜度、生产厂家信息、生产日期、保质期等信息，杜绝无检验检疫合格证明及卫生许可证厂商供应的食品进入食堂。

（7）食品验收合格后要过磅、收货，做好信息登记。

4. 食品加工制度

（1）用于原料、半成品、产品加工的刀、案板、桶、盆以及其他工具、容器必须标志明显，做到分开使用、定位存放、用后清洗、保持清洁。

（2）蔬菜、肉类、水产品等要分水池进行清洗。

（3）食品烹饪前应严格检查卫生质量；食品必须要烧熟、烧透，中心温度不低于75℃，加工后的食品要与食品原料、半成品分开存放，防止交叉污染。

5. 餐饮具消毒制度

（1）餐饮具使用前必须经过清洗、高温消毒，不得使用消毒液浸泡消毒。

（2）餐饮具清洗、消毒、保洁要严格按照规范操作进行，确保清洗、冲刷、消毒、保洁各环节规范。

（3）餐饮具清洗水池应专用，并有标识，不得用于清洗食品原料、工具用具等。

（4）消毒后的餐饮具要自然风干或烘干，不得使用毛巾等擦干，避免再次污染。

（5）餐具保洁柜应专用，标识明显，定期清洗消毒，保持洁净。

6. 食品储存制度

（1）食堂应当按照保证食品安全的要求储存食品，做到通风换气、分区分架分类、离墙离地存放、防蝇防鼠防虫设施完好，并定期检查库存，及时清理变质或者超过保质期的食品。食品库房不得存放有毒、有害物品。食品储存应当严格师生分开。

（2）储存的食品应做好入库登记，标注日期、重量等信息。出库应按照"先进先出"的原则。所有食品在摆放处应有标识。

（3）食品尽量按需购买少储存，需要储存的食品应放置在符合要求的食品储藏室或冰箱里，做到生熟食品分开放置，防止交叉污染。

（4）储存散装食品，应当在储存位置标明食品的名称、生产日期或者生产批号、保质期、生产者名称以及联系方式等内容。用于保存食品的冷藏冷冻设备，应当贴有标识，原料、半成品和成品应当分柜存放。

（5）肉类、鱼类食品应分别放在保鲜袋内储存在冰箱冷冻柜；蔬菜和水果宜食用当天选购，不宜多储存；罐装、袋装食品应在保质期内食用；粮食类食品可少量储存，放置在通风、固定的盛器内；干豆、干果和硬果类食品应经常翻动谨防霉变；油和酱油等调味品应保持原包装，不要放在塑料容器内。

四、食品卫生要求

1. 食品从业人员卫生

（1）食品从业人员上岗前及每年要进行健康检查。患有国家卫生健康委规定的有碍食品安全疾病的人员，不得从事接触直接入口食品的工作。从事接触直接入口食品工作的从业人员应当每年进行健康检查，取得健康证明后方可上岗工作，必要时应当进行临时健康检查。

（2）食堂从业人员的健康证明应当在机构食堂显著位置进行统一公示。

（3）疫情时期食堂从业人员每日填报体温、腹泻、呕吐等健康情况，出现异常立即离岗。

（4）食堂从业人员应当养成良好的个人卫生习惯，加工操作直接入口食品前应当洗手消毒，进入工作岗位前应当穿戴清洁的工作衣帽。

（5）食堂从业人员不得有在食堂内吸烟等行为。

2. 食品加工环节卫生

（1）食堂应当具有与所经营的食品品种、数量、供餐人数相适应的场所并保持环境整洁，与有毒、有害场所以及其他污染源保持规定的距离。

（2）食堂应当根据所经营的食品品种、数量、供餐人数配备相应的设施设备，并配备消毒、更衣、盥洗、采光、照明、通风、防腐、防尘、防蝇、防鼠、防虫、洗涤以及处理废水、存放垃圾和废弃物的设备或者设施。

（3）食品加工、贮存、陈列、转运等设施设备应当定期维护、清洗、消毒；保温设施及冷藏冷冻设施应当定期清洗、校验。

（4）食堂应当具有合理的设备布局和工艺流程，防止待加工食品与直接入口食品、原料与成品或者半成品交叉污染，避免食品接触有毒物、不洁物。

（5）食堂应当设置专用的备餐间或者专用操作区，制定并在显著位置公示人员操作规范；备餐操作时应当避免食品受到污染。食品添加剂应当专人专柜（位）保管，按照有关规定做到标识清晰、计量使用、专册记录。

（6）食堂制作的食品在烹饪后应当尽量当餐2小时内用完，需要熟制的食品应当烧熟煮透。需要再次利用的，应当按照相关规范采取热藏或者冷藏方式存放，并在确认没有腐败变质的情况下，对需要加热的食品经高温彻底加热后食用。

（7）食堂用于加工动物性食品原料、植物性食品原料、水产品原料、半成品或者成品等的容器、工具应当从形状、材质、颜色、标识上明显区分，做到分开使用、固定存放、用后洗净并保持清洁。

（8）食堂的餐具、饮具和盛放或者接触直接入口食品的容器、工具，使用前应当洗净、消毒。

（9）食堂应当对每餐次加工制作的每种食品成品进行留样，每个品种留样量应当满足检验需要，不得少于125 g，并记录留样食品名称、留样量、留样时间、留样人员等。留样食品应当由专柜冷藏保存48小时以上。

（10）食堂用水应当符合国家规定的生活饮用水卫生标准。

3. 食品卫生

（1）食堂禁止采购、使用下列食品、食品添加剂、食品相关产品：

① 超过保质期的食品、食品添加剂；

② 腐败变质、油脂酸败、霉变生虫、污秽不洁、混有异物、掺假掺杂或者感官性状异常的食品、食品添加剂；

③ 未按规定进行检疫或者检疫不合格的肉类，或者未经检验或者检验不合格的肉类制品；

④ 不符合食品安全标准的食品原料、食品添加剂以及消毒剂、洗涤剂等食品相关产品；

⑤ 法律、法规、规章规定的其他禁止生产经营或者不符合食品安全标准的食品、食品添加剂、食品相关产品。

（2）食堂不得采购、贮存、使用亚硝酸盐（包括亚硝酸钠、亚硝酸钾）。

（3）食堂不得制售冷荤类食品、生食类食品、裱花蛋糕，不得加工制作四季豆、鲜黄花菜、野生蘑菇、发芽土豆等高风险食品。

第三节　实施方法

一、儿童膳食计划制定

（1）以《中国居民膳食营养素参考摄入量（DRIs）》《中国居民膳食指南》为依据，根据儿童的生长发育需要，为不同年龄段的儿童制定膳食计划，编制科学、营养均衡的食谱。

（2）每周更换一次食谱，并进行公布，推荐使用带量食谱，力求达到平衡膳食。每月至少制定2次带量食谱，隔周使用。

（3）餐点安排：儿童正餐间隔时间3.5～5小时，进餐时间20～30分钟/餐，准时开饭，全托应增加晚点。

（4）托幼机构在主辅食品的选料、洗涤、切配、烹调的过程中，方法应当科学合理，减少营养素的损失，符合儿童清淡口味，达到平衡膳食的要求。推荐的烹调方法：蒸、煮、氽、炖等。

（5）至少每3个月进行一次膳食调查和营养评估。

（6）每日能量和蛋白质供给量应达到相应建议量：提供一餐的托幼机构（含上、下午点）能量应达到DRIs推荐量的45%以上，二餐应达到70%以上，三餐应达到80%以上。宏量营养素能量占总能量的百分比是脂肪20%～35%，碳水化合物50%～65%。膳食中优质蛋白质应达到蛋白质总量的50%以上。

（7）食谱各餐次能量分配：早餐提供的能量约占一日的30%（包含上午9～10点的点心），午餐提供的能量约占一日的40%（含下午3点的午后点），晚餐提供的能量约占一日的30%（含晚上8点的少量水果、牛奶等）。

（8）保证儿童按需饮水。每日上、下午各1～2次饮水，1～3岁儿童饮水量50～100 ml/次，3～6岁儿童饮水量100～150 ml/次，婴儿适量饮水，根据季节变化酌情调整饮水量。

（9）有条件的托幼机构可为贫血、营养不良、食物过敏、肥胖等儿童提供特殊膳食，有特殊喂养需求的，儿童监护人应当提供书面说明。

二、带量食谱编制

食物交换份法是将常用食物按其所含营养素量近似值归类，计算出各类食物的交换份数和实际重量，这种方法易于被非专业人员掌握，但不够精确。计算法为托幼机构常用的编制带量食谱的方法。以下将对计算法进行详细介绍。

1. 计算平均年龄

由于托幼机构各个年龄组的儿童数不同，必须算出托幼机构儿童平均年龄，以确定总的能量和各种营养素的需要量。计算方法为：

全园儿童平均年龄=（2×2岁儿童数+3×3岁儿童数+4×4岁儿童数+5×5岁儿童数+6×6岁儿童数）/全园儿童总数+0.5

注意：

（1）儿童年龄不以班级划分，应以实际年龄计算，如小班儿童每月都有儿童已经满4岁，按照4岁计算，差1天不足按照3岁计算。

（2）0.5为修正值，因为按照整数取年龄为分子时，计算的年龄平均偏低0.5岁。

（3）每月制定带量食谱前，均须重新计算平均年龄。

（4）平均年龄计算，得数保留1位小数。

【例】某幼儿园3岁儿童133人，4岁儿童64人，5岁儿童18人，6岁儿童16人，其儿童平均年龄=（3×133+4×64+5×18+6×16）/231+0.5=4.1（岁）。

2. 计算能量的平均供给量

能量的供给量应精确到实际月龄，并使用男女能量平均值进行计算，具体能量及各营养素分配可以参见表2-1。

【例】某幼儿园儿童平均年龄为4.1岁，根据表2-1，4岁儿童的平均能量值为1275 kcal，5岁儿童的平均能量值为1350 kcal，则该幼儿园的平均能量值=1275+（1350-1275）×0.1=1282.5 kcal。

3. 根据提供餐次确定平均能量

（1）全日供给能量：设定该幼儿园按平均能量需要量的85%计算，则园内提供能量为1282.5×85%=1090 kcal。

（2）各餐能量分配：早餐提供的能量约占30%（包括上午9~10点的点心），午餐提供的能量约占40%（含下午3点的午后点），晚餐提供的能量约占30%（含晚上8点的少量水果、牛奶等）。提供早餐和午餐的托幼机构能量按照70%计算，提供一餐两点的托幼机构，即午餐+早点+午点，按照50%计算，并确定各餐所需能量。

上例中，按照1090 kcal分配各餐能量分别为：

早餐+早点约占30%，能量约为1090×30%=327 kcal；

午餐+午点占40%，能量约为1090×40%=436 kcal；

晚餐占30%，能量约为1090×30%=327 kcal。

4. **计算三大产能营养素供能情况**

（1）脂肪、碳水化合物产能营养素所供能量各占总能量的20%~35%、50%~65%。

（2）计算年龄后，根据各年龄组儿童每日膳食可供能量分配于蛋白质、脂肪和碳水化合物三种主要成分，根据百分法计算。

【例】幼儿园平均年龄为4.1岁，幼儿园每日提供能量为1090 kcal，初步拟定脂肪、碳水化合物提供热能比分别为30%、56%，则蛋白质提供的能量占14%，计算三大营养素所需量如下：

蛋白质：1090×14%÷4=38.2 g；

脂肪：1090×30%÷9=36.3 g；

碳水化合物：1090×56%÷4=152.6 g。

5. **确定各类食品种类和数量**

已知三种能量营养素的实际需要量后，根据食物成分表，确定各餐食物种类和量。

（1）谷类食物需要量：主要考虑谷类为碳水化合物的主要来源，约占总碳水化合物量的80%左右，按照碳水化合物的供能量，如上例幼儿园谷类食物中所需要的碳水化合物的量约为122 g（152.6×80%），而碳水化合物在谷类食物中的含量约为70%~80%，即实际谷类食物需要量与总碳水化合物的量接近。

（2）蛋奶等食物需要量：每名儿童约为鸡蛋50 g（蛋白质4.8 g）、牛奶250 ml（蛋白质7.5 g）、豆浆60 ml或者豆腐15 g（蛋白质1.2 g），提供优质蛋白质约13.5 g。

（3）鱼类和肉类食物需要量：每日约50 g。（每日蛋白质供给量×0.5−13.5）/0.1。（含蛋白质10%）

（4）蔬菜和水果需要量：蔬菜250 g，水果175 g。

（5）油、盐、糖等用量：植物油20~25 g，盐3 g，糖5 g。

6. **确定各餐食物种类及用量**

（1）谷类食物在各餐中的分配比例：早餐30%、午餐40%和晚餐30%。

（2）动物性食品应尽量分配于早餐和午餐。

（3）蔬菜、水果类食物应各餐均匀分配，也可以晚餐略多些。

（4）早餐：因上午活动时间长，活动量大，除主食外，应搭配一定量的富含蛋白质的食物，如鸡蛋、牛奶、豆浆或豆制品等；主食应干、稀搭配；副食应配备蛋白质及碳水化合物食物（糖）；谷类40~50 g。注意早餐的色、香、味、形多样化。

多数儿童的早餐量不足，需要幼儿园上午的早点补充。早点可以是牛奶、豆浆、果汁等，搭配碳水化合物食物，如饼干、蛋糕、蛋卷、小馒头等，一般早点中谷类10 g。

（5）午餐：主副食质量并重，汤菜数量和质量并重，大米和面食交替吃；谷类50~60 g；副菜原则上二菜一汤或三菜一汤。午点建议幼儿园自制，原则上午点要有谷类，要有汤水点心，午点谷类约占全天总能量的5%~10%，约为10 g。

（6）晚餐：晚餐能量约占全天总能量的30%。晚餐谷类食物约比午餐少一些，约50 g。

7. 食谱的评价和调整

营养食谱制定好后,还应该对食谱进行评价,确定各类营养素是否满足要求,主要考虑以下几点。

(1)食谱中所含五大类食物是否充足。

(2)各类食物量是否能满足能量和营养素的需求。

(3)三餐能量分配是否合理。

(4)三种宏量营养素提供能量的比例是否适宜。

(5)优质蛋白质占总蛋白质的比例是否恰当。

三、膳食调查与营养评估

(一)膳食调查方法

膳食调查是营养状况评估的基本组成部分,儿童膳食调查是了解不同生活条件下儿童的饮食习惯和所吃食物的种类和数量,计算每人每日各种营养素的摄入量,并与DRIs相比较进行营养评估,从而知道儿童每日摄取的营养素是否能满足儿童生理需要及生长发育需要,同时进行生长发育监测,发现问题及时采取相应措施,改进膳食质量。

通过调查可以对儿童营养和膳食结构是否科学合理起到监督和管理作用。同时,可以更好地对儿童的膳食费进行分配利用,既保证了儿童的营养,又能使膳食费用不超支、不亏损。托幼机构膳食调查常使用称重法和记账法来进行。

1. 称重法

此方法多用于科研,如调查肥胖症、营养不良等患儿的膳食结构及调查儿童整体膳食水平等。用称重法来做膳食调查,工作量很大,需要对儿童一天中所摄入食品全部进行加工前称重记录、加工后称重记录、损耗量称重记录,包括儿童进餐时吐出的残渣、剩饭剩菜均要逐一过秤记录,然后计算出平均每人用餐的生食物的重量,进行营养计算分析。此方法计算结果精确,但花费人力和时间较多,不适合大规模的营养调查。

2. 记账法

此方法常用于托幼机构中的膳食管理,卫生保健人员、食堂人员根据制定的带量食谱及每日食品的出入量、儿童实际摄入量,来进行营养计算分析。此方法简单易行,但精确度略差。本章主要介绍使用记账法进行的营养计算。

(1)软件计算。

托幼机构中多使用营养计算应用软件,利用该软件进行营养计算方便、准确、快捷,可每日计算、每周计算或每月计算。目前也有些机构进入网络营养计算管理。但软件计算需要定期升级更新,需要加密;每年需缴纳网络管理费用。利用软件或网络来进行营养计算,前提是卫生保健人员首先要熟练掌握人工计算程序,才能对软件网络操作中发现的问题进行修改。

（2）人工计算。

卫生保健人员通过手算来进行，因速度慢，一般每月或者每季度计算一次，抽取当月食谱其中一周来计算。

（二）膳食调查的注意事项

1. 调查对象

因调查目的而定，如要了解某托幼机构的膳食情况，调查对象应该是在该托幼机构就餐的全体儿童。

2. 调查时间和季节安排

每次调查就餐天数不少于5天，做短期调查时应避开节假日，以免影响了解实际膳食营养水平。要了解全年情况，一般可在全年四个季节内选时段进行调查。

3. 调查前的准备

（1）膳食调查是一项研究工作，必须各方面合作才能完成。在托幼机构做调查应有托幼机构园长、卫生保健人员、财务人员、保教人员以及炊事人员的协作配合，才能得到可靠的资料。

（2）须事先查看并记录仓库储存的各种食物的数量。如手工操作应准备好各种记录表格、食物成分表、计算器、红蓝笔、尺等；运用电脑软件操作的，该软件应符合科学性的原则。

（三）营养计算方法（记账法）

1. 计算用餐人数

提供三餐的托幼机构因每餐人数可能不一样，所以要先计算出每天的人日数，才能算出一周的就餐人数。

（1）计算人日数。

儿童每日出勤人数不定，故在计数人数时应以"人日"为单位。一个人日即为一个人吃一天，如10个人日，就是10个人吃一天或一个人吃10天；如一个儿童一天吃了一餐即为1/3人日。

（2）计算就餐人数。

在调查期间，保教人员要详细记录每餐就餐人数。记录方法有下列两种。（取整位数）

各餐人数相同时，则任何一餐的总人数都可作为人日数。

各餐人数不等，可将早餐人数×20%+早点人数×5%+午餐人数×35%+午点人数×10%+晚餐人数×30%，即得总人日数。（此法是估计数）

【例】某幼儿园记录一周就餐人数，每天就餐人数接近，故使用每日就餐人数为人日数。周一231人日数，周二232人日数，周三235人日数，周四231人日数，周五227人日数，则本周就餐人数为1156人日数。

2. 计算食物用量

（1）食堂用量记录表。

"食堂用量记录表"（见表2-4）是做营养计算的重要依据。此表由食堂人员负责每日记录，儿童一天中所摄入的食物均要记录在此表中，分为品种、数量、单价、总价、存余几项，存余是指没有用完的量。特别要记录当天的就餐人数。如有外包装，须记清是一盒、一袋还是一瓶，并按照包装重量记录；外购糕点要查清重量及配方；冰冻食品要记录化冻以后的重量；当天用不完的食品须入库，并要减去入库的量记录在此表中；调味品一周汇总记一次。

表2-4 食堂用量记录表

日期	蔬菜类					荤菜类					其他类					就餐人数
	品种	数量	单价	总价	存余	品种	数量	单价	总价	存余	品种	数量	单价	总价	存余	

（2）食物用量记录表。

"食物用量记录表"（见表2-5）是做营养计算很关键的一张表，由卫生保健人员负责填写。托幼机构每天要记录所消耗的各种食物名称、数量，每周合计　次，调味品每周记录一次。

【例】使用"食物用量记录表"记录一周某食物消耗总量，如米的消耗量，周一11.5 kg，周二12.5 kg，周三11.5 kg，周四没有消耗，周五11.5 kg，则一周大米消耗量为47 kg；再如面粉的消耗量，周二60 kg，周四12 kg，其余几天没有消耗，则一周面粉消耗量为72 kg。

表2-5 食物用量记录表（全园实用食物）

单位：千克

食物名称	日期																				合计
	星期	星期一					星期二					星期三					星期四					
	餐次	早餐	早点	午餐	午点	晚餐	早餐	早点	午餐	午点	晚餐	早餐	早点	午餐	午点	晚餐	早餐	早点	午餐	午点	晚餐	
	人数																					
甘蓝																						
胡萝卜																						
冬瓜																						
干海带																						
……																						

3. 计算每人每日各种食物的平均消耗量

在计算每人每日平均消耗量时，要将食物按照五大类分类合计，将一周内用的各种食物按品种归类，一般分为谷类、豆类、动物性食品、蔬果类、其他类几类，将各类食物品种和每个人此种食物的摄入量填写到"膳食营养统计表"（见表2-6）中。

某种食物的平均每人每日消耗量（kg）=本周某种食物消耗总量（必须扣除残渣、剩菜剩饭的量）/本周就餐总人日数

【例】某幼儿园就餐人数为1156人日数，一周用黄豆15 kg，计算时扣除豆渣部分（一般扣除20%），则实际用量为15×0.8=12 kg，一周黄豆平均每人每日消耗量为12÷1156=0.01 kg。一周用冰冻虾仁600 g×6包，化冻后每包虾仁为300 g，则实际计算为0.3×6=1.8 kg，一周虾仁平均每人每日消耗量为1.8÷1156人=0.002 kg。

表2-6 膳食营养统计表（平均每人每日实用食物）

统计日期：　年　月　日

食物名称	数量(kg)	蛋白质(g)	脂肪(g)	碳水化合物(g)	能量(kcal)	钙(mg)	铁(mg)	锌(mg)	维生素A(μg)	维生素B_1(mg)	维生素B_2(mg)	维生素C(mg)
饼干												
面粉（标准粉）												
……												
小计												
豆浆												
香豆腐干												
……												
小计												
鸡腿												
基围虾												
……												
小计												
花菜												
姜												
……												
小计												
玉米油												
紫菜												
……												
小计												
平均每人每日在园摄入量												
平均每人全天应摄入量（膳食营养全天推荐量）												
在园摄入量占全天推荐量百分比占在校应摄入量												

4. 计算平均每人每日各种营养素的摄入量

查"中国食物成分表"中各类食物所含营养素和热能的数值,并将该数值乘上每人每日此种食物的摄入量,将乘积按营养类别填写,将表中各种营养素分别加在一起,所得的和即每人每日各种营养素的平均摄入量。

计算所得的数值往往偏高,因为一些营养素在烹饪中容易流失,也有部分食物儿童未全部吃完,有剩余,计算时应做考虑,做相应修正。要求小数点后保留1位数。

【例】一周大米平均每人每日进食0.041 kg,则0.041 kg大米中蛋白质含量为0.041×69 g(1000 g大米中蛋白质含量)=2.8 g。0.041 kg大米中脂肪含量为0.041×7 g(1000 g大米中脂肪的含量)=0.3 g。0.041 kg大米中碳水化合物含量为0.041×792 g(1000 g大米中碳水化合物的含量)=32.5 g。

5. 计算平均每人每日营养素的推荐量标准

由于托幼机构各个年龄组的儿童数不同,需要根据各托幼机构的年龄构成算出每个托幼机构各种营养素的推荐量,以此作为评价该托幼机构营养素的标准。计算方法有共差法和权重法两种。

(1)共差法。(见表2-7)

共差法是在2岁年龄组能量及各营养素参考值基础上,以权重为原则,在没有辅助计算工具时使用的方法。在现有计算机广泛使用的情况下,可以直接使用权重法。共差法计算步骤如下。

① 计算各年龄差值。

各年龄差值=该年龄能量和营养素推荐量−2岁基线推荐量

如能量推荐量,2岁男女平均推荐量为1050,3岁为1225。

3岁差值=(1225−1050)/100=1.75

② 计算各年龄共差。

各年龄共差=相应年龄差值×相应年龄人数

【例】某托幼机构2岁儿童33人,3岁儿童133人,4岁儿童64人,5岁儿童18人,6岁儿童16人。

3岁共差=133×1.75=232.75

③ 计算总共差。

各年龄总共差=2岁共差+3岁共差+……+6岁共差

如上例,

总共差=33×0+133×1.75+64×2.25+18×3.0+16×4.75=506.75

④ 计算差数。

差数=(总共差/总人数)×计算系数

如上例,

差数=(506.75/264)×100=192

⑤ 计算托幼机构每人每日平均推荐量。

托幼机构每人每日平均推荐量=2岁基线推荐量+差数

如上例，

平均推荐量=1050+192=1242 kcal

该托幼机构每人每日能量平均推荐量为1242 kcal。

（2）权重法。（见表2-8）

即以各年龄儿童数乘以推荐量计算总的能量需要，再除以总儿童数的方法。其结果与共差法一致，在计算机普遍使用的情况下，可替代共差法。

① 计算各年龄总的能量/营养素总推荐量。

各年龄能量/营养素总推荐量=各年龄组能量/营养素推荐量×各年龄组人数

以上托幼机构为例，

3岁年龄组能量总推荐量=1225×133=162925 kcal

② 计算平均每人每日能量/营养素推荐量。

平均每人每日能量/营养素推荐量=各年龄组总推荐量/总人日数

如上例，

该托幼机构平均每人每日能量推荐量=（1050×33+1225×133+1275×64+1350×18+1525×16）/264=327875/264=1242 kcal

6. 计算各营养素占推荐量的百分数

各营养素占推荐量的百分数（%）=平均每人每日实得营养素/平均推荐量×100%

三餐能量及蛋白质应达到推荐量标准的80%以上，其他营养素也须达80%以上；两餐能量及蛋白质应达到推荐量的70%以上，其他营养素须达60%以上；一餐能量、蛋白质应达到推荐量的50%以上，其他营养素也须达50%以上。

【例】某一餐两点托幼机构，本周实际摄入蛋白质32.5 g，该托幼机构蛋白质平均推荐量为36.6 g，则蛋白质实际摄入量占推荐量的比重为32.5/36.6×100%=88.8%。

表2-7 儿童营养素参考摄入量（DRIs）计算表（方法1）

日期：　年　月　日

年龄（岁）	人数	能量(kcal)		蛋白质(g)		钙(mg)		锌(mg)		维生素A(μg)		维生素B_1(mg)		维生素B_2(mg)		维生素C(mg)	
		差值	共差	差值	共差	差值	共差	差值	共差	差值	共差	差值	共差	差值	共差	差值	共差
1 ~		~ 2.0		0		0		0		0		0		0		0	
2 ~		0.0		0		0		0		0		0		0		0	
3 ~		1.75		5		0		0		0		0		0		0	
4 ~		2.25		5		2		1.5		5		0.20		0.1		1	
5 ~		3.0		5		2		1.5		5		0.20		0.1		1	
6 ~		4.75		10		2		1.5		5		0.20		0.1		1	
总共差																	

续表

年龄（岁）	人数	能量(kcal)		蛋白质(g)		钙(mg)		锌(mg)		维生素A(μg)		维生素B_1(mg)		维生素B_2(mg)		维生素C(mg)	
		差值	共差	差值	共差	差值	共差	差值	共差	差值	共差	差值	共差	差值	共差	差值	共差
总共差/总人数																	
计算系数		×100		×1		×100		×1		×100		×1		×1		×10	
差数																	
2岁基数		1050		25		800		4		400		0.70		6.0		60	
平均推荐供给量																	

表2-8 膳食营养推荐量计算表（方法2）

日期：　年　月　日

年龄（岁）	人数	能量(kcal)		蛋白质(g)		钙(mg)		锌(mg)		维生素A(μg)		维生素B_1(mg)		维生素B_2(mg)		维生素C(mg)	
		（毫克）	乘积	推荐量	乘积	推荐量	乘积	推荐量	乘积	推荐量	乘积	推荐量	乘积	（毫克）	乘积	推荐量	乘积
1～		850		25		600		4.0		310		0.6		0.6		40	
2～	33	1050		25		600		4.0		310		0.6		0.6		40	
3～	133	1225		30		600		4.0		310		0.6		0.6		40	
4～	64	1275		30		800		5.5		360		0.8		0.7		50	
5～	18	1350		30		800		5.5		360		0.8		0.7		50	
6～	16	1525		35		800		5.5		360		0.8		0.7		50	
总计																	
平均推荐量																	

备注：平均推荐量=各营养素推荐量乘积之和/总人数

7. 计算能量、蛋白质、动物脂肪占总摄入量百分比

（1）能量来源的分布。

依据表2-6的结果，完成"能量、蛋白质、动物脂肪占总摄入量百分比表"（见表2-9）。

各产能营养素产生能量占总能量的百分比(%)=各产能营养素产生的能量/总能量×100%

能量来源于脂肪、碳水化合物，它们产生的能量各占全天总能量的20%～35%、50%～65%。

【例】本周摄入蛋白质32.5 g，蛋白质产生能量所占总能量的百分比为32.5×4（1 g蛋白质产生4 kcal能量）/916.1（本周摄入的总能量）×100%=14.2%。

（2）蛋白质来源的分布。

各类蛋白质摄入量占总蛋白质摄入量的百分比（%）=各类蛋白质摄入量/总蛋白质摄入量×100%

动物蛋白质加豆类蛋白质占50%以上，是目前认为比较好的膳食安排，有条件的可使动物蛋白质达到50%以上。

【例】本周摄入豆类蛋白质2.6 g，动物蛋白质12.9 g，谷类蛋白质12.6 g，其他蛋白质4.5 g，则优质蛋白质占总蛋白质的百分比为（2.6+12.9）/32.5×100%=47.7%。

（3）动物脂肪来源的分布。

动物脂肪占总脂肪摄入量的百分比（%）=动物脂肪摄入量/总脂肪摄入量×100%

动物脂肪摄入量最好占总脂肪摄入量的50%。

【例】本周动物脂肪摄入14.7 g，总脂肪摄入量为34.2 g，则动物脂肪摄入量占总脂肪摄入量的百分比为14.7/34.2×100%=43.0%。

表2-9 能量、蛋白质、动物脂肪占总摄入量百分比表

日期：　年　月　日

	能量营养素来源分布 (kcal)			蛋白质来源分布 (g)				动物脂肪来源分布 (g)
	蛋白质	脂肪	碳水化合物	豆类	动物性食物	谷类	其他	
摄入量								
合理百分比								
占总摄入量								

8. 进行营养分析

根据"膳食营养统计表"和"能量、蛋白质、动物脂肪占总摄入量百分比表"进行分析，并形成营养分析总报告（见表2-10）。

（1）根据食物营养统计表分析：如，某二餐幼儿园，蛋白质69.7%，合理；能量66.1%，充足；钙35.6%，不足；铁58.5%，合理；锌48.9%，合理；维生素A 20.7%，不足；维生素B_1 94.2%，过剩；维生素B_2 60.3%，充足；尼克酸100.2%，过剩；维生素C 37.6%，不足。

（2）根据能量营养来源分布分析：如，蛋白质占14.2%，合理；脂肪占33.3%，合理；碳水化合物占52.7%，合理。

（3）根据蛋白质来源分布分析：如，豆类+动物性食物占50.7%，合理；谷类+其他类占49.3%，充足。

（4）根据动物脂肪来源分布分析：如，动物脂肪占43.0%，不足。

9. 进行营养评价

如根据以上营养分析的结果，进行营养评价：

蛋白质在能量来源中所占比例合理；脂肪在能量来源中所占比例合理；碳水化合物在能量来源中所占比例合理；蛋白质中，豆类和动物类食物的优质蛋白比例正常，谷类及其他类蛋白质合理，动物脂肪在脂肪中比例偏低，可适当调整肉类种类。

表2-10 营养分析总报告（实用食物平均每人单日量）

调查日期： 餐式： 进餐人数：

一、营养素摄入量："脂肪、碳水化合物"由"能量来源分布"判断合理性

营养素	全天推荐量	在园进餐量	要求百分比（%）	实际百分比（%）	评价
蛋白质 (g)					
能量 (kcal)					
钙 (mg)					
铁 (mg)					
锌 (mg)					
维生素 A(μg)					
维生素 B_1(mg)					
维生素 B_2(mg)					
维生素 C(mg)					

二、能量的营养素来源比例及主要营养素比例关系

营养素	要求（%）	实际（%）
蛋白质		
脂肪		
其中：动物脂肪		
碳水化合物		

三、能量的食物分类来源

食物类别	进餐量(g)	供能 (kcal)	百分比（%）
谷类			
豆类			
蔬菜、水果			
动物性食物			
其他			

四、蛋白质的食物分类来源

食物类别	进餐量(g)	蛋白质（g）	百分比（%）
谷类			
豆类			
动物性食物			
其他			

10. 提出营养分析建议

如根据以上营养分析和评价结果，提出改进建议：该幼儿园食谱能量适宜，动物性脂肪占比偏低，可适当调整肉类构成；蛋白质来源比例合理；钙量较低，可适当增加奶制品等富含钙的食物。

（四）伙食费（月）结算

依据《托儿所幼儿园卫生保健工作规范》规定，儿童伙食费每学期收支盈亏不超过2%。托幼机构每月应由会计或出纳等财务人员填写"托幼机构伙食费（月）结算表"（见表2-11）。计算公式：

累计的伙食费盈亏金额数/学期（或月）膳食费实际收入 ≤ ±2%

表2-11 托幼机构伙食费（月）结算表

	项目班级	班级人数（人）	实际伙食费（元）	项目食品	用量金额（元）		项目	金额（元）
本月收入	小班			米面		本月结存	上月累计节余	
	中班			肉蛋鱼			本月结余	
	大班			蔬菜			本月累计结余	
	托班			豆制品			盈 %	
				乳制品			亏 %	
	合计			外购点心			本月就餐人数	
	班级	人日数	退额	水果			备注	
本月退伙	小班			食用油		教工伙食费明细账		
	中班			调味品		本月就餐人数		
	大班			燃料		本月收入		
	托班					本月支出		
						本月结余		
	合计			合计		累计结余		

备注：膳食费实际收入指减去退伙费后。

四、食物的加工与烹饪

主、副食品经过精心选料，做到科学合理地洗涤、切配、烹饪，能减少营养素的损失，达到营养膳食的要求。烹饪时还应注意食物的色、香、味、形符合儿童口味。

1. 精心选料

儿童咀嚼消化能力有限，选用的食物原料除必须新鲜优质，还应易于烧煮。宜选用禽畜类中的腿肉、夹心肉、里脊肉、鸡鸭胸脯肉、鸡鸭的肝和血、鸡蛋鸭蛋；水产品中的青鱼、鳜鱼、带鱼、鲳鱼、河虾、海虾、虾米；各种深浅色与根茎类蔬菜；豆制品中的豆腐、百叶、豆腐干；菌类中的蘑菇、香菇、金针菇；等等。当然，根据菜肴的要求，所选用原料部位可有所不同。应尽量不用或少用腌腊食品如咸菜、咸蛋等。

2. 合理洗涤和切配

清洗是加工原料必需的工作，不仅可以清除脏物，更重要的是可以清除有害物质。具体做法是：粮食类，如米，用冷水漂洗不超过3次；叶菜类用流动清水冲洗，用温水浸泡20分钟以上再充分冲洗，可以最大程度去除残留农药及其他有害物质，另外，蔬菜应先清洗后切配；动物内脏先洗净再用清水浸泡1小时左右；肉、鱼、虾类用清水冲洗干净；禽蛋类在使用前清洗外壳，必要时进行消毒处理。

切配是烹调过程中的重要工序之一，切配要符合菜肴要求，同时考虑适合儿童年龄特点和饮食心理需求。蔬菜要切得细小而不烂，胡萝卜、黄瓜、土豆等可以切成半圆片、菱形片、三角形等，以提高儿童进食兴趣。3岁以下儿童的食物应切碎煮烂，易于儿童咀嚼、吞咽和消化，应特别注意完全去皮、骨、刺、核等；大豆、花生等硬果类食物应先磨碎制成泥糊状。某些损耗量大的菜，如冬瓜、西红柿等，切得太小，一炒会化成水，会造成儿童吃不到，所以这类菜应该切大块。

3. **科学烹饪减少营养素损失**

适合儿童的烹饪方法是做好营养膳食的关键。一般宜采用炒、煮、烧、蒸、炖、煨，不宜用油炸、煎、烤的方式。口味以清淡为好，不宜过咸，更不宜辛辣刺激，尽可能少用或不用含味精、鸡精、色素、糖精的调味品。

烹饪方法科学可减少营养素的损失，如米饭应煮或蒸，面粉发酵不要加碱，可用快速发酵粉；蔬菜用急火快炒，少加水晚加盐，烧菜汤时水开后加菜；动物类食物宜上浆过糊。肉、菜合烹是好方法，因为肉类中的谷胱甘肽有抗氧化作用，可减少蔬菜中维生素C的流失。

烹饪后的熟食制品必须盛放在经过消毒的专用容器内，直接放入备餐间或熟食专用柜。

五、患病儿童膳食

托幼机构应创造条件为贫血、营养不良、肥胖、食物过敏以及其他体弱的儿童提供特殊膳食。在安排特殊膳食时，一般由卫生保健人员根据不同疾病饮食调理的原则和儿童的个体特点编制食谱，再由炊事人员根据食谱配制，最好单独烹调。保教人员应关心照顾好这些儿童进食。

1. **贫血儿童饮食调理原则**

（1）儿童营养性缺铁性贫血的饮食调理应尽量多采用优质蛋白质和含铁丰富且吸收率高的食物，供给足够的动物性食物和豆类制品，如鱼、瘦肉、肝、大豆及制品、鸡鸭猪血等。

（2）增加维生素C的摄入，新鲜蔬菜、水果含丰富的维生素C，每天应摄入足够的量。蔬菜宜在进餐时和肉类同食。水果最好在饭后吃，这样可以促进铁的吸收。

（3）进餐时注意纠正儿童挑食、偏食的不良习惯。

2. **蛋白质-能量营养不良儿童饮食调理原则**

（1）按儿童病情轻重程度和消化功能状况，循序渐进地增加能量和蛋白质，调整膳食提高总摄入量。首选营养丰富易于消化的高蛋白、高能量食物，如每天增加牛奶100 g，适应后根据不同年龄添加牛肉、瘦猪肉、鸡肉、鱼虾、蛋和豆制品等高蛋白食物。可在进餐时适量搭配米面，保证主食量，从而保证碳水化合物的摄入。还应进食一定量的新鲜蔬菜、水果，保证维生素的摄入。

（2）培养儿童喜食多种食物，纠正挑食、偏食、含食不咽等不良习惯。

3. 肥胖儿童饮食调理原则

（1）需达到不妨碍生长发育又控制体重增长的目的。饮食安排必须满足儿童生长发育和基本营养所需。饮食调理要循序渐进，开始只需限制体重增长过快，继而使体重逐渐下降，降至超过正常均值10%时就无须严格限制饮食。

（2）主要控制脂肪，而蛋白质必须保证，且优质蛋白质占1/2以上，如适量的瘦肉、鱼、蛋、豆制品。主食仍以谷类为主，如米、面和适量五谷杂粮。应限制甜食、零食、甜饮料、油炸食品等高糖高脂的食物。

（3）应满足儿童食欲，多吃体积大热能低的食物，如蔬菜、水果，在使儿童有饱腹感的同时又可保证维生素和矿物质的供给。

（4）培养儿童良好的饮食习惯，如不暴饮暴食，进餐时细嚼慢咽；改变进食顺序，先吃蔬菜再吃粮食和荤菜；晚餐量稍少，睡前不进食；等等。

4. 食物过敏儿童饮食调理原则

（1）首先要了解儿童食物过敏的类型，如是长期性、周期性、间歇性还是季节性，还要详细了解过敏食物的品种，如牛奶、海产品等，避免让儿童在过敏期间食用过敏的食物。目前认为对过敏的食物并不需要终身忌食，绝大部分过敏者经过3~4年后可以试食，不过开始试食应从少量开始逐步增加。

（2）对生食水蜜桃、黄瓜、西红柿等瓜果过敏的儿童，可以试着吃熟食，这些食物经过烧煮后一般不会再致过敏。

（3）利用替代食物，如牛奶过敏的儿童可以改喝羊奶或豆浆。

思考题

1. 简述蛋白质、脂肪、碳水化合物的生理功能和供给量。
2. 简述膳食营养、膳食管理和膳食卫生工作要求的要点。
3. 结合本托幼机构的实际制定2~6岁儿童一周的带量食谱。
4. 用记账法做一个月的膳食调查，并且对调查结果进行分析。

第三章
体格锻炼
TIGE DUANLIAN

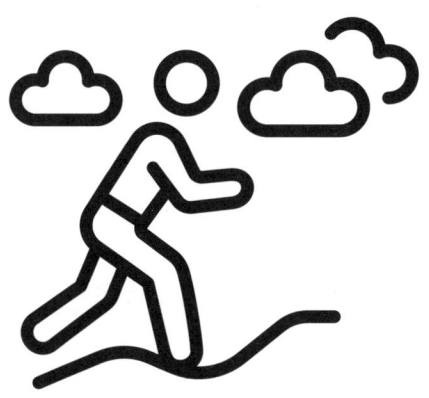

第一节　基本知识

正确的体格锻炼是促进儿童生长发育，增强体质，减少疾病，提高儿童健康水平的有效措施。通过体格锻炼，能提高机体自身的防御能力，获得适应自然环境变化的耐受能力，锻炼儿童的意志，促进体、智、德、美全面发展。

一、儿童体格锻炼的重要性

1. 增强儿童体质

正确的体格锻炼是保证儿童体质健康的一种有效手段。通过锻炼能增强儿童各个器官系统的功能，提高机体对周围环境的适应能力和抵抗能力。

2. 促进儿童生长发育

经常锻炼能使儿童体格和神经系统得到发展，各种动作更加灵敏、协调，同时由于锻炼时心脏输出血量的增加和新陈代谢能力加强，骨骼增长变粗，从而促进儿童的正常生长发育。

3. 促进儿童智力、个性和心理发展

长期的锻炼有助于儿童勇敢、顽强、自信、自制、机智灵活、果断、沉着、开朗、热情等心理素质的发展，对促进儿童个性的完美发展具有独特的作用。规律的锻炼，可以通过改善自我认知和睡眠质量，以及降低焦虑和疲劳程度来增强心理素质。而在儿童和青少年时期，积极进行体格锻炼，有助于提高其智力水平和今后的学业成绩，并可以有效地减少学龄前儿童的攻击性和破坏性行为。

4. 培养儿童良好品德

在各种锻炼中能够培养儿童团结友爱、集体主义感、责任感及爱国主义等优良道德品质，使他们能在未来的社会生活中更加灵活地调节自己的行为，以适应社会道德和社会生活。

5. 促进基本动作技能发展和养成终身锻炼习惯

儿童阶段是生长发育和动作发育的高峰期与敏感期。儿童大肌肉动作技能发展在8岁之前变化最大。这个时期也是动作发展中基本的动作协调模式形成的时期，对于良好的基本动作技能养成至关重要，为儿童将来的运动技能提高奠定基础。研究发现，如果在儿童期养成良好的锻炼习惯，这种习惯会很容易延续到成人时期并保持终身。

二、儿童体格锻炼的生理特点

1. 运动系统

儿童骨骼中软骨成分较多，水分和有机物质多，无机盐少，骨密度较差，所以不够坚硬，但弹性好，韧性大，易发生弯曲和变性，不易发生骨折。儿童关节囊和关节内外的韧带松弛，活动性较大，关节周围的肌肉细长而薄弱，在运动中如用力不当，容易发生关节损伤和脱位。儿童的肌肉中含水分较多，而蛋白质、脂肪以及无机盐类较少，肌肉重量占自身体重比例较小，因此肌肉力量小，耐力差，容易疲劳，但恢复较成人快。同时，儿童脊柱的生理弯曲比成人小，缓冲能力较差，不宜在坚硬的地面上反复进行跳跃活动。儿童同一姿势不能保持太长时间，应经常变换动作。

2. 心血管系统

儿童心脏的心肌纤维短而细，肌纤维之间的间质较少，心肌收缩力较弱，心脏每搏和每分输出量较小，但是由于儿童心率较成人快，因此代偿了每搏输出量的不足。儿童心脏收缩力较弱，血管弹性较好，外周阻力较小，血压比成人低。因此，在安排儿童体格锻炼时，要注意活动强度，避免儿童长时间维持在高心率状况下运动。

3. 呼吸系统

儿童胸廓小，肺的容积较小，呼吸道黏膜柔嫩，气道狭窄，呼吸肌力量较弱，因而肺活量和肺通气量较低，通过运动训练可以促进呼吸系统发育，提高其呼吸功能。儿童在进行大强度活动时，很少能像成人一样进行深呼吸，往往采用"多喘气"的方式，而呼吸频率过快会导致换气过度的现象。因此，应该避免儿童进行长时间、大强度的运动。

三、影响儿童体格锻炼的因素

（一）外部因素

1. 气温

气温过低、过高都会影响儿童进行户外活动的兴趣，因此在气温过低、过高时要尽量让儿童适应外界温度后再开始活动。

2. 场地

活动场地没有按活动内容设置，会在一定程度上影响儿童的活动范围和运动强度。

3. 活动设施及运动器械

每项活动设施及运动器械如果没有达到儿童需要的数量，则会影响儿童户外活动的锻炼效果。

（二）内在因素

1. 儿童性格

有的儿童性格内向，不喜欢和小朋友一起活动，或是偏好静止的活动，在做大运动锻炼时不积极主动，需要教师督促；有的儿童胆小，做登高爬梯等活动时紧张，不能按照规定动作进行。

2. 健康状况

无论儿童患哪种疾病，都会在不同程度上影响儿童的体格锻炼。

四、体格锻炼的评估

对体格锻炼效果的评估一般包括运动的类型、频次、强度和时间等四个维度。运动的类型是指在运动过程中采用哪些形式的运动，或者采用哪些运动项目，要根据运动目标来确定。运动的频次通常指每周运动的次数，运动的效果是在循序渐进的运动中逐渐显现出来的。运动的强度是指在单位时间内移动的距离或速度，或肌肉所做的功，是决定运动量的重要因素。运动时间是指每次运动持续的时间。儿童的运动要根据目标选择合适的运动类型，既要达到一定的频率、强度和时间，同时要注意避免频率过高、强度过大和时间过长的问题，避免对儿童的健康造成不利影响。另外，对于长期运动效果的评估，也可以全面评价儿童的体格生长发育水平和体质健康水平。

儿童的运动频率、时间和类型是教师和家长容易进行观察和测量的，但是运动强度很难直接进行评估。对于运动强度的评估主要有主观评价法，包括直接观察法、运动问卷/量表等，和客观评价法，包括使用心率计、计步器和加速度传感器等。

（一）主观评价法

1. 幼儿体育活动强度自评量表

使用量表对运动强度进行评价是一种简便易行的方法，可以使用"幼儿体育活动强度自评量表"（如图3-1）对儿童的运动强度进行主观评价。该量表的评价也是基于儿童心率、呼吸和出汗量的一种主观评价。儿童在运动过程中，心跳呼吸可以略微加快，如果可以连续说话但是不能唱歌，说明其正处于中等强度运动状态；如在运动过程中气喘吁吁，已不能连续说话，说明处于较大强度的运动状态。

2. 生活技能评估指标

（1）进食。儿童锻炼后表现出较强的进食欲望，能够完成规定的进餐量。

（2）精神与睡眠。适宜强度及时间的锻炼后儿童感觉精力充沛，做事情兴致高涨，并能按照常规情况睡眠和起床。

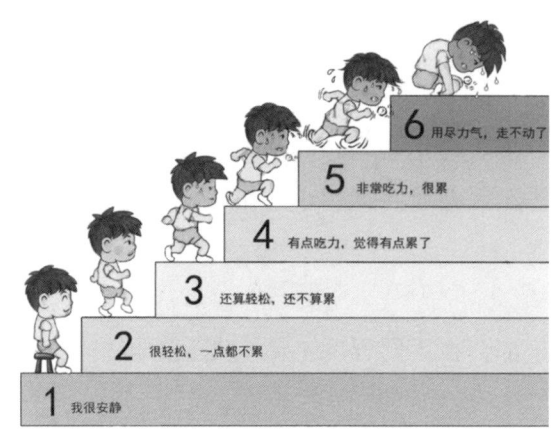

来源：见参考文献［15］。

图3-1 幼儿体育活动强度自评量表

（二）客观评价法

主要包括儿童运动中、运动后心率、呼吸和出汗量等情况。运动强度的评估也可以使用计步器或加速度传感器，但多用于科研，不适合托幼机构日常使用。

1. 靶心率

靶心率指运动时需要达到的目标心率。可以使用心率带或现场测量儿童心率。安静状态下2～3岁儿童心率为90～110次/分，4～6岁儿童心率为80～100次/分，运动时心率加快。不同年龄、不同体质的儿童其靶心率的范围是不同的，健康、体质较好的儿童靶心率可以控制在120～180次/分。

根据运动量分为小运动量靶心率：120～140次/分；中运动量靶心率：141～160次/分；大运动量靶心率：161～180次/分。

2. 运动后心率恢复时间

体质较好的儿童心率恢复时间短，经常锻炼的儿童可在10分钟内恢复，体质较差、不经常参加锻炼的儿童恢复时间较长，需要10～20分钟恢复。

3. 呼吸

运动时，随着运动量加大，呼吸频次随心率加快而增加，一般情况下可达安静状态时的一倍左右。

（三）体质评估

儿童体格锻炼的最终目标是要增强体质、锻炼意志。目前较为客观的评价儿童体质的方法是体质测试。

体质是人体在遗传性和获得性基础上所表现出的人体形态结构、生理功能和心理因素上的综合的相对稳定的特征，人的体质主要反映在身体形态发育水平、生理功能水平、身体素质和运动能力发展水平、心理发育水平及适应能力等方面。理想体质是指良好的人体质量，是在遗传的基础上，经过后天的努力塑造所能达到的形态结构、生理功能、身体素质、心理因素和对外环境适应的整体良好状态。

1. **体格生长指标**

（1）0～2岁体格生长指标。

体重：我国正常新生儿的平均出生体重为3.2～3.3 kg，一般男童比女童重约100 g。出生后最初3个月每月平均增加800～1200 g，出生后4～6个月平均每月增加400～600 g，7～12个月平均每月增加250～300 g，全年共增重6.5 kg左右；1岁以后体重增长变慢，1～2岁内，全年增重约2～2.5 kg；2～3岁全年增重约2 kg。

身长：新生儿出生时身长约50 cm，出生后前3个月每月平均增长3.5 cm，3～6个月每月平均增长2.0 cm，7～12个月每月平均增长1.0～1.5 cm，第一年共增长约25～26 cm；1～2岁全年约增长12 cm；2～3岁全年约增长5～8 cm。

（2）3～6岁发育指标。

3～6岁儿童平均每年体重约增长2 kg，身高约增长5～7 cm。

2. **身体素质指标**

（1）0～2岁身体素质指标。

① 抬头。

② 翻身。

③ 坐。

④ 爬行。

⑤ 站立与行走。

⑥ 跳。

（2）3～6岁身体素质指标。

① 10 m折返跑：反映人体的灵敏素质。

② 立定跳远：反映人体的爆发力。

③ 网球掷远：反映人体上肢和腰腹肌肉力量。

④ 双脚连续跳：反映人体协调性和下肢肌肉力量。

⑤ 坐位体前屈：反映人体柔韧性。

⑥ 走平衡木：反映人体平衡能力。

3. 评定方法

（1）0~2岁。

0~2岁儿童粗大运动发育与脑的形态及功能的发育密切相关，此外，还与脊髓及肌肉的功能有关，并且运动发育有其规律性：①头尾规律，即动作的发育自上而下；②由近到远，即离躯干近的肌肉动作先发育，然后掌握肢体远端的肌肉活动；③从泛化到集中，由不协调到协调。评估方法参见表3-1、图3-2。

表3-1　0~24个月婴幼儿大动作发育

动作	发育参考月/岁龄	发育水平	WHO 评估方法
抬头	出生~3个月	新生儿俯卧位时能抬头1~2 s，从仰卧位扶起至坐卧位时头能竖直3~5 s； 3个月扶坐时能抬头稳	
翻身	5~7个月	5个月能从仰卧翻到俯卧位； 6个月能从俯卧位翻到仰卧位； 7个月时转向侧卧位时能用一只手支撑身体的重量	
坐	5~8个月	5个月靠坐时腰能伸直； 6个月时两手向前撑住后能坐； 7个月时独坐稍稳，身体略向前倾； 8个月时独坐很稳，并能向左右转身	无支撑坐直：儿童的上身与头部是垂直的（即没有前倾），儿童的一条腿通常是不动的
爬行	7~12个月	7~9个月能用手支撑胸腹，使身体离开床面或桌面，有时能在原地转动； 9~12个月时，爬时手、膝合用	爬行：手脚交替爬行（如左手和右腿同时向前或向后移动）
站立与行走	5~18个月	6~7个月扶立时，两下肢能负重，并能上下跳动； 8个月扶站时能站立片刻，背、腰、臀部能伸直； 10个月左右扶着两手能向前走； 11个月能独立片刻； 15个月独走很稳； 18个月能跑及倒退走	支撑站立：儿童双手把住固定物体时，可以支撑身体的全部重量，没有趴在或靠在固定的支撑物上。 引导行走：有意让儿童扶着支撑物，迈步并调整身体的位置，向前移动。 站立：儿童双腿无弯曲，能够使用双脚站立并且没有倚靠其他支撑物，可以独立保持身体平衡。 独立行走：儿童能直立行走，而不是一步一步地挪
跳	1~2岁	1岁能够两脚先后跃过低矮障碍物； 2岁能够并足原地跃起； 2岁半能够从最低一级台阶跳下	

备注：测试时要注意儿童的情绪状态，不要勉强儿童完成。

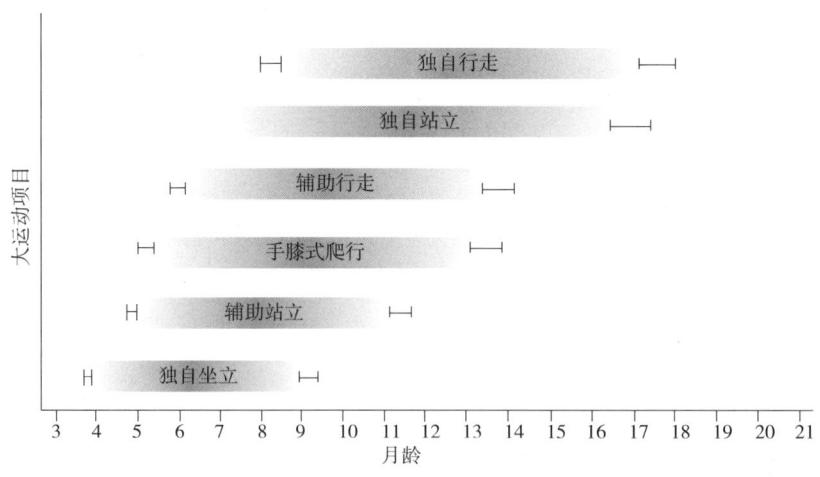

来源：见参考文献［16］。

图3-2　六项大运动发育历程图

（2）3~6岁。

评定方法可采用单项指标评分和综合评级进行评定。单项评分包括身高标准、体重评分和其他单项指标评分；综合评级是根据受试者各单项得分之和确定，共分四个等级：一级（优秀）、二级（良好）、三级（合格）、四级（不合格）。任一项指标无分者，不进行综合评级。

评定方法和标准按照国家体育总局《国民体质测定标准手册》（幼儿部分）相关内容执行。见下文。

① 10 m折返跑。

使用秒表测试。在平坦的地面上画长10 m、宽1.22 m的直线跑道若干条，在每条跑道折返线处设一手触物体（如木箱），在跑道起终点线外3 m处画一条目标线（如图3-3）。

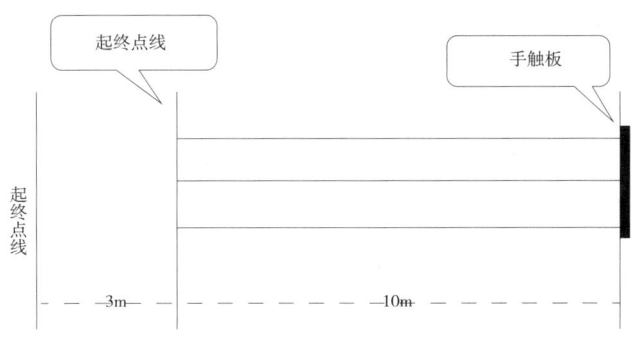

图3-3　10 m往返跑场地图

测试时，受试者至少两人一组，以站立式起跑姿势站在起跑线前，当听到"跑"的口令后，全力跑向折返线，测试员视受试者起动开表计时。受试者跑到折返处，用手触摸物体（如图3-4）后，转身跑向目标线，当胸部到达起点线的垂直面时，测试员停表。记录以秒为单位，保留小数点后一位。小数点后第二位数按"非零进一"的原则进位，如10.11 s记录为10.2 s。

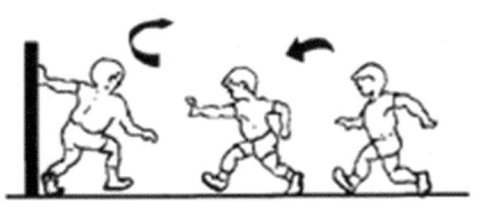

图3-4　10 m往返跑测试

注意事项：

受试者应全速跑，途中不得串道，接近终点时不要减速；在起终点处和目标线处不得站人，以免妨碍测试。

② 立定跳远。

使用沙坑（距沙坑边缘20 cm处设立起跳线）或软地面、卷尺和三角板测试。

测试时，受试者双脚自然分开，站立在起跳线后，然后摆动双臂，双脚蹬地尽力向前跳，测量起跳线距最近脚跟之间的直线距离（如图3-5）。测试两次，取最大值，记录以厘米为单位，不计小数。

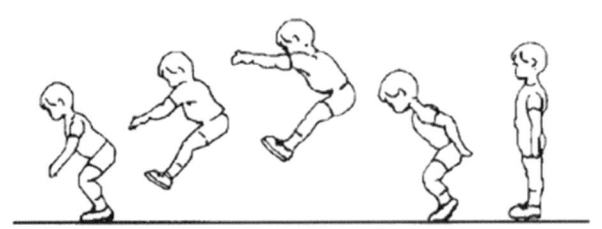

图3-5　立定跳远测试

注意事项：

受试者起跳时，不能有垫跳动作。

③ 网球掷远。

使用网球和卷尺测试。在平坦地面上画一个长20 m、宽6 m的长方形，在长方形内，每隔0.5 m画一条横线（如图3-6），以一侧端线为投掷线。

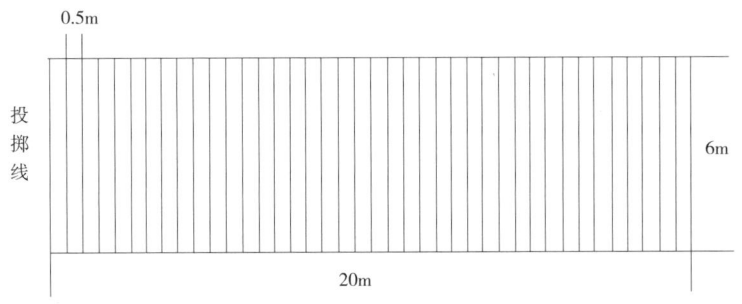

图3-6　网球掷远测试场地

测试时，受试者身体面向投掷方向，两脚前后分开，站在投掷线后约一步距离，单手持球举过头顶，尽力向前掷出（如图3-7）。球出手时，后脚可以向前迈出一步，但不能踩在或越过投掷线，有效成绩为投掷线至球着地点之间的直线距离。如果球的着地点在横线上，则记录该线所标示的数值；如果球的着地点在两条横线之间，则记录靠近投掷线的横线所标示的数值；如果球的着地点超过20 m长的测试场地，可用卷尺丈量；如果球的着地点超出场地的宽度，则重新投掷。测试两次，取最大值，记录以米为单位。

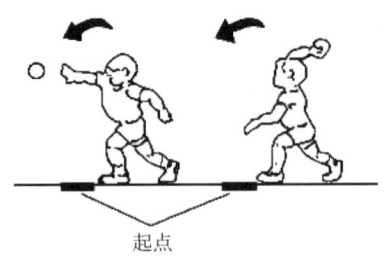

图3-7　网球掷远测试

注意事项：

测试时严禁儿童进入投掷区，避免出现伤害事故。

④ 双脚连续跳。

使用卷尺和秒表测试。在平坦地面上每隔0.5 m画一条横线，共画10条，每条横线上横置一块软方包（长10 cm，宽5 cm，高5 cm），在距离第一块软方包20 cm处设立起跑线（如图3-8）。

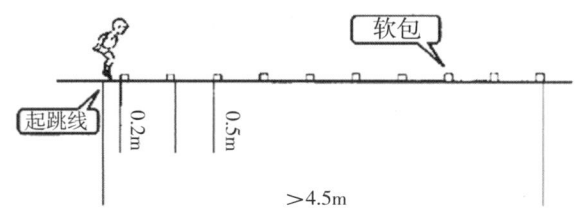

图3-8 双脚连续跳测试场地

测试时，受试者两脚并拢，站在起跳线后，当听到"开始"口令后，双脚同时起跳，双脚一次或两次跳过一块软方包，连续跳过10块软方包。测试员视受试者起动开表计时，当受试者跳过第十个软方包双脚落地时，测试员停表（如图3-9）。测试两次，取最好成绩，记录以秒为单位，保留小数点后一位，小数点后第二位数按"非零进一"的原则进位，如10.11 s记录为10.2 s。

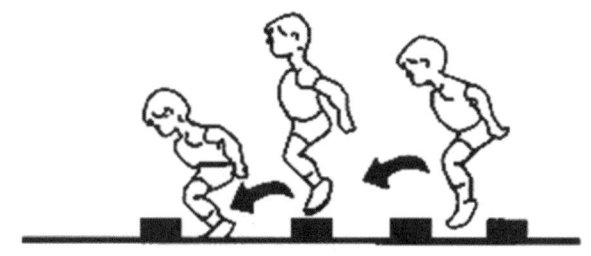

图3-9 双脚连续跳测试

注意事项：

测试时，如果受试者两次单脚起跳跨越软方包、踩在软方包上或将软方包踢乱则重新测试。

⑤ 坐位体前屈。

使用坐位体前屈测试仪测试。测试时，受试者坐在垫上，双脚伸直，脚跟并拢，脚尖自然分开，全脚掌蹬在测试仪平板上；然后掌心向下，双臂并拢平伸，上体前屈，用双手中指指尖推动游标平滑前移，直至不能移动为止（如图3-10）。测试两次，取最大值，记录以厘米为单位，保留小数点后一位。

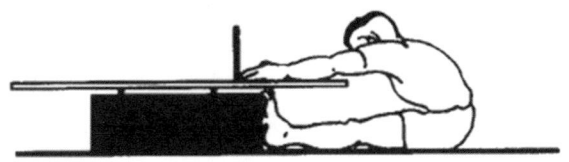

图3-10 坐位体前屈测试

注意事项：

测试前，受试者应做准备活动，以防肌肉拉伤；

测试时，膝关节不得弯曲，不得有突然前振的动作；

记录时，正确填写正负号。

⑥走平衡木。

使用平衡木（长3 m，宽10 cm，高30 cm；平衡木的两端为起点线和终点线，两端外各加一块长20 cm、宽20 cm、高30 cm的平台）（如图3-11）和秒表测试。

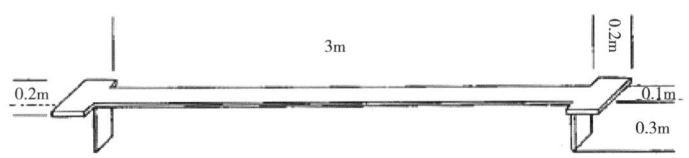

图3-11 平衡木测试器材

测试时，受试者站在平台上，面向平衡木，双臂侧平举，当听到"开始"口令后，前进。测试员视受试者起动开表计时（如图3-12），当受试者任意一个脚尖超过终点线时，测试员停表。测试两次，取最好成绩，记录以秒为单位，保留小数点后一位，小数点后第二位数按"非零进一"的原则进位，如10.11 s记录为10.2 s。

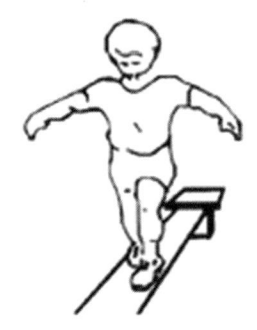

图3-12 走平衡木测试

注意事项：

测试时，受试者如中途落地须重试；要安排人员对受试者进行保护。

4. 评定标准

（1）0～2岁（WHO）。

①坐直（无支撑）：a.儿童头部是垂直的；b.儿童没有使用手或胳膊支撑身体；c.儿童笔直地坐直至少10秒钟。

测试建议：始终微笑着面对儿童，将儿童放成坐着的姿势。最好给他/她一个用双手拿着的玩具，以免使用手臂或手支撑或平衡身体。

②站立（有支撑）：a.儿童使用双脚站立；b.儿童使用双手把住固定支撑物，身体没有趴在上面；c.儿童的身体没有接触到固定支撑物；d.儿童的双腿支撑身体的大部分重量；e.儿童这样扶着支撑物至少10秒钟。

测试建议：将儿童放在站立的姿势，使儿童的双脚支撑身体的重量。让儿童的双手分开一段距离，把住支撑物，身体不要接触到支撑物。这样，他的双脚用来支撑身体的大部分重量。要注意他的身体有没有摇晃或靠在支撑物上。支撑物的高度建议与他的胃的位置持平。

③ 爬行：a.手和膝盖交替着向前向后移动；b.儿童的肚子没有挨着爬行面；c.持续和连贯地向一个方向至少移动3次。

测试建议：将儿童放在一个支撑面（如地板、地毯）上，保持爬行的姿势，站在儿童面前120 cm到150 cm的距离，如果儿童没有集中注意力，可以使用一个玩具或其他可以吸引儿童注意力的东西，吸引他爬向自己并得到玩具。

④ 行走（有支撑）：a.儿童的身体保持直立的姿势；b.儿童侧身或向前迈步，用双手或单手扶着支撑物；c.一条腿向前迈进时，另一条腿支撑身体的大部分重量；d.儿童保持这种方式至少走5步。

测试建议：让儿童保持站立的姿势，使儿童的双腿支撑身体的大部分重量。让儿童双手分开一段距离扶着支撑物。如果儿童没有集中注意力，可以使用一个玩具或其他可以吸引儿童注意力的东西，吸引儿童走向自己并得到玩具。

⑤ 行走（无支撑）：a.儿童的身体是直立的；b.一条腿向前移动时，另一条腿支撑着身体的大部分重量，而不是一步一步地挪；c.没有成人或支撑物的辅助；d.儿童至少独立走5步。

测试建议：让儿童保持站立的姿势，不要接触到任何支撑物。站在儿童面前120 cm至150 cm的位置，让儿童走向自己，有时候，需要去鼓励儿童。

⑥ 站立（无支撑）：a.儿童可以使用双脚站立；b.儿童双脚支撑着身体的全部重量；c.儿童没有接触支撑物；d.保持站立姿势至少10秒钟。

测试建议：将儿童放在地板上，保持站立的姿势，松开双手，让儿童单独站立。

（2）3～6岁。

2000年国家体育总局会同10个有关部门对3～69岁的国民进行了首次全国性体质监测，获取了20世纪末我国国民体质状况资料，其中3～6岁儿童部分可作为儿童体格锻炼效果的评估指标。

① 年龄分组。

《国民体质测定标准手册》（幼儿部分）的适用对象为3～6周岁的中国儿童。按年龄、性别分组，3～5岁每0.5岁为一组；6岁为一组。男女共计14个组别。

年龄计算方法如表3-2所示。

表3-2　年龄计算方法

测试时生日情况	3～5岁	6岁
测试时已过当年生日，但不满6个月者	年龄 = 测试年 – 出生年	年龄 = 测试年 – 出生年
测试时已过当年生日，但超过6个月者	年龄 = 测试年 – 出生年 +0.5	
测试时未过当年生日，且距生日6个月以下者	年龄 = 测试年 – 出生年 –0.5	年龄 = 测试年 – 出生年 –1
测试时未过当年生日，且距生日6个月以上者	年龄 = 测试年 – 出生年 –1	

② 评定步骤与标准。

采用单项评分和综合评级进行评定。

单项评分包括身高标准体重评分和其他单项指标评分，采用5分制。

综合评级是根据受试者各单项得分之和确定，共分四个等级：一级（优秀）、二级（良好）、三级（合格）、四级（不合格）。（见表3-3）任意一项指标无分者，不进行综合评级。

表3-3 综合评级标准

等级	得分
一级（优秀）	＞31分
二级（良好）	28～31分
三级（合格）	20～27分
四级（不合格）	＜20分

a. 身高标准体重评分标准。（见表3-4、3-5）

表3-4 3～6岁幼儿身高标准体重

身高段（cm）	体重（kg）				
	1分	3分	5分	3分	1分
76.0～76.9	＜8.6	8.6～9.3	9.4～11.7	11.8～12.4	＞12.4
77.0～77.9	＜8.7	8.7～9.5	9.6～11.8	11.9～12.5	＞12.5
78.0～78.9	＜8.9	8.9～9.7	9.8～11.9	12.0～12.6	＞12.6
79.0～79.9	＜9.1	9.1～9.8	9.9～12.1	12.2～12.8	＞12.8
80.0～80.9	＜9.2	9.2～10.0	10.1～12.3	12.4～12.9	＞12.9
81.0～81.9	＜9.4	9.4～10.1	10.2～12.5	12.6～13.1	＞13.1
82.0～82.9	＜9.6	9.6～10.2	10.3～12.7	12.8～13.3	＞13.3
83.0～83.9	＜9.8	9.8～10.4	10.5～12.9	13.0～13.5	＞13.5
84.0～84.9	＜10.0	10.0～10.5	10.6～13.1	13.2～13.8	＞13.8
85.0～85.9	＜10.1	10.1～10.7	10.8～13.3	13.4～14.0	＞14.0
86.0～86.9	＜10.3	10.3～10.9	11.0～13.6	13.7～14.2	＞14.2
87.0～87.9	＜10.5	10.5～11.1	11.2～13.8	13.9～14.5	＞14.5
88.0～88.9	＜10.7	10.7～11.3	11.4～14.0	14.1～14.7	＞14.7
89.0～89.9	＜10.9	10.9～11.5	11.6～14.3	14.4～14.9	＞14.9
90.0～90.9	＜11.1	11.1～11.7	11.8～14.5	14.6～15.2	＞15.2
91.0～91.9	＜11.3	11.3～11.9	12.0～14.7	14.8～15.4	＞15.4
92.0～92.9	＜11.3	11.3～12.1	12.2～15.0	15.1～15.6	＞15.6
93.0～93.9	＜11.7	11.7～12.3	12.4～15.2	15.3～15.9	＞15.9

续表

身高段（cm）	体重（kg）				
	1分	3分	5分	3分	1分
94.0~94.9	＜11.9	11.9~12.5	12.6~15.4	15.5~16.1	＞16.1
95.0~95.9	＜12.1	12.1~12.7	12.8~15.7	15.8~16.4	＞16.4
96.0~96.9	＜12.4	12.4~12.9	13.0~16.0	16.1~16.6	＞16.6
97.0~97.9	＜12.6	12.6~13.2	13.3~16.2	16.3~16.9	＞16.9
98.0~98.9	＜12.8	12.8~13.5	13.6~16.5	16.6~17.2	＞17.2
99.0~99.9	＜13.0	130~13.7	13.8~16.8	16.9~17.5	＞17.5
100.0~100.9	＜13.3	13.3~14.0	14.1~17.0	17.1~17.7	＞17.7
101.0~101.9	＜13.5	13.5~14.3	14.4~17.3	17.4~18.0	＞18.0
102.0~102.9	＜13.7	13.7~14.6	14.7~17.6	17.7~18.3	＞18.3
103.0~103.9	＜13.9	13.9~14.9	15.0~17.9	18.0~18.6	＞18.6
104.0~104.9	＜14.1	14.1~15.2	15.3~18.2	18.3~18.9	＞18.9
105.0~105.9	＜14.4	14.4~15.6	15.7~18.5	18.6~19.3	＞19.3
106.0~106.9	＜14.6	14.6~15.8	15.9~18.8	18.9~19.6	＞19.6
107.0~107.9	＜14.8	14.8~16.0	16.1~19.1	19.2~19.9	＞19.9
108.0~108.9	＜15.0	15.0~16.2	16.3~19.4	19.5~20.3	＞20.3
109.0~109.9	＜15.3	15.3~16.5	16.6~19.9	20.0~20.7	＞20.7
110.0~110.9	＜15.6	15.6~16.8	16.9~20.2	20.2~21.0	＞21.0
111.0~111.9	＜15.9	15.9~17.1	17.2~20.5	20.6~21.4	＞21.4
112.0~112.9	＜16.2	16.2~17.4	17.5~20.9	21.0~21.9	＞21.9
113.0~113.9	＜16.5	16.5~17.7	17.8~21.3	21.4~22.2	＞22.2
114.0~114.9	＜16.8	16.8~17.9	18.0~21.8	21.9~22.6	＞22.6
115.0~115.9	＜17.1	17.1~18.1	18.2~22.1	22.2~23.1	＞23.1
116.0~116.9	＜17.4	17.4~18.3	18.4~22.5	22.6~23.5	＞23.5
117.0~117.9	＜17.8	17.8~18.5	18.6~22.9	23.0~24.0	＞24.0
118.0~118.9	＜18.1	18.1~18.7	18.8~23.4	23.5~24.5	＞24.5
119.0~119.9	＜18.5	18.5~18.9	19.0~23.8	23.9~25.0	＞25.0
120.0~120.9	＜18.9	18.9~19.2	19.3~24.3	24.4~25.5	＞25.5
121.0~121.9	＜19.3	19.3~19.5	19.6~24.7	24.8~26.0	＞26.0
122.0~122.9	＜19.6	19.6~20.0	20.1~25.3	25.4~26.5	＞26.5
123.0~123.9	＜20.0	20.0~20.4	20.5~25.8	25.9~27.1	＞27.1
124.0~124.9	＜20.4	20.4~20.8	20.9~26.3	26.4~27.7	＞27.7
125.0~125.9	＜20.8	20.8~21.3	21.4~26.9	27.0~28.3	＞28.3

续表

身高段（cm）	体重（kg）				
	1分	3分	5分	3分	1分
126.0~126.9	<21.2	21.2~21.7	21.8~27.4	27.5~28.9	>28.9
127.0~127.9	<21.6	21.6~22.2	22.3~28.0	28.1~29.5	>29.5
128.0~128.9	<22.0	22.0~22.6	22.7~28.6	28.7~30.2	>30.2
129.0~129.9	<22.5	22.5~23.1	23.2~29.2	29.3~30.9	>30.9
130.0~130.9	<22.9	22.9~23.6	23.7~29.8	29.9~31.6	>31.6
131.0~131.9	<23.4	23.4~24.1	24.2~30.5	30.6~32.3	>32.3
132.0~132.9	<23.8	23.8~24.6	24.7~31.2	31.3~33.1	>33.1
133.0~133.9	<24.3	24.3~25.1	25.2~31.9	32.0~33.8	>33.8
134.0~134.9	<24.8	24.8~25.7	25.8~32.7	32.8~34.6	>34.6
135.0~135.9	<25.3	25.3~26.2	26.3~33.4	33.5~35.5	>35.5
136.0~136.9	<25.8	25.8~26.8	26.9~34.2	34.3~36.3	>36.3
137.0~137.9	<26.3	26.3~27.4	27.5~35.0	35.1~36.9	>36.9
138.0~138.9	<26.8	26.8~28.0	28.1~35.8	35.9~37.5	>37.5
139.0~139.9	<27.4	27.4~28.6	28.7~36.6	36.7~38.2	>38.2
140.0~140.9	<27.9	27.9~29.2	29.3~37.5	37.6~38.9	>38.9
141.0~141.9	<28.4	28.4~29.9	30.0~38.5	38.6~39.7	>39.7
142.0~142.9	<29.0	29.0~30.6	30.7~39.6	39.7~40.6	>40.6
143.0~143.9	<29.7	29.7~31.3	31.4~40.6	40.7~41.6	>41.6
144.0~144.9	<30.4	30.4~31.9	32.0~41.7	41.8~42.6	>42.6
145.0~145.9	<31.0	31.0~32.5	32.6~42.7	42.8~43.7	>43.7

表3-5　3~6岁身高标准体重评分表（女）

身高段（cm）	体重（kg）				
	1分	3分	5分	3分	1分
76.0~76.9	<8.9	8.9~9.0	9.1~11.6	11.7~12.9	>12.9
77.0~77.9	<9.0	9.0~9.1	9.2~11.8	11.9~13.1	>13.1
78.0~78.9	<9.1	9.1~9.3	9.4~12.0	12.1~13.2	>13.2
79.0~79.9	<9.3	9.3~9.5	9.6~12.2	12.3~13.3	>13.3
80.0~80.9	<9.5	9.5~9.7	9.8~12.4	12.5~13.5	>13.5
81.0~81.9	<9.7	9.7~10.0	10.1~12.6	12.7~13.7	>13.7
82.0~82.9	<9.9	9.9~10.2	10.3~12.8	12.9~13.9	>13.9
83.0~83.9	<10.1	10.1~10.4	10.5~13.1	13.2~14.1	>14.1

续表

身高段（cm）	体重（kg）				
	1分	3分	5分	3分	1分
84.0~84.9	＜10.3	10.3~10.6	10.7~13.3	13.4~14.4	＞14.4
85.0~85.9	＜10.5	10.5~10.8	10.9~13.5	13.6~14.6	＞14.6
86.0~86.9	＜10.7	10.7~11.0	11.1~13.7	13.8~14.8	＞14.8
87.0~87.9	＜10.9	10.9~11.2	11.3~14.0	14.1~15.1	＞16.1
88.0~88.9	＜11.1	11.1~11.4	11.5~14.2	14.3~15.3	＞15.3
89.0~89.9	＜11.3	11.3~11.6	11.7~14.4	14.5~15.6	＞15.6
90.0~90.9	＜11.5	11.5~11.8	11.9~14.7	14.8~15.8	＞15.8
91.0~91.9	＜11.7	11.7~12.1	12.2~14.9	15.0~16.1	＞16.1
92.0~92.9	＜11.9	11.9~12.3	12.4~15.2	15.3~16.3	＞16.3
93.0~93.9	＜12.1	12.1~12.5	12.6~15.4	15.5~16.6	＞16.6
94.0~94.9	＜12.3	12.3~12.7	12.8~15.7	15.8~16.8	＞16.8
95.0~95.9	＜12.5	12.5~13.0	13.1~15.9	16.0~17.1	＞17.1
96.0~96.9	＜12.7	12.7~13.2	13.3~16.2	16.3~17.4	＞17.4
97.0~97.9	＜13.0	13.0~13.4	13.5~16.5	16.6~17.7	＞17.7
98.0~98.9	＜13.2	13.2~13.7	13.8~16.7	16.8~18.0	＞18.0
99.0~99.9	＜13.4	13.4~13.9	14.0~17.0	17.1~18.2	＞18.2
100.0~100.9	＜13.6	13.6~14.2	14.3~17.3	17.4~18.5	＞18.5
101.0~101.9	＜13.9	13.9~14.6	14.5~17.6	17.7~18.8	＞18.8
102.0~102.9	＜14.1	14.1~14.7	14.8~17.9	18.0~19.1	＞19.1
103.0~103.9	＜14.3	14.3~14.9	15.0~18.2	18.3~19.5	＞19.5
104.0~104.9	＜14.6	14.6~15.2	15.3~18.5	18.6~19.8	＞19.8
105.0~105.9	＜14.8	14.8~15.5	15.6~18.8	18.9~20.1	＞20.1
106.0~106.9	＜15.1	15.1~15.7	15.8~19.1	19.2~20.4	＞20.4
107.0~107.9	＜15.4	15.4~16.0	16.1~19.4	19.5~20.8	＞20.8
108.0~108.9	＜15.6	15.6~16.3	16.4~19.8	19.9~21.1	＞21.1
109.0~109.9	＜15.9	15.9~16.6	16.7~20.1	20.2~21.5	＞21.5
110.0~110.9	＜16.2	16.2~16.9	17.0~20.5	20.6~21.8	＞21.8
111.0~111.9	＜16.5	16.5~17.2	17.3~20.8	20.9~22.2	＞22.2
112.0~112.9	＜16.8	16.8~17.5	17.6~21.2	21.3~22.6	＞22.6
113.0~113.9	＜17.1	17.1~17.8	17.9~21.6	21.7~23.0	＞23.0
114.0~114.9	＜17.4	17.4~18.2	18.3~21.9	22.0~23.4	＞23.4
115.0~115.9	＜17.7	17.7~18.5	18.6~22.2	22.3~23.8	＞23.8

续表

身高段（cm）	体重（kg）				
	1分	3分	5分	3分	1分
116.0~116.9	<18.0	18.0~18.8	18.9~22.8	22.9~24.3	>24.3
117.0~117.9	<18.4	18.4~19.2	19.3~23.2	23.3~24.8	>24.8
118.0~118.9	<18.7	18.7~19.6	19.7~23.7	23.8~25.2	>25.2
119.0~119.9	<19.1	19.1~20.2	20.3~24.1	24.2~25.8	>25.8
120.0~120.9	<19.4	19.4~20.5	20.6~24.6	24.7~26.3	>26.3
121.0~121.9	<19.8	19.8~20.8	20.9~25.0	25.1~26.9	>26.9
122.0~122.9	<20.2	20.2~21.2	21.3~25.4	25.5~27.5	>27.5
123.0~123.9	<20.6	20.6~21.6	21.7~25.8	25.9~28.1	>28.1
124.0~124.9	<21.0	21.0~22.0	22.1~26.2	26.3~28.7	>28.7
125.0~125.9	<21.4	21.4~22.5	22.6~26.5	26.6~29.4	>29.4
126.0~126.9	<21.8	21.8~23.0	23.1~26.9	27.0~30.2	>30.2
127.0~127.9	<22.2	22.2~23.4	23.5~27.3	27.4~30.9	>30.9
128.0~128.9	<22.7	22.7~24.0	24.1~27.8	27.9~31.7	>31.7
129.0~129.9	<23.1	23.1~24.5	24.6~28.3	28.4~32.6	>32.6
130.0~130.9	<23.6	23.6~25.0	25.1~28.8	28.9~33.4	>33.4
131.0~131.9	<24.1	24.1~25.6	25.7~29.3	29.4~34.4	>34.4
132.0~132.9	<24.6	24.6~26.1	26.2~29.7	29.8~35.3	>35.3
133.0~133.9	<25.1	25.1~26.7	26.8~30.2	30.3~36.3	>36.3
134.0~134.9	<25.7	25.7~27.3	27.4~30.7	30.8~37.4	>37.4
135.0~135.9	<26.2	26.2~28.0	28.1~31.2	31.3~38.5	>38.5
136.0~136.9	<26.7	26.7~28.6	28.7~31.7	31.8~39.7	>39.7
137.0~137.9	<27.4	27.4~29.4	29.5~32.3	32.4~40.6	>40.6

b. 其他单项指标评分标准。（见表3-6至3-12）

表3-6　3岁幼儿其他单项指标评分表

测试指标	1分	2分	3分	4分	5分
	男				
身高（cm）	<91.2	91.2~95.4	95.5~99.3	99.4~104.1	>104.1
10 m折返跑（s）	15.8~12.9	12.8~10.3	10.2~9.1	9.0~8.0	<8.0
立定跳远（cm）	21~29	30~42	43~58	59~76	>76
网球掷远（m）	1.5	2.0~2.5	3.0~3.5	4.0~5.5	>5.5
双脚连续跳（s）	25.0~19.7	19.6~13.1	13.0~9.2	9.1~6.6	<6.6

续表

坐位体前屈（cm）	2.9~4.8	4.9~8.5	8.6~11.6	11.7~14.9	>14.9
走平衡木（s）	48.5~30.1	30.0~16.9	16.8~10.6	10.5~6.6	<6.6
测试指标	1分	2分	3分	4分	5分
	女				
身高（cm）	<90.0	90.0~94.6	94.7~98.0	98.1~103.0	>103.0
10 m折返跑（s）	16.8~13.5	13.4~10.6	10.5~94	9.3~8.2	<8.2
立定跳远（cm）	21~28	29~39	40~54	55~71	>71
网球掷远（m）	1.0	1.5~2.0	2.5~3.0	3.5~5.0	>5.0
双脚连续跳（s）	25.9~20.1	20.0~13.5	13.4~9.8	9.7~7.1	<7.1
坐位体前屈（cm）	3.2~6.2	6.3~9.9	10.0~12.9	13.0~15.9	>15.9
走平衡木（s）	49.8~32.5	32.4~17.4	17.3~10.8	10.7~6.9	<6.9

表3-7 3.5岁幼儿其他单项指标评分表

测试指标	1分	2分	3分	4分	5分
	男				
身高（cm）	<94.1	94.1~98.2	98.3~102.0	102.1~106.9	>106.9
10 m折返跑（s）	14.0~11.4	11.3~9.5	9.4~8.4	8.3~7.5	<7.5
立定跳远（cm）	27~34	35~52	53~69	70~84	>84
网球掷远（m）	1.5	2.0~2.5	3.0~4.0	4.5~5.5	>5.5
双脚连续跳（s）	21.8~17.0	16.9~11.2	11.1~8.3	8.2~6.1	<6.1
坐位体前屈（cm）	2.7~4.6	4.7~8.4	8.5~11.5	11.6~14.9	>14.9
走平衡木（s）	41.1~27.1	27.0~15.1	15.0~9.4	9.3~5.9	<5.9
	女				
身高（cm）	<93.0	93.0~97.5	97.6~101.1	101.2~105.5	>105.5
10 m折返跑（s）	14.9~12.1	12.0~9.8	9.7~8.7	8.6~7.7	<7.7
立定跳远（cm）	25~33	34~49	50~64	65~81	>81
网球掷远（m）	1.5	2.0~2.5	3.0~3.5	4.0~5.0	>5.0
双脚连续跳（s）	21.9~17.1	17.0~11.3	11.2~8.5	8.4~6.2	<6.2
坐位体前屈（cm）	3.5~6.2	6.3~9.9	10.0~12.9	13.0~15.9	>15.9
走平衡木（s）	40.4~27.5	27.4~15.1	15.0~9.7	9.6~6.1	<6.1

表3-8 4岁幼儿其他单项指标评分表

测试指标	1分	2分	3分	4分	5分
	男				
身高（cm）	<97.5	97.5~101.9	102.0~105.4	105.5~110.4	>110.4
10 m折返跑（s）	12.4~10.2	10.1~8.6	8.5~7.7	7.6~6.9	<6.9

续表

测试指标	1分	2分	3分	4分	5分
男					
立定跳远（cm）	35~46	47~64	65~79	80~95	>95
网球掷远（m）	2.0~2.5	3.0~3.5	4.0~4.5	5.0~6.0	>6.0
双脚连续跳（s）	17.0~13.2	13.1~9.2	9.1~7.1	7.0~5.6	<5.6
坐位体前屈（cm）	2.4~4.4	4.5~8.4	8.5~11.4	11.5~14.9	>14.9
走平衡木（s）	33.2~21.6	21.5~11.6	11.5~7.4	7.3~4.9	<4.9
女					
身高（cm）	<96.6	96.6~100.9	101.0~104.4	104.5~108.9	>108.9
10 m 折返跑（s）	13.2~10.9	10.8~9.1	9.0~8.1	8.0~7.2	<7.2
立定跳远（cm）	32~43	44~59	60~73	74~89	>89
网球掷远（m）	2.0	2.5~3.0	3.5~4.0	4.5~5.0	>5.0
双脚连续跳（s）	17.2~13.5	13.4~9.6	9.5~7.4	7.3~5.9	>5.9
坐位体前屈（cm）	3.4~5.9	6.0~9.9	10.0~12.9	13.0~15.9	>15.9
走平衡木（s）	32.2~22.6	22.5~12.3	12.2~8.2	8.1~5.3	<5.3

表3-9　4.5岁幼儿其他单项指标评分表

测试指标	1分	2分	3分	4分	5分
男					
身高（cm）	<100.0	100.0~104.6	104.7~108.4	108.5~113.1	>113.1
10 m 折返跑（s）	11.8~9.8	9.7~8.1	8.0~7.3	7.2~6.7	<6.7
立定跳远（cm）	40~54	55~72	73~88	89~102	>102
网球掷远（m）	2.5	3.0~4.0	4.5~6.0	6.5~8.0	>8.0
双脚连续跳（s）	14.5~11.3	11.2~8.2	8.1~6.5	6.4~5.3	<5.3
坐位体前屈（cm）	1.8~4.1	4.2~7.9	8.0~10.9	11.0~14.4	>14.4
走平衡木（s）	28.4~17.9	17.8~9.7	9.6~6.3	6.2~4.3	<4.3
女					
身高（cm）	<99.0	99.0~103.6	103.7~107.3	107.4~111.9	>111.9
10 m 折返跑（s）	12.4~10.3	10.2~8.6	8.5~7.7	7.6~7.0	<7.0
立定跳远（cm）	40~49	50~67	68~80	81~96	>96
网球掷远（m）	2.0	2.5~3.0	3.5~4.0	4.5~5.5	>5.5
双脚连续跳（s）	14.9~12.0	11.9~8.6	8.5~6.8	6.7~5.5	<5.5
坐位体前屈（cm）	3.0~5.9	6.0~9.9	10.0~12.9	13.0~16.0	>16.0
走平衡木（s）	26.5~18.7	18.6~10.2	10.1~7.0	6.9~4.7	<4.7

表3-10　5岁幼儿其他单项指标评分表

测试指标	1分	2分	3分	4分	5分
男					
身高（cm）	<103.1	103.1~107.8	107.9~111.9	112.0~116.9	>116.9
10 m折返跑（s）	10.3~9.0	8.9~7.7	7.6~7.0	6.9~6.4	<6.4
立定跳远（cm）	50~64	65~79	80~95	96~110	>110
网球掷远（m）	3.0~3.5	4.0~5.0	5.5~7.0	7.5~9.0	>9.0
双脚连续跳（s）	12.5~9.9	9.8~7.3	7.2~6.0	5.9~5.1	<5.1
坐位体前屈（cm）	1.1~3.4	3.5~7.5	7.6~10.9	11.0~14.4	>14.4
走平衡木（s）	22.2~14.1	14.0~7.9	7.8~5.3	5.2~3.7	<3.7
女					
身高（cm）	<102.0	102.0~106.5	106.6~110.4	110.5~115.4	>115.4
10 m折返跑（s）	11.2~9.7	9.6~8.1	8.0~7.3	7.2~6.7	<6.7
立定跳远（cm）	50~59	60~74	75~88	89~102	>102
网球掷远（m）	2.5~3.0	3.5~4.0	4.5~5.5	6.0~8.5	>8.5
双脚连续跳（s）	12.7~10.1	10.0~7.6	7.5~6.2	6.1~5.2	<5.2
坐位体前屈（cm）	3.0~5.4	5.5~9.6	9.7~13.1	13.2~16.6	>16.6
走平衡木（s）	23.7~14.1	14.0~8.3	8.2~5.8	5.7~4.1	<4.1

表3-11　5.5岁幼儿其他单项指标评分表

测试指标	1分	2分	3分	4分	5分
男					
身高（cm）	<104.6	104.6~110.1	110.2~114.6	114.7~119.7	>119.7
10 m折返跑（s）	10.0~8.6	8.5~7.4	7.3~6.8	6.7~6.2	<6.2
立定跳远（cm）	56~69	70~89	90~102	103~119	>119
网球掷远（m）	3.0~3.5	4.0~5.5	6.0~7.5	8.0~10.0	>10.0
双脚连续跳（s）	11.9~9.4	9.3~6.9	6.8~5.7	5.6~4.9	<4.9
坐位体前屈（cm）	1.0~3.2	3.3~7.5	7.6~10.9	11.0~14.4	>14.4
走平衡木（s）	19.2~12.1	12.0~6.8	6.7~4.6	4.5~3.3	<3.3
女					
身高（cm）	<104.5	104.5~109.2	109.3~113.4	113.5~118.4	>118.4
10 m折返跑（s）	10.5~9.1	9.0~7.7	7.6~7.0	6.9~6.4	<6.4
立定跳远（cm）	54~65	66~81	82~95	96~109	>109
网球掷远（m）	3.0	3.5~4.5	5.0~6.0	6.5~8.5	>8.5
双脚连续跳（s）	11.5~9.3	9.2~7.0	6.9~5.8	5.7~4.9	<4.9
坐位体前屈（cm）	3.0~5.4	5.5~9.6	9.7~12.9	13.0~16.7	>16.7
走平衡木（s）	20.1~12.6	12.5~7.5	7.4~5.1	5.0~3.6	<3.6

表3-12 6岁幼儿其他单项指标评分表

测试指标	1分	2分	3分	4分	5分
	男				
身高（cm）	＜108.2	108.2~113.2	113.3~117.7	117.8~123.0	＞123.0
10 m 折返跑（s）	9.4~8.0	7.9~6.9	6.8~6.3	6.2~5.8	＜5.8
立定跳远（cm）	61~78	79~94	95~110	111~127	＞127
网球掷远（m）	3.5~4.0	4.5~6.5	7.0~9.0	9.5~12.0	＞12.0
双脚连续跳（s）	10.4~8.3	8.2~6.2	6.1~5.2	5.1~4.4	＜4.4
坐位体前屈（cm）	1.0~3.1	3.2~7.0	7.1~10.4	10.5~14.4	＞14.4
走平衡木（m）	16.0~9.4	9.3~5.4	5.3~3.8	3.7~2.7	＜2.7
	女				
身高（cm）	＜107.0	107.0~111.9	112.0~116.6	116.7~121.7	＞121.7
10 m 折返跑（s）	10.2~8.6	8.5~7.3	7.2~6.6	6.5~6.1	＜6.1
立定跳远（cm）	60~70	71~86	87~100	101~116	＞116
网球掷远（m）	3.0	3.5~4.5	5.0~6.0	6.5~8.0	＞8.0
双脚连续跳（s）	10.5~8.4	8.3~6.3	6.2~5.3	5.2~4.6	＜4.6
坐位体前屈（cm）	3.0~5.3	5.4~9.5	9.6~12.9	13.0~16.7	＞16.7
走平衡木（s）	17.0~10.8	10.7~6.2	6.1~4.3	4.2~3.0	＜3.0

第二节 工作要求

体格锻炼对身体各器官的作用是一个复杂和综合的生理过程，体育锻炼对身心发育的促进作用受锻炼的方式、锻炼的强度及儿童的身体状况、耐受力等因素的影响。因此，在体育锻炼中要有计划、有组织、有措施，才能既达到锻炼目的又不出现伤害事故。

一、儿童体格锻炼的原则

1. **目标合理，循序渐进**

儿童期是儿童运动技能发展的基础期，需要提高基本动作技能和身体素质，但并不适合进行运动形式单一的专项运动项目。且在运动过程中，要注意运动量由小到大再到小，动作由简单到复杂，逐步提高各种因素对人体的刺激强度，使儿童机体有逐渐适应的过程。应以培养兴趣、树立品德、学习动作、丰富运动体验为目标，避免要求儿童完成超出其能力的运动。

2. **保证充足的户外活动时间**

充分利用日光、空气和水等自然条件进行身体锻炼，保证儿童充分的户外活动时间。

3. **全面锻炼，关注个体差异**

选择多样化的游戏活动，并保证每日有适宜强度、频次的大运动活动，使儿童身体机能得到全面提高。对不同年龄、体质、健康状况的儿童选择锻炼方法、时间、强度时应有所区别。如对体弱儿童的体格锻炼进程应较健康儿童缓慢，时间缩短，做好运动中的观察及照护，避免发生伤害。

4. **有准备和整理活动**

在每次锻炼前要有充分的准备活动，逐渐增加运动量，使心血管系统有足够时间提高其活动水平，同时消除肌肉、关节的僵硬状态，以减少外伤的发生。锻炼后还要进行整理活动，使神经系统由紧张状态恢复到安静水平，以防止"运动性休克"的发生。

5. 保障儿童膳食达到营养摄入标准

结合不同年龄组儿童制定与其相适应的体格锻炼计划，并对参加锻炼的儿童适当增加能量、蛋白质及维生素。

二、保障体格锻炼计划实施

（一）户外活动时间保障

托幼机构每日应有组织地按照锻炼计划开展体格锻炼，保证儿童每日2小时以上的户外活动时间，其中3岁以上儿童体育活动时间不少于1小时，季节交替时要坚持进行体格锻炼。

（二）场地和器材保障

1. 活动场地

保障儿童的活动场地宽敞、平坦、防滑、无杂物，四周无妨碍运动的障碍物。

（1）爬行垫。适用于儿童爬行练习。爬行垫应材料安全，厚度在2 cm以上。

（2）塑胶地。适用于儿童进行走、跑、跳、投、平衡、攀爬及各种球类运动。

（3）水泥地。适用于儿童拍皮球、打门球、骑三轮车等活动。

（4）沙池。一般安排在园所场地的 个角落，沙池深度一般在50 cm左右。

2. 活动器材

保障儿童的活动器材种类丰富、清洁、卫生、安全。

（1）托班。为儿童提供用于跨越的低矮障碍物、上下台阶的步梯。

（2）小班。小型玩具根据活动目标和季节配备；中型玩具有摇马、低位平衡木；大型玩具有滑梯、转椅等。

（3）中班。小型玩具根据活动目标和季节配备；中型玩具有组合平衡玩具、组合篮筐等；大型玩具有联合滑梯、秋千、迷宫、小城堡等。

（4）大班。小型玩具根据目标和季节配备；中型玩具有平衡凳、拱形桥、大平衡板、高低跳台、小篮筐、小推车等；大型玩具有组合滑梯、攀登架等。

3. 做好安全检查

（1）定期检查。托幼机构应设置专人负责儿童活动场地、设施的检查和维修，每个月对场地及大型活动设施进行检查，发现问题及时修理，并在修理期间停止使用。

（2）活动前检查。各班教师负责对本班活动使用的场地、器材进行检查，排除安全隐患后才能进行活动。

（3）活动后整理。各班活动后将场地中的各种玩具材料及时收拾、整理好，并对场地中遗留的废弃物品进行清除。

（三）运动前的准备

1. 人员准备

每个班级至少配备一名保教人员，其应掌握儿童护理的基本知识，了解每个儿童身体状况及每项活动需要掌握的要领和注意事项，保障儿童活动的效果和安全。

2. 衣物准备

锻炼前保育人员安排儿童饮水、如厕，检查每名儿童的衣服、鞋子，对不适宜该项活动的衣服、鞋子要进行更换，并根据不同季节准备防寒、防暑的衣物。

3. 活动准备

保教人员根据锻炼项目带领儿童进行相应部位的关节、肌肉的适应性活动，避免因准备活动不到位造成的运动损伤。

第三节 实施方法

儿童的体格锻炼可采取多种形式,游戏、体操、体育活动以及一切户外活动均会对儿童机体产生积极的影响。各种锻炼方法又能互相补充和彼此加强,因此锻炼时可采用2~3种同时进行。

一、体格锻炼的形式

0~6岁儿童体格锻炼形式有基本动作、体操、体育游戏、运动器械活动等。各个年龄组儿童的活动内容应与该年龄组相适应,同时要根据季节、气温、空气质量等方面的情况,选择适宜的时间、场地组织儿童开展活动。

(一)基本动作

基本动作,即人体的基本活动能力,是指人们在日常生活和社会实践活动中所必需的、最基本的身体运动的技能,如走步、跑步、跳跃、投掷、攀登、钻、爬等动作,也称为基本运动动作。

1. 走步

走步,或称行走,是人体移动位置最基本、最自然、最容易和最省力的一种运动方式,属于周期型动作。走步是人类日常生活中最基本的身体活动能力,是儿童需要学会的基本动作,同时,它也是锻炼儿童身体的良好手段之一。

2. 跑步

跑步是人体移动位置最快的一种运动方式,属于周期型动作。跑步既是儿童日常生活中最基本的活动技能,又是锻炼儿童身体的重要手段。跑步时,几乎全身各部位的肌肉都要参与活动,而且,跑步的种类也很多,强度变化也较大。例如有较剧烈的、强度较大的快速奔跑和四散追逐跑，跑时的心率可达170次/分以上，也有较缓和的、强度较小的慢速跑，跑时的心率通常在130次/分左右。

3．跳跃

跳跃动作具有较强的实用价值，是儿童需要学会的基本动作，同时，也是锻炼儿童身体的有效手段。儿童通过参加各种类型的跳跃活动，可以增强腿部的肌肉力量，发展弹跳能力、爆发力以及身体的灵敏性、协调能力，提高耐力素质，而且跳跃对儿童视觉运动能力的发展也具有积极的促进作用。

4．投掷

投掷不仅是日常生活中很实用的动作技能，而且也具有较高的锻炼价值。学龄前儿童通过多种形式的投掷活动，可以增强上肢、腰、背等部位的肌肉力量，锻炼上肢部位的各个关节，提高其柔韧性，促进动作的准确性、协调性以及视觉运动能力的发展。

5．攀登

攀登是实用性较强的一种身体运动，也是锻炼学龄前儿童身体、提高身体素质的重要手段。通过攀登活动，能增强儿童四肢的肌肉力量，尤其是手的握力和手臂的肌肉力量，发展儿童的平衡能力、灵敏性、协调能力等身体素质，培养儿童勇敢、沉着、顽强、谨慎的心理品质以及自信心和独立性。

6．钻

钻是日常生活中很实用的身体活动技能，也是锻炼学龄前儿童身体的良好手段。钻的活动能增强儿童腿部和腰背部的肌肉力量，发展儿童身体的灵敏性、柔韧性、平衡能力等。

7．爬

爬的动作是日常生活中较实用的身体活动技能，也是锻炼学龄前儿童身体的良好手段。爬能增强儿童四肢肌肉的力量以及背肌力、腹肌的力量，提高儿童动作的灵敏性和协调能力，发展耐力素质。

（二）体操

体操是锻炼儿童身体，促进儿童机体协调发展的一种形式简便、易于普及的动作练习。

1．被动操

适用于1~6月婴儿。被动操一共8节，活动婴儿的肩部肌肉及关节，肩、肘关节及上肢、胸部肌肉，膝、髋关节及下肢肌肉，颈部肌肉，促进抬头。

2．主动操

适用于7~12个月婴儿。主动操是在家长帮助下（适当扶持）的身体运动方法。每天坚持做婴儿主动操可以使宝宝的动作更灵敏，肌肉更发达，提高宝宝对自然环境的适应能力。做操时伴有音乐，让宝宝接触多维空间，可促进左右脑平衡发展，从而促进宝宝的智力发育。

3．儿童体操

儿童体操适用于3~6岁儿童，是由体操动作的练习以及排队和变换队形两个部分组成。

儿童体操动作的练习目的是：活动和锻炼儿童的肌肉、关节和韧带，促进儿童力量、柔韧性、平衡能力和协调能力等身体素质的协调发展，培养儿童正确的身体姿势和一定的节奏感，发展儿童的空间知觉能力和时间知觉能力等。

（三）体育游戏

体育游戏，也称运动游戏或活动性游戏。学龄前儿童体育游戏的概念具有以下三层含义：①以各种身体动作的练习为基本内容，主要包括各种基本动作的练习、提高身体素质的练习以及运动技术动作的练习（如拍球、踢球等）；②以游戏活动为基本形式，一般具有一定的情节、角色、规则，具有娱乐性和竞赛性；③以发展儿童的身体素质和基本活动能力为主要目的。

由于儿童在身体、心理等方面的发展上具有明显的年龄差异，这样，儿童各年龄阶段的体育游戏也就体现出不同的特点。

1. 3~4岁

3~4岁儿童的体力较弱，身体的基本活动能力较差，动作不够平稳、灵敏、协调，思维活动带有具体形象性，喜欢模仿，对游戏中的情节、角色、动作过程容易产生兴趣，自我控制能力较差，注意力不易集中。因此，小班儿童体育游戏的内容比较简单，主要角色一般由教师来担任，常常是全体儿童做同一种动作或完成一两项任务；游戏的规则也很简单，一般不带有限制性，有的规则是从游戏的内容中引申出来的；儿童对游戏的结果不太注意，没有较强的胜负意识，所以游戏结束时最好是皆大欢喜。

2. 4~5岁

4~5岁儿童在体力、智力以及社会性等方面都有了明显的发展，体力逐渐增强，动作比以前显得灵活、协调，空间知觉能力有了一定的发展，注意力也比较集中，具有一定的自我控制能力，初步学会了与同伴友好合作，集体观念有所增强。因此，中班儿童体育游戏的内容开始复杂，儿童喜欢情节较复杂的游戏和活动量较大的追捉性游戏；游戏的角色也有所增多，角色通常都是由儿童自己来担任；儿童对游戏的结果已开始有所注意，喜欢自己能获胜。

3. 5~6岁

5~6岁儿童的基本活动能力已发展较好，动作更加灵敏、协调，体力较充沛，知识范围扩大，理解能力有所发展，具有较强的自我控制能力，有一定的责任感和集体观念，相互合作的能力有所提高。因此，大班儿童体育游戏的动作难度增大，动作增多，内容更加丰富，游戏的活动量也增大，儿童喜欢竞赛性的游戏以及需要体力与智力相结合的游戏；游戏的角色和情节的关系可以更加复杂；游戏的规则也可以较复杂；合作性的游戏增多；儿童对游戏的结果较注意，喜欢有胜负的结果。

教师在为儿童选择和创编体育游戏时，均应该考虑以上这些特点，以便使所选编的体育游戏能受到儿童的喜爱，让儿童百玩不厌，同时，又能有目的、有意识地促进儿童身心健康的发展。

（四）运动器械活动

儿童运动器械分为固定性运动器械和移动性运动器械。

1. 固定性运动器械

主要包括滑行类、摆动类、旋转类、颠簸类、攀登类、钻爬类、弹跳类等大中型运动器械。

（1）滑行类。指顺着斜面由高处往下做滑行动作的运动设备，如各类滑梯、小滑板等。

（2）摆动类。指悬挂在空中，可以做前后或左右摆动动作的运动设备，如秋千、浪船等。

（3）旋转类。指围绕着一个中心轴做旋转运动的设备，如转椅、飞船等。

（4）颠簸类。指用于做上下颠簸运动的设备，如摇马、跷跷板等。

（5）攀登类。指用手和脚做攀爬上升或登高动作的运动设备，如各类攀登架、爬网、肋木等。

（6）钻爬类。指用于做钻或爬的动作练习的运动设备，如铁架地道、塑料小球池等。

（7）弹跳类。指专门用于做弹跳动作练习的运动设备，如蹦蹦床、充气小城堡等。

2. 移动性运动器械

平衡板、弓形门、木制台阶、投掷架、三轮脚踏车、脚蹬车、摇摇车、手推小车、垫子、皮球、木球、塑料球、气球、儿童羽毛球、塑料圈、绳子、橡皮筋、小飞碟，以及各种自制的体育活动器材（如毽子、沙包、绳圈、小高跷、小纸镖、小竹马、铁环）等。

二、体格锻炼的方法

（一）结合日常生活进行锻炼

1. 穿衣不要过多

衣着少是日常生活中最简单的锻炼方法。因为儿童的体温调节能力是在外界温度不断变化的刺激下得到提高的，如果经常穿得少一些，就会使儿童对寒冷刺激的适应能力得到加强，不至于因气候骤变而着凉感冒，从而减少呼吸道的疾病。

2. 每天保证一定的户外活动时间

在天气允许的情况下，全日制托幼机构每日不得少于2个小时、寄宿制每日不得少于3个小时的户外活动时间。加强冬季锻炼，在正常天气下使儿童有充足的户外活动时间。

3. 开窗换气，保持室内空气新鲜

在儿童起床后或户外活动时，晚上上床前及儿童入睡后，将部分窗户打开。冬季注意冷空气不直吹儿童。

4. 冷水洗手、洗脸和洗脚

这是一种简单易行的锻炼方法。此方法最好从夏季开始，要常年坚持。

（二）结合游戏进行锻炼

1. 通过体育游戏活动锻炼

小年龄组儿童可采用拖拉车、蹦床、老鹰捉小鸡等活动，训练走、跑、跳、钻、爬等基本动作。大年龄组儿童可以开展球类及跳绳、上下攀爬、扔沙包等活动。

2. 把游戏与体育比赛结合起来

如将跳绳、拔河、插红旗、各种接力赛等和游戏结合起来，可大大提高游戏锻炼身体的有效性。

（三）按照不同年龄动作发展目标进行锻炼

1. 0~3岁儿童

按照儿童发育规律及个体儿童发育水平进行基本动作锻炼。（见表3-13）

表3-13 0~3岁儿童基本动作发展目标

7个月~1岁	1岁~2岁	2岁~3岁
1. 学习和练习手膝着地爬的动作等	1. 手拿着物体自由走动 2. 在走步过程中停下来拿球 3. 抬腿迈步走 4. 推着或拉着物体走 5. 从小沙包上爬越过去 6. 一定距离的手膝着地爬	1. 边走边从低矮的皮筋上跨过 2. 一个跟着一个走 3. 听信号向指定方向走等 4. 围绕圆圈跑 5. 玩低矮的滑梯 6. 钻过小山洞

2. 3~6岁儿童

按照教育部《3~6岁儿童学习与发展指南》中动作发展目标，采取多种方式的体格锻炼，使每个儿童达到相应年龄的发展目标。

（1）儿童平衡能力、动作协调及灵敏度发展目标及锻炼方法。（见表3-14、3-15）

表3-14 3~6岁儿童平衡能力、动作协调及灵敏度发展目标

3~4岁	4~5岁	5~6岁
1. 能沿地面直线或在较窄的低矮物体上走一段距离 2. 能双脚灵活交替上下楼梯 3. 能身体平稳地双脚连续向前跳 4. 分散跑时能躲避他人的碰撞 5. 能双手向上抛球	1. 能在较窄的低矮物体上平稳地走一段距离 2. 能以匍匐、膝盖悬空等多种方式钻爬 3. 能助跑跨跳过一定距离，或助跑跨跳过一定高度的物体 4. 能与他人玩追逐、躲闪跑的游戏 5. 能连续自抛自接球	1. 能在斜坡、荡桥和有一定间隔的物体上较平稳地行走 2. 能以手脚并用的方式安全地爬攀登架、网等 3. 能连续跳绳 4. 能躲避他人滚过来的球或扔过来的沙包 5. 能连续拍球

表3-15　3~6岁儿童平衡能力、动作协调及灵敏度的锻炼方法

能力	3~4岁	4~5岁	5~6岁
身体的协调性	1. 踮着脚尖站立，身体往前弯到极限，再往后弯到极限；同样方式，往右及往左弯 2. 双脚打开站立，用右手摸左脚趾尖，用左手摸右脚趾尖	1. 单脚站稳，双手打开，往右转身到极限；同样方式，往左转身到极限 2. 在头上放一个东西，然后绕着圈圈跑，东西不能掉下	1. 拍着皮球向前跑 2. 把球向上丢，让它在地上弹一下再接住 3. 徒手滚动球（也可以用木棍滚球）
动作精确度掌控力	1. 将塑胶材质的球丢向墙壁（距离约2 m远），让球弹一下再接住	1. 将球丢向地板，让它反弹后刚好可以撞到椅子（每次可设定不同的目标）	1. 将球丢向墙壁，反弹后接住 2. 将球丢进高挂的篮子里，或将轮胎高高垂直悬挂，把它当篮筐丢球进去 3. 将球往上抛，然后用头去顶
动作敏捷性、协调度	1. 踮脚尖，双手举高 2. 双腿并拢站好，双手在侧面平举	1. 平躺，双手双脚尽量抬高 2. 用双手将球往墙壁丢，反弹回来后接住	1. 趴着，双手双脚尽量往外打直 2. 两人分站两侧，一人丢球，另一人接球；也可以让球在地上弹一下再接住

（2）儿童力量和耐力发展目标及锻炼方法。（见表3-16、表3-17）

表3-16　3~6岁儿童力量和耐力的发展目标

3~4岁	4~5岁	5~6岁
1. 能双手抓杠悬空吊起10 s左右 2. 能单手将沙包向前投掷2 m左右 3. 能单脚连续向前跳2 m左右 4. 能快跑15 m左右 5. 能行走1 km左右（途中可适当停歇）	1. 能双手抓杠悬空吊起15 s左右 2. 能单手将沙包向前投掷4 m左右 3. 能单脚连续向前跳5 m左右 4. 能快跑20 m左右 5. 能连续行走1.5 km左右（途中可适当停歇）	1. 能双手抓杠悬空吊起20 s左右 2. 能单手将沙包向前投掷5 m左右 3. 能单脚连续向前跳8 m左右 4. 能快跑25 m左右 5. 能连续行走1.5 km以上（途中可适当停歇）

表3-17　3~6岁儿童力量和耐力的锻炼方法

能力	3~4岁	4~5岁	5~6岁
提高力量	投球：双手腹前投球距离在3.5 m以上，肩投男童在3 m以上，女童在2.5 m以上	投球：双手腹前投球距离在4.5 m以上，肩投男童在4 m以上，女童在3.5 m以上	投球：双手腹前投球距离男童在5.5 m以上，女童在5 m以上，肩投男童在5 m以上，女童在4 m以上
	腹前投球：双手持物于腹前，两腿稍曲，蹬腿展体，快速挥臂，将物向前投出； 肩投：双手持物在头后，两腿稍曲；蹬腿，收腹挥臂，将物向前上投出		
提升体能	1. 跳跃运动：高高跳起，轻轻跃下。随着旋律跳跃：一次高高跳起，配合两次轻轻跳，或是三次轻轻跳，配合一次高高跳 2. 大步绕圆圈圈走	1. 躺着，双腿抬高，像蜡烛状；躺着，双手扶着腰，双脚用力蹬起，挺住 2. 在儿童攀爬区玩	1. 趴在一把椅子上，学游泳状 2. 将约2 kg重的石头放入一坚固袋子里，绑紧，单手拿好，然后开始旋转
跳高、跳远	1. 跳高：将橡皮圈套成的绳子绑在两张凳子间（距离约1 m，高度约15 cm），让儿童轮流跳过去。橡皮绳的高度可以逐次调整，每次最好以升高2 cm为宜 2. 跳远：将橡皮绳放在距定点约50 cm的地方，让儿童用力往前跳。之后距离可越拉越远，50、60、65 cm，逐次拉远		

（3）幼儿体操。

不同年龄班的儿童在身心发展水平和特点上有一定的差异性，因此，应根据儿童的年龄选择不同类型的体操动作，同时在节数、拍数、活动量、难度、节奏的选择上也要有所不同。（见表3-18）

表3-18 不同年龄班体操动作类型

年龄	体操动作类型	节数	拍数	节奏	活动量
3~4岁	以模仿操、拍手操为主，开始学习简单的徒手操、轻器械操	每套4~5节	四个四拍或两个八拍	较慢	较小
4~5岁	以徒手操为主，开始学习简单的轻器械操；动作有一定的难度	每套5~6节	两个八拍	有快有慢	增大
5~6岁	学习较难些的轻器械操，可适当增加一些韵律操和辅助器械操等；动作变化较多，动作难度较大	每套6~8节	两个八拍或四个八拍	变化较多，快慢相间	较大

（4）运动器械。

学龄前儿童运动器械分为固定性运动器械和中小型移动性运动器械。由于儿童在发育的不同阶段对运动的需求不同，有针对性地让儿童使用适龄的运动教具，接受系统化运动训练，在提高儿童体能的同时，还能增强自信，对儿童身心发展都有很大帮助。（见表3-19、3-20、3-21）

表3-19 不同年龄段适宜的固定性运动器械

年龄	滑梯	秋千	转椅	跷跷板/摇马	攀爬网	蹦蹦床
3~4岁	高1.0 m左右	座式，距离地面15 cm左右	低矮，每次4个人	较低	不适宜	不适宜
4~5岁	高1.2 m左右	座式，距离地面20 cm左右	中等高度，每次可6人	中等高度	根据儿童发育情况	适宜，注意保护
5~6岁	高1.5 m左右	座式，距离地面25 cm左右	同中班	中等高度	基本适宜	适宜，注意保护

表3-20 不同年龄段适宜的移动性运动器械

年龄	平衡板	移动台阶	投掷架	脚蹬车	羽毛球	跳绳	塑料圈	毽子
3~4岁	高20 cm，宽15~20 cm	适宜	高1~1.5 m	三轮	不适宜	不适宜	不适宜	不适宜
4~5岁	高20~30 cm，宽15~20 cm	不适宜	高1.5~2 m	三轮/两轮	不适宜	部分适宜	适宜	部分适宜
5~6岁	高30 cm，宽20 cm	不适宜	高2.5 m左右	两轮	基本适宜	基本适宜	适宜	基本适宜

表3-21 不同年龄段适宜的球类活动

年龄	滚球	抛球	接球	拍球	踢球
3~4岁	小球，多用双手	小球，近距离，抛出目的地范围大	自抛自接球或互相滚接皮球	双手拍球，连续3~5个	脚尖踢
4~5岁	小球，多用单手	小球，稍远，抛出目的地范围较小	双人近距离抛接球	单手拍球，连续15个以上	脚尖、脚背、脚侧踢
5~6岁	大球，单/双手	中等球，稍远，投向预定的位置	较远，双手接球	双手交替拍球，位置低，或可花样拍球	脚尖挑球，脚转动球等

三、户外体育活动中的保健要点

托幼机构户外体育活动中的保健是指教师在组织儿童进行体格锻炼活动时，通过科学制定活动计划，选择活动时间和场地，控制及调整活动量，来保障儿童通过户外活动达到促进身心健康的目的。

1. 根据季节、温度、天气适当调整户外活动时间

（1）盛夏酷暑天气。

不宜在强光下进行体育活动，室外活动的时间根据儿童年龄、体质及对高温天气的耐受程度进行调整；每次室外活动后适当饮水，不给儿童吃冷食，对衣服浸湿的儿童可用温水擦拭/冲洗身体、更换干燥衣服。

（2）寒冬风雪天气。

充分做好运动前的准备活动；逐渐增加运动量，避免骤增骤减；指导儿童学习用鼻吸口呼的方式进行换气，以减少冷空气对气管支气管的刺激；恶劣天气适当减少活动时间。

（3）沙尘雾霾天气。

当出现沙尘雾霾天气时不宜进行户外体育活动，应组织儿童在室内露台、楼道、多功能厅等场所进行散步、小运动量的游戏活动，不宜开展跑、跳、攀爬等剧烈活动。

2. 了解儿童的身体状况

对于不能参加某项活动的儿童，活动时间、强度有限制的儿童要提前掌握，以便在活动中根据需要进行调整。

3. 加强户外活动的全程观察和护理

每班有专人负责监督、监测儿童体格锻炼执行情况，仔细观察儿童对锻炼的反应，如心率、呼吸、面色、出汗量、精神状态等。对于运动中出现呼吸异常急促，面色苍白、青紫，剧烈咳嗽，大量出汗的儿童应令其暂停运动，待恢复到正常状态后再决定是否可以继续锻炼。

做好运动后观察。每天运动后要根据活动情况观察儿童进食、睡眠状况，对于精神、进食、睡眠改变明显的儿童要分析原因，根据个体差异，调整运动量和运动时间，并对特殊儿童给予重点照顾。

四、特殊儿童体格锻炼

1. 营养不良儿童

对于体质较弱、易患病儿童要注意在室内外温差较大的季节，户外活动前增加适宜身体情况的衣服；准备活动时间要比一般儿童长，使其更好地适应该项活动。根据不同儿童的患病情况选择适宜的运动方式。对于轻度贫血儿童基本不限制活动量；对于营养不良、中度以下贫血儿童可进行日常体育锻炼，但由于这类儿童运动耐力相对较差，锻炼强度要低，一次运动时间不宜过长；生长发育迟缓的儿童适合跳跃式运动如原地跳、摸高跳、跳绳等。

2. 肥胖儿童

对于肥胖儿童要正确指导进行锻炼，使其能够在体力耐受情况下进行适度运动。体格锻炼项目可以选择体操、跑步、跳绳、跳羊角球、跳蹦蹦床、玩海洋球、摸高跳、跳障碍物、学青蛙跳、上下楼梯跑等形式。运动量循序渐进，可先从做热身体操15分钟开始，逐渐增加到跑、跳15分钟，每天锻炼时间为1小时，其余时间活动项目可同正常儿童。每周锻炼5日，适应过程约3周，运动后监测儿童心率，以达到运动后靶心率120～160次/分为宜。

方案一：体操15分钟+跳绳、跳蹦蹦床或者摸高跳15分钟。（针对中大班儿童）

方案二：体操15分钟+跳羊角球或者学青蛙跳、跳障碍物15分钟。（针对小班儿童）

方案三：体操15分钟+上下楼梯15分钟。（中大班儿童可以跑楼梯，小班儿童可以上下楼快走）

3. 呼吸道感染儿童

呼吸道感染恢复期儿童体温正常，无明显咳嗽症状，能够正常进餐方可恢复或开始体育锻炼。儿童锻炼时活动量不宜过大，可选择体操、热身、散步或者恢复体力型游戏，运动时间以儿童自感状况而定，若儿童自感稍累可以休息。待完全康复后可恢复正常体育锻炼。

4. 哮喘病史儿童

哮喘儿童在室外活动时要比正常儿童多增加衣服，尤其是面部、颈部的防寒物。在寒冷、干燥或者沙尘天气应减少户外活动。体育锻炼适宜在哮喘缓解期进行，哮喘发作期不参加体育活动。运动前做好热身准备，如体操、关节屈伸运动、步行等；逐步增加到小、中运动量的有氧耐力运动，如慢跑、走跑跳、爬行、反应类游戏、器械活动、游泳等，运动后心率不超过160次/分为宜。运动结束后注意观察儿童10分钟，以防运动性哮喘的发生。在体育活动时，发现儿童咳嗽立即让儿童停止运动，到室内休息，少量多次喝温开水，必要时用止喘药物。

5. 先天性心脏病儿童

对于先天性心脏病儿童，既要加强锻炼，提高机体的抵抗力，又要适当休息，避免劳累过度。如果患儿能够胜任，应尽量和正常儿童一起进行体育锻炼，但应防止剧烈活动。同时教育儿童对治疗疾病抱有信心，减少悲观恐惧心理。对于不同心脏缺陷类型、程度、病理改变应安排适宜的锻炼项目。

对于无明显症状非青紫型的先天性心脏病儿童，可以选择日常体育锻炼，可将其活动分为三部分：

（1）热身运动，可做预备体操、步行（如跨障碍物、模仿动物或者人物走姿）、原地踏步运动等，运动时间10分钟左右，运动后心率要处于较平稳状态。

（2）加大运动，如投掷、跳跃、跑步，运动时间10分钟左右，运动后心率逐步增加到最大心率的70%以下。

（3）放松运动，将原运动量逐步减量，或者做一些恢复体力的运动或者游戏，如慢走、体操，逐步恢复到活动前状态。

对于青紫型心脏病儿童，运动量进行到热身运动即可。活动中若儿童出现胸闷、胸痛、头晕乏力、面色苍白、气促等任一项症状即刻停止运动。

6. 癫痫儿童

有癫痫史的儿童户外活动区域尽量选择在平地活动，运动形式以慢性有氧运动为宜，如慢跑、走步、有氧健身操、日常游戏等，每次活动时间15分钟左右，每日锻炼时间30分钟左右，运动后心率保持在120~140次/分，若儿童在活动中自感稍累就停止运动。另外，癫痫患儿在户外活动中要尽量避免不良因素的刺激而诱发癫痫，如小朋友争抢滑梯、争抢球之类的情况。

五、儿童活动量的医学监护

在儿童活动中，通过监测心率或脉搏跳动来监测儿童的运动量是否合适比较客观，但可操作性差。一般常用观察法做医学监护，即在锻炼时要细心观察儿童精神状态、面色、唇、皮肤有无变化及有无寒战、出汗等异常反应。（见表3-22）如发现有异常反应，要马上采取措施或停止锻炼。

表3-22 体育活动强度判定

	指标	轻度疲劳	中度疲劳	非常疲劳
活动中	面色 汗量 呼吸 动作 注意力 情绪	稍红 不多 中速较快 动作准确 集中 情绪愉快	相当红 较多（特别肩部） 显著加快 步伐摇摆不稳 能集中注意力但不稳定 略有倦意	十分红或苍白 大量出汗（尤其躯干） 呼吸急促表浅节律紊乱 动作失调步态不稳用力颤抖/反应迟钝 注意力分散转移 精神疲乏
活动后	睡眠 饮食 情绪 注意力	入睡快睡眠好 饮食良好食欲增加 爽快情绪好 集中	入睡慢睡眠一般 食欲一般略有降低 略有不振 能集中，但较运动前集中时间短	很难入睡睡眠不好 进食量少甚至有呕吐恶心 精神恍惚心悸 不能主动集中

思考题

1. 托幼机构如何保障儿童户外活动计划的实施？
2. 儿童户外活动的保健原则包括哪些主要内容？
3. 保育人员在儿童户外活动时应从哪些方面观察儿童？

第四章
健康检查

JIANKANG JIANCHA

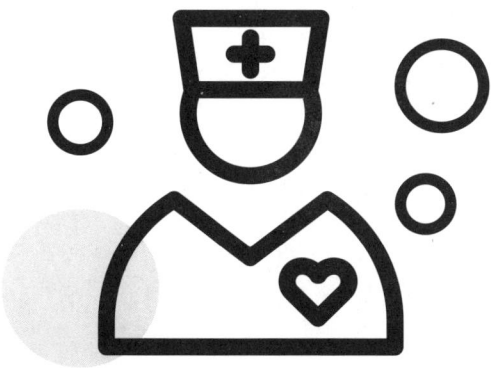

第一节 基本知识

一、儿童生长发育特点

儿童在生长发育过程中，生长速度或各器官、系统的发育顺序都遵循一定的规律。

1. 发育是连续性、有阶段性的过程

儿童时期的体格生长是一连续过程，但不同年龄阶段生长速度不同。例如，年龄越小生长速度越快，体重、身长和在出生后第一年增长很快，并出现第一个生长高峰，第二年以后生长速度逐渐减慢并趋于稳定，至青春期出现第二个生长高峰，体重、身高生长速度又迅速增加。

2. 各系统、器官生长发育不平衡

儿童的神经系统发育较早，脑的发育在出生头两年最快，5岁时脑的大小和重量已接近成人水平。生殖系统到青春期才迅速发育。而其他系统如呼吸、循环、消化、泌尿系统和肌肉的发育速度与体格生长平行。这种各系统发育速度的不同与其在不同年龄的生理功能有关。

3. 生长发育存在很大的个体差异

儿童生长发育在一定的范围内受遗传和环境的影响，存在着相当大的个体差异，因此儿童的生长发育水平有一定的正常范围。如矮身材父母的儿童与高身材父母的儿童相比，两者身长身高可相差很大，但都属于正常生长范围。

4. 生长发育遵循一般规律

生长发育遵循由上到下、由近到远、由粗到细、由低级到高级、由简单到复杂的规律。如出生后先能抬头后能抬胸，再会坐、立、行（从上到下）；从臂到手、从腿到脚地活动（由近到远）；从全掌抓握到手指拾取（由粗到细）；先会画直线再会画圈、图形（由简单到复杂）；先会看、听、感觉事物、认知事物，发展到会记忆、思维、分析、判断（由低级到高级）。

二、影响儿童生长发育的因素

1. 环境

经济发展水平通过膳食、父母教育等因素对儿童生长发育产生影响，城市儿童发育水平明显优于农村。良好的自然环境，如充分利用日光、新鲜空气、水进行体格锻炼，可促进儿童的生长发育。放射线的照射、病毒感染及与化学药品的接触，可影响染色体的结构，如腺病毒可使第17对染色体向中心集中，这些改变可以影响子代。

2. 遗传

父母身材的高矮对子代的影响较大。父母身材高的，子代身材也高，反之亦然。

3. 营养

影响孕期胎内营养不良的因素，均可影响胎儿的体格及神经系统的发育，进而影响出生后的生长发育水平。出生后充足、均衡的营养，可以保持儿童健康。

（1）营养不足。

可导致生长发育落后。

（2）营养过剩。

可导致肥胖，近年来患病率有逐渐增多趋势，将来发生糖尿病、动脉粥样硬化、高血压的风险较大。肥胖症对儿童的心理发育也有影响，如不合群、自卑等。

（3）微量元素缺乏。

如机体缺铁时，在贫血发生之前已有注意力不集中、记忆力减退及性格改变等状况。缺锌可影响儿童的智能。缺碘可致甲状腺功能低下，造成体格及神经心理发育的落后。

4. 疾病

（1）孕期疾病。

孕妇患风疹、带状疱疹、巨细胞病毒感染及弓形体病者，可影响胎儿的发育。患糖尿病的孕妇，其子代畸形的发生率较正常者高出2~6倍，小头畸形及无脑儿的发生率也较正常者高。甲状腺功能亢进的孕妇生育的子代，小头畸形要比一般高出13倍。

（2）围生期疾病。

严重的产伤可致脑、脊髓、臂丛神经等损伤。窒息、缺氧进一步发展下去可致脑水肿及脑出血。根据颅内出血的程度可造成不同程度的智能迟缓后遗症。

（3）出生后疾病。

急性疾病后体重明显减轻，胃肠道功能吸收不良；心、肾慢性疾病对体格发育的影响较大。先天性心脏病，尤其青紫型，可以影响儿童的体格及智能的发育。垂体性侏儒、甲状腺功能低下及软骨营养不良可致身材矮小。神经系统感染性疾病或各种病因引起脑病及脑外伤，有时可留有不同程度的后遗症，包括智能迟缓在内。癫痫反复发作而没有及时控制，对智能亦有影响。

5. 药物

妊娠期，尤其是妊娠初3个月，孕妇用药对胎儿的影响较大。出生后用药亦应注意，如较大剂量或长时期给予链霉素、庆大霉素、卡那霉素可致儿童听力减退或耳聋。

三、儿童体格评价

正确评价儿童体格状况，及早发现问题，给予适宜的指导与干预，对促进儿童健康生长十分重要。

（一）评价指标

儿童保健工作中常用的评价指标有：体重/年龄、身高（身长）/年龄、头围/年龄、体重/身高（身长）和体质指数（BMI）/年龄。

1. **体重**

体重为各器官、系统、体液重量的总和，是反映儿童生长与营养状况最常用的指标。

体重增长是体格生长的重要指标之一。儿童体重增长为非等速增加，随着年龄增长体重增长速度逐渐减慢。1岁时的体重约为出生体重的3倍，2岁时的体重约为出生体重的4倍，2岁至青春期前体重增长减慢稳速生长，年增长值约为2 kg。

在进行评价时应既考虑儿童对比同年龄人群的情况，也要以个体儿童自己体重增长的变化为依据。

2. **身高（身长）**

身高（身长）是指头顶至足底的长度。2岁以下儿童立位测量不准确，应仰卧位测量，称身长；2岁以后可立位测量，称身高。立位与仰卧位测量相差约0.7 cm。身高（身长）受种族、遗传和环境的影响较为明显，受营养的短期影响不明显，但与长期营养状况有关。

身高（身长）的增长规律与体重相似，年龄越小增长越快。出生后第一年身长增长最快，约为25 cm，约为出生身长的1.5倍。第二年身长增长速度减慢，约为10~12 cm。2岁以后每年身高增长低于5 cm，生长速度减慢。

3. **头围**

头围的增长与脑和颅骨的生长有关。头围增长最快为出生后头半年，至1周岁头围平均约46 cm；第二年头围增长缓慢，约为2 cm，2岁时头围约48 cm；5岁时约50 cm，15岁时接近成人头围54~58 cm。如果出生时头围小于32 cm，3岁后头围小于45 cm，称为小头畸形。大脑发育不全时头围常偏小；头围过大时应注意有无脑积水。

（二）评价方法

目前，我国《儿童健康检查服务技术规范》中建议的儿童体格评价方法有数据表法和曲线图法。

1. 数据表法

（1）离差法（标准差法）。

以中位数（M）为基值加减标准差（SD）来评价体格生长的方法称为离差法。根据儿童的年龄、性别固定分组，均值加减1个标准差包含68%的总体，加减2个标准差包含95%的总体，可按此进行三等级评估、五等级评估。（见表4-1、图4-1）

表4-1　等级划分法

等级	<M-2SD	M-2SD ~ M-1SD	M±1SD	M+1SD ~ M+2SD	≥ M+2SD
五等级	下	中下	中	中上	上
三等级	下	中			上

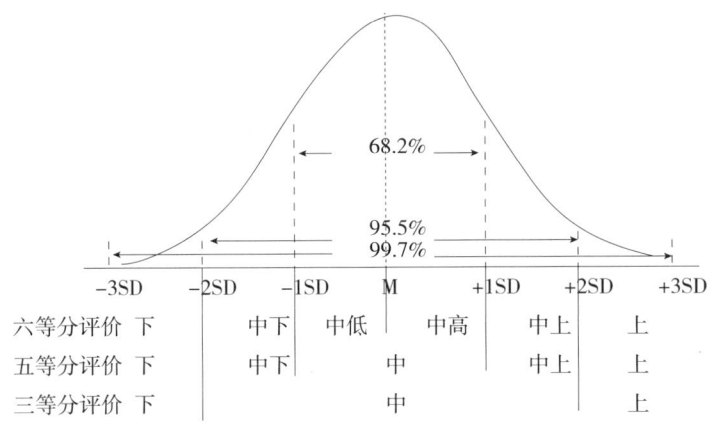

图4-1　等级划分法

这种评价方法的优点是简单易行，缺点是只能用单项指标评价，不能对儿童体型进行评价，也不能对生长动态进行评价。

（2）百分位法。

将参照人群的第50百分位数（P50）作为基准值，第3百分位数值相当于离差法的中位数减2个标准差，第97百分位数值相当于离差法的中位数加2个标准差。

2. 曲线图法

将儿童的体格指标绘制成曲线图，从而能直观、快速地了解儿童的生长情况，通过监测可以清楚地看到生长趋势和变化情况，及时发现生长偏离的现象。

描绘方法：以横坐标的年龄或身高（身长）点做一与横坐标垂直的线，再以纵坐标的体重、身高（身长）、头围测量值或BMI值为点做与纵坐标垂直的线，两线相交点即为该年龄儿童这些体格指标在曲线图上的位置或水平，将连续多个描绘点连线即获得该儿童体重、身高（身长）、头围、BMI生长轨迹或趋势。这种方法不仅可以评定生长水平，还可看出生长趋势，并能算出生长速度。

（三）评价内容

1. 生长水平

指个体儿童在同年龄同性别人群中所处的位置，为该儿童生长的现况水平。

2. 匀称度

包括体型匀称和身材匀称，通过体重/身高（身长）可反映儿童的体型和人体各部分的比例关系。（见表4-2）

表4-2　生长水平和匀称度的评价

指标	测量值		评价
	百分位法	标准差法	
体重/年龄	<P3	<M-2SD	低体重
身高（身长）/年龄	<P3	<M-2SD	生长迟缓
体重/身高（身长）	<P3	<M-2SD	消瘦
	P85～P97	M+1SD～M+2SD	超重
	≥P97	≥M+2SD	肥胖
头围/年龄	<P3	<M-2SD	过小
	≥P97	≥M+2SD	过大

3. 生长速度

将个体儿童不同年龄时点的测量值在生长曲线图上描记并连接成一条曲线，与生长曲线图中的参照曲线比较，即可判断该儿童此段时间的生长速度是正常、增长不良还是过速。纵向观察儿童生长速度可掌握个体儿童自身的生长轨迹。

（1）正常增长：与参照曲线相比，儿童的自身生长曲线与参照曲线平行上升即为正常增长。

（2）增长不良：与参照曲线相比，儿童的自身生长曲线上升缓慢（增长不足：增长值为正数，但低于参照速度标准）、持平（不增：增长值为零）或下降（增长值为负数）。

（3）增长过速：与参照曲线相比，儿童的自身生长曲线上升迅速（增长值超过参照速度标准）。

四、工作人员常见传染病

（一）活动性肺结核

肺结核是由结核分枝杆菌感染所致的慢性传染性疾病。肺结核的传播是由传染性的肺结核患者通过咳嗽、打喷嚏、唱歌和高声说话等方式将带有结核菌的"微滴核"排出体外，健康人吸入后受到感染并可能进一步发展为活动性肺结核。

1. 主要症状

主要临床症状是慢性咳嗽，持续超过14天不见好转；持续体温超过38℃的发热；体重明显下降。

2. 诊断与治疗

通过病史、临床相关检查和调查分析等可以确诊。治疗需要联合规范用药。患者家属和护理者都应该接受结核病防治相关知识的健康教育。

治愈标准是涂阳肺结核患者完成规定的疗程，连续2次涂片结果阴性，其中1次是治疗末的涂片。

3. 预防措施

预防措施是保证室内定期通风，尽量避免到人多拥挤的环境。患者一旦确诊并经过正规合理治疗，其传染性很快消失，因此及时发现患者并予以正规治疗可以减少对他人的传染。

（二）流行性感冒

流行性感冒具有一定的季节性，我国北方地区流行高峰一般发生在冬春季，而南方地区高峰多发生在夏季和冬季，一般流行3~4周后会自然停止。流感患者和隐性感染者是流感的主要传染源。主要通过空气飞沫传播，也可通过口腔、鼻腔、眼睛等处黏膜直接或间接接触传播。接触患者的呼吸道分泌物、体液和被病毒污染的物品也可能引起感染。

1. 主要症状

流感最常见为单纯型流感，突然起病，高热，体温可达39℃~40℃，可有畏寒、寒战，多伴头痛、全身肌肉关节酸痛、极度乏力、食欲减退等全身症状，常有咽喉痛、干咳，可有鼻塞、流涕、胸骨后不适等症状。颜面潮红，眼结膜外眦轻度充血。胃肠型流感，除发热外以呕吐、腹泻为显著特点。

2. 诊断与治疗

非住院患者居家隔离，保持房间通风。充分休息，多饮水，饮食应当易于消化和富有营养，密切观察病情变化。尽早开始抗流感病毒药物治疗，避免盲目或不恰当使用抗菌药物，合理使用对症治疗药物。

如无并发症呈自限性过程，多于发病3~4天后高热体温逐渐消退，全身症状好转，但咳嗽消退、体力恢复常需1~2周。轻症者如普通感冒，症状轻，2~3天可恢复。

3. 预防措施

（1）加强个人卫生知识宣传教育，保持室内空气流通，流行高峰期避免去人群聚集场所；咳嗽、打喷嚏时应使用纸巾等掩住口鼻，避免飞沫传播；经常洗手，避免脏手接触口、眼、鼻；流行期间如出现流感样症状及时就医，并减少接触他人，尽量居家休息。

（2）同一机构如在72小时内有两人或两人以上出现流感样症状就应警惕，一旦确诊应要求患者入院治疗或居家休养，做好个人卫生，尽量避免或减少与他人接触。

（3）接种流感疫苗是其他方法不可替代的最有效的预防流感及其并发症的手段。疫苗需每年接种方能获得有效保护。

（4）抗病毒药物预防只能作为没有接种疫苗或接种疫苗后尚未获得免疫能力的高并发症风险人群的紧急临时预防措施。

（三）细菌性痢疾

细菌性痢疾简称菌痢，菌痢主要通过消化道传播，终年散发，夏秋季可引起流行。本病主要经粪口途径传播，另外，还可通过生活接触传播，即接触病人或带菌者的生活用具而感染。急、慢性菌痢病人和带菌者是主要传染源，非典型病人、慢性菌痢病人及无症状带菌者由于症状不典型而容易误诊或漏诊。

1. 主要症状

主要表现为腹痛、腹泻、排黏液脓血便以及里急后重等，可伴有发热及全身毒血症状，严重者可出现感染性休克和（或）中毒性脑病。由于痢疾杆菌各组及各血清型之间无交叉免疫，且病后免疫力差，故可反复感染。一般为急性，少数迁延成慢性。

2. 诊断与治疗

粪便外观多为黏液脓血便，镜检可见白细胞（≥15个/高倍视野）、脓细胞和少数红细胞，如有巨噬细胞则有助于诊断。细菌培养、粪便培养出痢疾杆菌可以确诊。

饮食以流食为主，忌食生冷、油腻及刺激性食物。轻型菌痢患者在充分休息、对症处理和医学观察的条件下可不用抗菌药物；严重病例如出血性腹泻等则需应用抗生素，因其既可缩短病程，又可减少带菌时间。常用药物包括喹诺酮类等。

3. 预防措施

（1）管理传染源。急、慢性病人和带菌者应隔离或定期进行访视管理，并给予彻底治疗，直至大便培养阴性。对托幼机构食品从业人员和保教人员等行业人群中的病人，应立即令其离开原工作岗位并给予彻底治疗。慢性菌痢病人和带菌者未治愈前一律不得从事接触儿童和食品的工作。

（2）切断传播途径。养成良好的卫生习惯，特别注意饮食和饮水卫生。

（四）甲、戊型病毒性肝炎

甲型病毒性肝炎是由甲肝病毒引起的，以肝脏损害为主的全身性传染病，主要由粪口途径传播。甲型肝炎无病毒携带状态，传染源为急性期患者和隐性感染者，后者数量较前者多。粪便污染饮用水源、食物、玩具等可引起流行。

1. 主要症状

甲型肝炎（HAV）：主要表现为急性感染。症状以全身乏力、食欲减退、恶心、呕吐、厌油、腹胀、肝区痛、尿色加深等为主，部分病例出现黄疸。

戊型肝炎（HEV）：戊型肝炎与甲型肝炎相似，但黄疸前期较长，平均10天，症状较重，自觉症状至黄疸出现后4~5天才开始缓解，病程较长。HBV（乙肝）慢性感染者重叠戊型肝炎时病情较重，病死率增高。感染后可产生持久免疫。

2. 诊断与治疗

血清酶测定：急性肝炎时ALT明显升高，黄疸出现后ALT开始下降。抗HAV-IgM是早期诊断甲型肝炎最简便而可靠的血清学标志。在发病后数天即转为阳性，3~6个月转阴。戊肝根据流行病学资料，结合HEV-IgM阳性，并参考肝功能检查可以进行诊断。

甲型和戊型肝炎一般为自限性，多可完全康复。一般不采用抗病毒治疗，以对症治疗为主，急性期应进行隔离，症状明显及有黄疸者应卧床休息；恢复期可逐渐增加活动量，但要避免过度劳累。饮食宜清淡易消化，适当补充维生素，能量不足者应静脉补充葡萄糖。避免饮酒和应用损害肝脏的药物，辅以药物对症及恢复肝功能，药物不宜太多，以免加重肝脏负担。

3. 预防措施

（1）控制传染源。急性患者应隔离治疗至病毒消失，慢性患者和携带者可根据病毒复制指标评估传染性大小。现症感染者不能从事食品加工、托幼保育等工作。

（2）切断传播途径。搞好环境卫生和个人卫生，加强粪便管理、水源管理，做好食品卫生、食具消毒等工作，防止病从口入。

（3）保护易感人群。甲肝疫苗接种对象为抗HAV-IgG阴性者。对近期有与甲型肝炎患者密切接触的易感者，可用人丙种球蛋白进行被动免疫预防注射，时间越早越好，免疫期2~3个月。

（五）淋病

淋病是由淋病奈瑟菌引起的泌尿、生殖系统的化脓性炎症，也可造成眼、咽喉、直肠，甚至全身各脏器的损害，是最常见的性传播疾病。性接触感染是主要的感染途径，间接接触感染通过淋病分泌物污染的衣物、便盆、毛巾等感染，是幼女感染的主要方式。淋病奈瑟菌离开人体不易生存，一般消毒剂易将其杀死。

1. 主要症状

急性淋病常表现为尿急、尿痛、尿频等急性尿道炎的症状，并伴有黄绿色脓性白带增多、外阴瘙痒或烧灼感。急性淋病未经治疗或治疗不彻底，可转为慢性，仍具有传染性。

2. 诊断与治疗

淋病的治疗必须遵照医嘱，及时、足量、规范、彻底，同时治疗配偶，注意复查。

治愈标准：治疗结束后2周内，症状体征全部消失，尿液常规检查正常；在治疗结束后一周或月经后宫颈分泌物涂片和培养检查两次均阴性。

3. 预防措施

加强卫生宣传教育，注意个人卫生，提倡淋浴，公共厕所以蹲式为宜。患病后要及时治疗，患者注意个人卫生与隔离。未治愈前应避免性生活，以免传染给配偶，配偶患病时应同时治疗。

（六）梅毒

梅毒是由梅毒螺旋体引起的慢性、系统性性传播疾病。显性和隐性梅毒患者是该病的传染源，性接触是梅毒的主要传播途径，感染早期传染性最强。如果是显性梅毒，可发生在性行为接触的任何部位的硬下疳；间接接触传染，可通过日常用品造成传播；还可垂直传播，通过母婴间胎盘传播。

1. 主要症状

临床分为潜伏梅毒、硬性下疳（一期梅毒）、多种多样的皮疹（二期梅毒）、晚期梅毒（三期梅毒）。

2. 诊断与治疗

梅毒首选青霉素治疗，应遵医嘱用药，包括早期、足量和规则用药，治疗后要定期追踪观察。

治愈标准：分为临床治愈及血清治愈。一期梅毒、二期梅毒及三期梅毒损害消失、症状消失为临床治愈。若抗梅毒治疗后2年内，梅毒血清学试验由阳性转为阴性，脑脊液检查阴性为血清治愈。

3. 预防措施

对疑似患梅毒的孕妇，应及时给予预防性治疗，以防止将梅毒传染给胎儿。对已接受治疗的病人，应定期追踪。发现梅毒病人必须强迫进行隔离治疗，病人的衣物及用品进行严格消毒，以消灭传染源。追踪病人的配偶，对可疑病人均应进行预防性检查，以便早期发现并及时治疗。

（七）滴虫性阴道炎

滴虫性阴道炎是由阴道毛滴虫感染所致，在无症状的妇女中约占3%~5%。阴道毛滴虫极易传播，主要通过公共浴池、浴具、游泳池、便器、性交以及消毒不彻底的医疗器械等传染。

1. 主要症状

临床主要表现为白带增多，分泌物刺激外阴皮肤可引起瘙痒。少数可侵犯尿道、膀胱而有尿频、尿急、尿痛甚至血尿等症状。少数患者阴道内有滴虫感染而无炎症反应，可无症状，称为"带虫者"。

2. 诊断与治疗

滴虫性阴道炎治疗局部常用药为灭滴灵200~400 mg，每晚置阴道深部，连续7~10天为一疗程。全身用药为灭滴灵200 mg，每日3次，7日为一疗程，或400 mg，每日2次，5日为一疗程。亦有用1~2 g顿服者。

治愈标准：治疗后易复发，故月经后3~5日应复查，连续3次月经后检查白带滴虫阴性者，方可认为治愈。

3. 预防措施

（1）加强卫生宣传教育，注意个人卫生。

（2）公共浴室应设有淋浴，浴盆、浴池等应定期消毒。公共厕所以蹲式为宜。严格管理好游泳池，有滴虫者必须治疗后方能入池。

（3）患者家属也应做检查，发现有滴虫者，应及时治疗。

（八）假丝酵母菌外阴阴道炎

假丝酵母菌外阴阴道炎，也称为霉菌性阴道炎，是由假丝酵母菌引起，该菌平时寄生于阴道内，当阴道内糖原增多、酸性增强时，即迅速繁殖引起炎症，故多见于孕妇、糖尿病患者及接受大量雌激素治疗者。如长期用抗生素，改变了阴道内微生物之间的相互抑制关系，亦可使该菌大量繁殖而引起感染。主要通过公共浴池、浴具、游泳池、便器、性交以及消毒不彻底的医疗器械等传染。

1. 主要症状

临床主要以外阴瘙痒或灼痛为主要症状，急性期白带增多，呈乳凝块或豆腐渣样。检查可见阴道黏膜上有一层白色黏稠或豆腐渣样分泌物覆盖，擦净后可见黏膜充血红肿，甚至有糜烂面及表浅溃疡。

2. 诊断与治疗

治疗以阴道用药为首选，可以选用硝酸咪康唑栓200 mg，每天一次，连用14天一疗程；或达克宁栓400 mg，每天一次，连用6天一疗程；或克霉唑栓100 mg，每天一次，连用7天一疗程；或制霉菌素栓10万单位，每晚一次，连用10~14天进行治疗。对月经期及未婚妇女可采用全身用药，口服抗真菌药物。治疗中禁性交，每日更换洗净消毒内裤。经期后复查。

治愈标准：治疗后易复发，故月经后3~5日应复查，连续3次月经后检查白带假丝酵母菌阴性者，方可认为治愈。

3. 预防措施

同滴虫性阴道炎。

第二节 工作要求

一、儿童入园健康检查

儿童入园健康检查的目的是了解儿童生长发育和健康情况，及时检出传染病，并根据身体情况判断其能否适应集体生活。

（1）儿童入托幼机构前应当经医疗卫生机构进行健康检查，合格后方可入园。

（2）承担儿童入园体检的医疗卫生机构及人员应当取得相应的资格，并接受相关专业技术培训。应当按照《托儿所幼儿园卫生保健管理办法》规定的项目开展健康检查，不得违反规定擅自改变健康检查项目。规范填写"儿童入园（所）健康检查表"。

（3）儿童入园体检中发现疑似传染病者应当暂缓入园，及时确诊治疗。

（4）儿童入园时，托幼机构卫生保健人员应当查验"儿童入园（所）健康检查表""0~6岁儿童保健手册""预防接种证"。发现没有预防接种证或未依照国家免疫规划受种的儿童，应当在30日内向托幼机构所在地的接种单位或县级疾病预防控制机构报告，督促监护人带儿童到当地规定的接种单位补证或补种，儿童补证或补种后须复验"预防接种证"。

（5）儿童离园3个月以上须重新按照入园检查项目进行健康检查。

（6）转园儿童持原托幼机构提供的"儿童转托幼机构健康证明""0~6岁儿童保健手册"可直接转园。"儿童转托幼机构健康证明"有效期3个月。

二、儿童定期健康检查

儿童定期健康检查的目的是了解托幼机构内群体儿童生长发育的水平，及时发现疾病和异常情况，及时采取有针对性的防治措施。

（1）承担儿童定期健康检查的医疗卫生机构及人员应当取得相应的资格。儿童定期健康检查项目包括：测量身高（身长）、体重、头围，检查眼、耳、鼻、口腔、皮肤、心肺、肝脾、脊柱、四肢、外生殖器等，测查视力、听力，检测血红蛋白或血常规。

（2）1~3岁儿童每年健康检查2次，每次间隔6个月；3岁以上儿童每年健康检查1次，每半年测量身高、体重1次。所有儿童每年进行1次血红蛋白或血常规检测。1~3岁儿童每年进行1次听力检查；4岁以上儿童每年检查1次视力。

（3）体检后应当及时向家长反馈健康检查结果。

三、儿童晨午检及全日健康观察

晨午间检查和全日观察的目的是了解儿童的健康状况，及时发现传染病，做到早发现、早报告、早隔离、早治疗；及时发现儿童的异常情况，针对情况及时采取措施。

（1）认真执行晨午间检查和全日观察制度，明确晨检、午检、全日健康观察由卫生保健人员或保教人员执行，做好晨午间检查和全日观察记录。卫生保健人员应对保教人员进行相关知识的培训，如传染病早期症状和体征的识别、如何判断疾病的轻重缓急、急救处理的方法等。

（2）做好每日晨间或午间入托幼机构检查，检查内容包括询问儿童在家有无异常情况，观察精神状况、有无发热和皮肤异常，检查有无携带不安全物品等，发现问题及时处理。

（3）保教人员对儿童进行全日健康观察的内容包括饮食、睡眠、大小便、精神状况、情绪、行为等，并做好观察及处理记录。

（4）卫生保健人员每日深入班级巡视2次，发现患病、疑似传染病儿童应当尽快隔离并与家长联系，及时到医院诊治，并追访诊治结果。

（5）患病儿童应当离开托幼机构休息治疗。如果接受家长委托喂药，应当做好药品交接和登记，并请家长签字确认。

四、工作人员上岗前健康检查

工作人员健康检查的目的是掌握准备上岗和在岗工作人员的健康状况，及时发现传染病患者，对患有须离岗或调离托幼机构治疗的疾病或症状的人员，采取相应的措施。

（1）托幼机构工作人员上岗前必须按照《托儿所幼儿园卫生保健管理办法》的规定，经县级以上人民政府卫生行政部门指定的医疗卫生机构，按照规定的项目进行健康检查，取得"托幼机构工作人员健康合格证"后方可上岗。托幼机构工作人员上岗前健康检查率须为100%。

（2）精神病患者或者有精神病史者不得在托幼机构工作。

五、工作人员定期健康检查

（1）托幼机构所有在岗工作人员，包括行政人员、保教人员、食堂从业人员、门卫、校车驾驶员等，必须按照《托儿所幼儿园卫生保健管理办法》规定的项目每年进行一次健康检查。托幼机构工作人员定期健康检查率须为100%。

（2）在岗工作人员患有精神病者，应当立即调离托幼机构。

（3）体检过程中发现异常者，由体检的医疗卫生机构通知托幼机构患病的工作人员到相关专科进行复查和确诊，并追访诊治结果。

（4）凡患有下列症状或疾病者须离岗，治愈后须持县级以上人民政府卫生行政部门指定的医疗卫生机构出具的诊断证明，并取得"托幼机构工作人员健康合格证"后，方可回托幼机构工作。

① 发热、腹泻等症状；
② 流感、活动性肺结核等呼吸道传染性疾病；
③ 痢疾、伤寒、甲型病毒性肝炎、戊型病毒性肝炎等消化道传染性疾病；
④ 淋病、梅毒、滴虫性阴道炎、化脓性或者渗出性皮肤病等。

六、工作人员健康合格证的发放

工作人员健康体检合格后，由县级以上妇幼保健机构负责发放"托幼机构工作人员健康合格证"，该证由托幼机构的卫生保健人员统一保管。

第三节 实施方法

一、儿童入园健康检查

（1）新生入园前托幼机构负责组织儿童入园前的健康体检工作。应告知家长带儿童到医疗卫生机构进行入园健康检查，体检合格后方可入托幼机构。要求儿童入托幼机构健康检查率为100%。

（2）卫生保健人员在查验"一表、一册、一证"，即"儿童入园（所）健康检查表"（见表4-3）"0～6岁儿童保健手册""预防接种证"后，应进一步详细了解儿童的既往病史，有无传染病接触史、过敏史等。

（3）儿童入托幼机构体检中发现疑似传染病者应当暂缓入园，及时确诊治疗，治愈后凭医疗卫生机构证明入托幼机构。有传染病接触史的儿童必须经过医学观察，观察期满且无症状后再做检查，正常者可入托幼机构。

（4）入托幼机构体检中发现的患有营养不良、贫血、肥胖等营养性疾病的儿童应在入托幼机构后进行管理。

表4-3 儿童入园（所）健康检查表

姓名		性别		年龄		出生日期		年 月 日
既往病史			1. 先天性心脏病　2. 癫痫　3. 高热惊厥　4. 哮喘　5. 其他					
过敏史						儿童家长确认签名		
体格检查	体重		kg	评价		身长（高）	cm	评价		皮肤	
	眼	左		视力	左	耳	左	口腔	牙齿数	
		右			右		右		龋齿数	
	头颅		胸廓			脊柱四肢		咽部		
	心肺		肝脾			外生殖器		其他		

续表

辅助检查	血红蛋白（Hb）		丙氨酸氨基转移酶			
	其他					
检查结果			医生意见			
医生签名：　　　　　　　　　检查单位： 体检日期：　　年　　月　　日　　　　　　　　　　　　（检查单位盖章）						

二、儿童定期健康检查

（1）在健康检查前托幼机构应通知家长，告知体检的日期和具体要求，请家长积极配合，保证体检当日儿童尽量不缺席。

（2）1~3岁儿童每年进行2次健康检查，宜安排在每年的5~6月份和11~12月份。3岁以上儿童每年进行1次健康检查，宜安排在每年的5~7月份。

（3）有条件的托幼机构可配备符合要求的体检设备和场所，在托幼机构内开展儿童定期健康检查。体检设备包括：体重计（杠杆式或电子秤）、身高坐高计（供2岁以上儿童使用）、卧式身长计（供2岁以下儿童使用）、国际标准视力表或标准对数视力表灯箱。体检场所应安排在采光和通风良好、相对独立宽敞的室内，秋冬季应保持适宜的室内温度。体检前及体检后应做好体检环境和测量工具的清洁和消毒工作。

（4）卫生保健人员应在体检前做好准备工作，包括准备好场所、设备、"0~6岁儿童保健手册"，安排好各班的体检时间等。体检时做好组织工作，维持好秩序。体检后做好体检资料的整理和保存工作，对儿童生长发育和健康情况进行分析评价，做好疾病登记及统计。经过儿童保健专业培训的卫生保健人员可以配合医务人员做儿童体格测量。

（5）健康检查后卫生保健人员应将儿童体检结果及时反馈给家长，发现视力低常、听力异常、龋齿等问题的儿童要进行登记管理，督促家长及时带患病儿童进行诊断及矫治；对轻度贫血、营养不良及超重、肥胖等营养性疾病儿童进行登记管理，对中重度贫血、营养不良和肥胖儿童进行专案管理，督促家长及时带患病儿童进行治疗和复诊；对患有先天性心脏病、哮喘、癫痫等疾病的儿童进行登记，加强日常健康观察和保育护理工作；对疑似有心理行为问题的儿童，应告知家长及时带儿童到医院就诊。

（6）对请假去外地后返回托幼机构的儿童，卫生保健人员应了解其外出期间有无传染病接触史，无传染病接触史者可以回托幼机构。

三、儿童晨午间检查

1. 晨检设备

配备必要的物品，如体温表、压舌板、手电筒、记录本等。

2. 检查步骤

"一问、二看、三查、四记"，发现问题及时处理。

问：询问家长，了解儿童在家有无异常情况，包括精神、食欲、睡眠、大小便等，以及有无咳嗽、流鼻涕等症状。

看：看儿童精神是否活泼，面色是否正常，有无流泪、眼结膜充血、流鼻涕，皮肤是否有皮疹等。

查：检查儿童额部及手心、口腔，以筛查儿童是否发热，对疑似发热儿童应及时测量体温。根据传染病流行情况对易感儿童重点检查，以便早发现、早隔离。同时要检查儿童是否携带不安全物品，如玻璃、小石子等。

记：发现异常情况记录在"晨午检观察记录表"中。

四、儿童全日健康观察

1. 观察时间

全日制托幼机构的卫生保健人员每日上午和下午都应到各班巡视，每日至少2次。有寄宿儿童的托幼机构卫生保健人员晚间还应巡视。

2. 观察内容

（1）保教人员应对儿童进行全日健康观察，注意儿童饮食、睡眠、大小便、精神状况、情绪、行为等，发现可疑或异常情况应立即与卫生保健人员联系，并做好观察及处理记录。

（2）卫生保健人员向班级保教人员了解儿童的健康情况，如发现疑似传染病儿童应尽快隔离并与家长联系，及时到医院诊治，并追访诊治结果。

（3）患病儿童应立即离园休息治疗。儿童不能立即离园时，应当及时设立临时隔离室，对患儿采取有效的隔离控制措施。临时隔离室内环境、物品应当便于实施随时性消毒与终末消毒。

（4）如果接受家长委托需要在托幼机构内喂药时，卫生保健人员或班级教师收下药物时应查看儿童的就诊病历，核对儿童姓名、药名、用药时间和剂量，与家长做好药品交接和登记，并请家长签字确认。

五、儿童体格测量方法

1. 体重测量

（1）测量工具要求。

使用杠杆式体重秤或电子体重秤，最大称量为60 kg，最小分度值为50 g。

（2）测量前准备。

测量前应将体重秤平稳置于地上，检查磅秤的零点，在每天上、下午测量前及测量中均应检查零点。熟悉体重秤的读数砝码、游锤或称锤，将它放置在与儿童年龄相当的体重值附近。室温一般调节在20℃左右。被测者应脱去外衣、鞋袜和帽子，仅穿单衣裤，如果衣服不能脱，则应设法扣除衣服的重量。宜在饭后1小时或饭前半小时左右的时间段进行体重测量，年长儿童应排空大小便。

（3）测量方法。

称体重时，1~3岁儿童可坐位，3岁以上可站位，两手自然下垂，检查者不可扶着儿童，儿童也不可接触其他物体或身体扭动，以免影响准确性。使用杠杆式体重秤进行测量时，放置的砝码应接近儿童体重，并迅速调整游锤，使杠杆呈正中水平，将砝码及游锤所示读数相加；使用电子体重秤称重时，待数据稳定后再读数。记录时须除去衣服重量。体重记录以千克（kg）为单位，保留小数点后1位。

对不配合检查的儿童，可以由成人抱着称，然后减去成人重量和儿童所穿衣服的重量。

（4）注意事项。

量具应经常检修，保证各部件灵活准确。

2. 身高（身长）测量

（1）测量工具要求。

量床供2岁及以下儿童测量身长使用，身高计供2岁以上儿童测量身高使用，最小分度值均为0.1 cm。

（2）测量前准备。

儿童测量身高（身长）前应脱去外衣、鞋、袜、帽。

（3）测量方法。

身长：测量时，儿童仰卧于量床中央，助手将头扶正，头顶接触头板，两耳在同一水平。测量者立于儿童右侧，左手握住儿童两膝使腿伸直，右手移动足板使其接触双脚跟部，注意量床两侧的读数应保持一致，然后读数。

身高：测量身高时，儿童取立位，嘱儿童两眼直视正前方，胸部挺起，两臂自然下垂，脚跟并拢，脚尖分开约60℃，脚跟、臀部与两肩胛间三点同时接触立柱，头部保持正中位置，使测量板与头顶点接触，读测量板垂直交于立柱上刻度的数字，视线应与立柱上刻度的数字平行。

（4）注意事项。

测量身高（身长）时所用量具如为木质者，木材应是干燥的，不受冷热影响；定期对量具进行校正，保证测量准确。儿童身高（身长）记录以厘米（cm）为单位，保留小数点后1位。

3. 头围测量

（1）测量工具要求。

无伸缩性软尺，最小分度值为0.1 cm。

（2）测量方法。

儿童取坐位或仰卧位，测量者位于儿童右侧或前方，用左手拇指将软尺零点固定于头部右侧眉弓上缘处，经枕骨粗隆及左侧眉弓上缘回至零点，使软尺紧贴头皮。儿童头围记录以厘米（cm）为单位，保留小数点后1位。

（3）注意事项。

使用软尺测量前要检查刻度是否正确，测量数十次后要再次检查刻度是否因反复牵拉或汗水浸湿而影响正确性。测量女童时，如有辫子，则将辫子解开，勿把辫子和女童头上的蝴蝶结等饰物压在软尺下，以免影响读数的准确性。

六、儿童体格评价的步骤与方法

体格评价主要评价儿童身体生长水平、生长趋势、生长速度、身体各部分比例是否匀称以及营养状况等方面，其目的是了解个体或群体儿童生长发育现状及今后发展趋势，并对部分生长发育发生偏离的儿童采取干预措施，以促进其健康成长。

1. 测量儿童身高（身长）、体重

测量方法见本节"五、儿童体格测量方法"。

2. 计算儿童实足年龄

因体格评价标准按儿童岁、月评价，要求计算年龄为几岁、几月。

【例1】某男童2016年3月15日出生，卫生保健人员2020年5月15日测量体重、身高。

实足年龄计算：　　2020年5月15日
　　　　　　　　－2016年3月15日
　　　　　　　　────────────
　　　　　　　　　　4岁2月

【例2】某女童2016年3月25日出生，卫生保健人员2020年5月15日测量体重、身高。

实足年龄计算：　　2020年5月15日
　　　　　　　　－2016年3月25日
　　　　　　　　────────────
　　　　　　　　　　4岁1月

3. 进行儿童体格评价

评价方法见本章第一节中"三、儿童体格评价"。

按儿童年龄、性别、身高、体重，参照标准进行评价。

首先选择与儿童性别相应的参照标准。根据儿童年龄，对照相应体重、身高数值所处的位置进行三等级或五等级评价。同时以同样方法，根据儿童身高对照相应体重数值所处的位置进行评价。

4. 分析儿童营养状况

根据儿童体格评价结果，儿童营养状况分为：正常、营养不良（包括：低体重、生长迟缓、消瘦）、超重、肥胖。（见第一节"三、儿童体格评价"中表4-1、4-2）

低体重：体重/年龄＜M-2SD（下）

生长迟缓：身高（身长）/年龄＜M-2SD（下）

消瘦：体重/身高（身长）＜M-2SD（下）

超重：M+1SD＜体重/身高（身长）＜M+2SD（中上）

肥胖：体重/身高（身长）≥M+2SD（上）

【例1】某男童，4岁8月，测量身高110.5 cm、体重21.5 kg。

根据该男童的年龄、身高、体重，对照"男童身高/年龄、体重/年龄标准差数值表"（见表4-4），该儿童的身高位于M～M+1SD之间、体重在M+1SD～M+2SD之间。根据该男童的身高，对照"男童体重/身高标准差数值表"（见表4-5），该儿童的体重位于M+1SD～M+2SD之间。

表4-4 男童身高/年龄、体重/年龄标准差数值表

年龄		身高（cm）							体重（kg）					
岁	月	-3SD	-2SD	-1SD	中位数	+1SD	+2SD	+3SD	-3SD	-2SD	-1SD	中位数	+1SD	+2SD	+3SD
4	6	93.4	97.8	102.3	106.7	111.1	115.5	119.9	11.8	13.4	15.2	17.3	19.8	22.7	26.0
	7	93.9	98.3	102.8	107.2	111.7	116.1	120.6	11.9	13.5	15.4	17.5	20.0	22.9	26.3
	8	94.3	98.8	103.3	107.8	112.3	116.7	121.2	12.0	13.6	15.5	17.7	20.2	23.2	26.6
	9	94.7	99.3	103.8	108.3	112.8	117.4	121.9	12.1	13.7	15.6	17.8	20.4	23.4	26.9
	10	95.2	99.7	104.3	108.9	113.4	118.0	122.6	12.2	13.8	15.8	18.0	20.6	23.7	27.2
	11	95.6	100.2	104.8	109.4	114.0	118.6	123.2	12.3	14.0	15.9	18.2	20.8	23.9	27.6

表4-5 男童体重/身高标准差数值表

身高（cm）	体重（kg）						
	-3SD	-2SD	-1SD	中位数	+1SD	+2SD	+3SD
100.0	12.1	13.1	14.2	15.4	16.7	18.2	19.9
100.5	12.2	13.2	14.3	15.5	16.9	18.4	20.1
110.0	14.4	15.6	17.0	18.5	20.2	22.2	24.4
110.5	14.5	15.8	17.1	18.7	20.4	22.4	24.7
111.0	14.6	15.9	17.3	18.9	20.7	22.7	25.0
111.5	14.8	16.0	17.5	19.1	20.9	22.9	25.2
112.0	14.9	16.2	17.6	19.2	21.1	23.1	25.5

参照表4-1，根据三等级评价法该儿童体格评价结果为：

身高/年龄 中；

体重/年龄 中；

体重/身高 中；

营养状况评价为：体格正常。

【例2】某男童，4岁11月，测量身高100.0 cm、体重15.0 kg。

根据该男童的年龄、身高、体重，对照表4-4，该儿童的身高在M-3SD～M-2SD之间、体重在M-2SD～M-1SD之间。根据该男童的身高，对照表4-5，该儿童的体重在M-1SD～M之间。

该儿童体格生长评价结果为：

身高/年龄　下；

体重/年龄　中；

体重/身高　中；

营养状况评价为：生长迟缓。

【例3】某男童，4岁10月，测量身高111.7 cm、体重24.5 kg。

根据该男童的年龄、身高、体重，对照表4-4，该儿童的身高位于M～M+1SD之间、体重位于M+2SD～M+3SD之间。根据该男童的身高，对照表4-5，该儿童的体重位于M+2SD～M+3SD之间。

该儿童体格生长评价结果为：

身高/年龄　中；

体重/年龄　上；

体重/身高　上；

营养状况评价为：肥胖。

七、常用儿童护理技术

（一）体温、脉搏、呼吸的测量与观察

1. 体温测量法

人体的温度称为体温。体温测量常用的方法是腋下测量。

（1）测量前的准备。

测量前将已经消毒的体温计用消毒纱布擦干，检查体温计有无破损，将体温计汞柱甩至35℃以下。

（2）测量方法。

此方法适用于各年龄段的儿童，也是托幼机构最常用的体温测量方法。大年龄儿童取坐位或卧位，小年龄儿童由成人抱在怀中。先擦干腋下汗液，将体温计水银端放于腋窝深处并贴紧皮肤，指导儿童屈臂过胸夹紧体温计，不合作的儿童由测量者协助夹紧上臂，测量5～10分钟，取出体温计看度数并记录。

（3）注意事项。

体温并不是恒定不变的，随人体新陈代谢的情况而稍有变化，正常体温在24小时内变化范围不超过1℃，儿童略高于成人。一日中晨起时最低，起床活动后逐渐升高，16：00～20：00时最高，以后逐渐下降。剧烈运动后、洗热水澡后、情绪激动时、外界温度突然升高时可使体温暂时轻度上升。腋下温度36℃～37.2℃为正常。可将发热分为：37.3℃～38℃为低热，38.1℃～38.9℃为中度发热，39℃～41℃为高热，≥41℃为超高热。

发现儿童体温和病情不符时，应仔细观察病情，重复测量。如测得体温36℃以下或38℃

以上，应通知家长或经家长同意后带儿童到医院检查。

2. 脉搏测量法

随着心脏的跳动可在表浅动脉上摸到的搏动称为脉搏。

（1）测量方法。

常用的测量部位多选择浅表、靠近骨骼的大动脉，如桡动脉、颞动脉、颈动脉、足背动脉等。儿童取坐位或卧位，手臂自然置于躯体两侧舒适位置。测量者的食指、中指、无名指的指端按压在桡动脉表面，压力大小以清楚地触及脉搏搏动为宜。测量1分钟，记录脉搏次数。

（2）注意事项。

正常情况下，儿童脉搏比成人快。当儿童哭吵、情绪激动、活动或发热时脉搏可增快，睡眠和安静时脉搏减慢。儿童哭闹时暂不要测量，应在安静后15分钟进行。如脉搏细弱触摸不清，可用听诊器测心率1分钟。

测量时注意脉搏的节律、强弱及动脉管壁的弹性。正常脉搏规则而有力，每分钟的次数随着年龄的增长而逐渐减少，如<1岁每分钟110～130次，1～3岁每分钟100～120次，4～7岁每分钟80～100次。

3. 呼吸测量法

（1）测量方法。

儿童取坐位或卧位，观察儿童胸部或腹部的起伏（一起一伏即一呼一吸为一次呼吸）。一般情况测量1分钟。如儿童呼吸微弱不易观察，可用少许棉花置于儿童鼻孔前，观察棉花纤维被吹动的次数，测量1分钟后记录呼吸次数。

（2）注意事项。

正常呼吸的节律是均匀的、规则的，儿童呼吸比成人快，频率为：<1岁每分钟30～40次，1～3岁每分钟25～30次，4～7岁每分钟20～25次。

当儿童哭吵、情绪激动、活动或发热时呼吸可增快，睡眠和安静时呼吸减慢，所以测量应在儿童安静情况下进行。当1～5岁儿童呼吸每分钟≥40次时即为急性呼吸道感染。

（二）大小便的观察

1. 大便的观察

食物通过消化吸收后，代谢废物由肠道排出体外，正常人每日排便1～2次，大便成形，便时无痛苦。如果患肠道疾病，其病情往往能从排便中表现出来，因此，如能正确辨别儿童的粪便情况，对及早发现疾病有重要意义。儿童粪便是否正常通常可从以下五方面来判断。

（1）量和次数。

每日排便量与食物种类、数量有关，荤食者较素食者量少。患胰腺炎、消化不良等疾病时，大便量增加。儿童每天排便1～2次，如排便次数增加应予以重视。

（2）形状。

正常大便为条形软便。异常的大便有糊状，常见于饮食过量引起的消化不良；稀水便常见于急性胃肠炎；黏冻状便常见于慢性结肠炎或慢性菌痢；羊粪状硬粒常见于便秘；米泔样便常见于急性肠道传染病；扁条或带状便可能因肛门狭窄挤压所致。

（3）颜色。

正常粪便因含有胆色素而呈黄褐色，也可因摄入食物或药物的不同而改变颜色，如食用大量绿叶蔬菜后粪便呈绿色；服用铁剂后粪便呈无光泽黑色；服钡剂后呈灰白色。异常时，如上消化道出血，粪便可成黑色柏油样便；胆道阻塞时，大便为陶土色；患菌痢时为脓血便；果酱样便常见于肠套叠；肛裂时粪便中可见鲜血。

（4）气味。

粪便气味是由于食物残渣与结肠中的细菌分解发酵而产生的，并与摄入的食物种类有关。消化不良时呈酸臭味并伴气泡；肠道细菌感染时有特殊恶臭味。

（5）大便中的异常混合物、黏液。

正常粪便外附少量黏液，有润滑肠道，保护肠黏膜的作用。出现大量黏液提示肠道有炎症；脓血便多见于菌痢等特异性感染。正常粪便中不存在寄生虫，如发现有肉眼可见的蛔虫、蛲虫、绦虫结节等异常情况，应及时治疗。

2. 小便的观察

人体不断将代谢后的产物通过尿排出体外，以维持体内环境的平衡。患泌尿系统疾病往往会通过排尿表现出来。因此，如能正确辨别儿童排尿情况，对及早发现疾病有重要意义。

（1）尿量与排尿次数。

正常儿童一昼夜排尿约1000 ml，每天6~7次。尿量与液体摄入量、食物种类、气温和运动量以及精神因素有关，如饮水多、食物中蛋白质增多时尿量增加；食盐过多、气温高、运动剧烈时尿量减少。某些疾病可以引起排尿及尿量异常，如尿路感染时，尿量减少，且伴有尿急、尿频、尿痛。

（2）颜色。

正常尿呈淡黄色。尿少时颜色较深，尿多时颜色较淡。也与饮食及服用某些药物有关，如服维生素B_2尿色会黄。如尿呈血色、浓茶色、酱油色、白色乳样等，均为异常表现，应及时就诊。

（3）透明度。

正常新鲜尿液澄清透明，放置一段时间后因盐类析出或生长细菌而变浑浊。若新排尿液即呈浑浊状，则为异常。

（4）气味。

正常新鲜尿液无特殊气味，静置一段时间后有氨臭味。泌尿道感染时，尿排出后即有腐败臭味。苯丙酮尿症患儿的尿有特殊的霉臭味。

（三）口服给药法

1. 物品准备

药杯、小药勺、纱布、毛巾。

2. 喂药方法

（1）卫生保健人员在收下家长带来的配方药时，应查看儿童的就诊病历。由家长在委托喂药单上写明患儿姓名、班级、药品名、用药剂量、用法等，家长签字确认。托幼机构内不代喂保健品。

（2）如果同时给几个儿童服药，应拿完一份写上姓名，放回固定地方，再拿另一份，以防拿错。也不要同时打开几种药瓶，以免弄错。

（3）服药应遵照医嘱。服药前应做到"三查四对"，即在拿药时、倒药时、放药时要校对儿童的姓名、药名、剂量及服药时间。

（4）服药时较大年龄的儿童应鼓励他自己吃，小年龄儿童要抱着喂服。服水剂前先将药物摇匀，剂量要准确；服片剂时，宜将药研成粉末，用温开水溶解后再服。若药味苦，可适当加糖。

（5）服药后仔细观察儿童反应，如服后即呕吐，应休息片刻后补服。

3. 注意事项

瓶签已脱落或字迹不清时宁可不服。儿童哭闹时不应喂药，以防呛入气管或引起呕吐。也不要将药与乳类混合喂服，以免影响药效。儿童服药时应有两个工作人员在场。

思考题

1. 简述托幼机构如何做好儿童日常健康检查工作。
2. 简述托幼机构如何对在园工作人员进行健康管理。
3. 简述儿童体温、脉搏、呼吸的正常范围，儿童体重、身高、体温测量的操作方法。
4. 简述在儿童健康管理中如何进行体格发育的评价和营养状况评估。

第五章
卫生与消毒
WEISHENG YU XIAODU

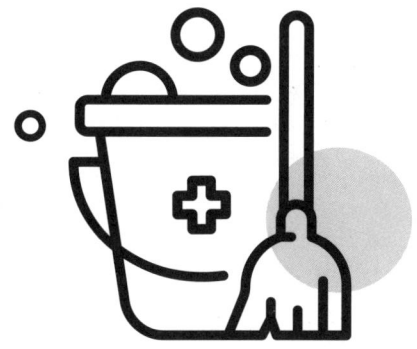

第一节 基本知识

托幼机构中的卫生与消毒工作旨在为儿童提供整洁、安全、舒适的环境，也是托幼机构减少疾病发生和防止传染病流行的有效措施。一般以清洁为主，预防性消毒为辅。根据时间划分主要分为日常清洁卫生、预防性清洁卫生消毒、传染病发生后的清洁卫生消毒。根据对象划分主要有环境清洁卫生、物品清洁卫生、物体表面清洁卫生、个人清洁卫生等几个方面。

一、基本概念

1. **清洁与消毒**

（1）清洁。

指利用水的机械作用，通过人工或机器清洗，去除物体及物体表面可见有机物或无机物。清洁处理可以去除90%以上的微生物及影响消毒效果的污物。

（2）消毒。

指去除或消灭各种物体上的病原微生物，使其达到无害化的处理。可分为高水平消毒、中水平消毒和低水平消毒。托幼机构常用的热力、紫外线、含氯消毒剂等属于高水平消毒；酒精、碘酒等属于中水平消毒；通风换气、季铵盐类消毒剂均属于低水平消毒。

2. **预防性消毒与疫源地消毒**

（1）预防性消毒。

指在未发现机构内有传染源的情况下，对有可能被病原微生物污染的物品、场所和人体等进行的消毒。

（2）疫源地消毒。

指对明确的传染源存在或感染过的环境场所、物品所采取的消毒。

3. **随时消毒与终末消毒**

（1）随时消毒。

指疫源地仍然有传染源存在的情况下所进行的随时消毒。

（2）终末消毒。

指传染源隔绝后的彻底消毒。

4. **隔离与检疫**

（1）隔离。

指对传染病患者及接触传染病后的可疑者，在指定场所进行的与正常人群分离的医学观察或治疗。

（2）检疫。

指对接触过传染源的人进行规定时间（该传染病的最长潜伏期）、地点的医学观察。如托幼机构的关班，或在指定班级进行检疫观察。

二、常用消毒方法

常用的消毒方法分为物理消毒和化学消毒制剂消毒。有条件的园所可在园所内设专用消毒间。

（一）物理消毒

利用物理因子作用于病原微生物，将之杀灭或消除，叫作物理消毒。托幼机构常用的物理消毒方法有：高温消毒（也称为热力消毒）、紫外线消毒与日晒、自然通风等，其操作简便易行、无毒无害，操作范围较广。

1. **高温消毒（热力消毒）**

（1）高温蒸汽消毒与灭菌。

蒸汽在高过大气压力情况下，形成高温，可增加杀菌能力和速度，是目前使用最为普遍、效果最为可靠的一种消毒方法。托幼机构常用的压力蒸饭箱、压力蒸汽消毒柜就使用该方法。利用蒸饭箱对餐饮具消毒时，要求高温达100℃以上，餐饮具之间要有一定间距（至少约一根筷子的间隙），便于蒸汽流通，方能达到消毒效果。

性能与特点：利用高温杀灭病原微生物。

适用范围：奶具餐饮具，耐湿热物品。

使用方法：日常奶具餐饮具消毒，利用蒸汽消毒15~20分钟。

注意事项：水开后开始计算时间，中途如添加物品进去，须重新计算时间。

（2）红外线发热消毒与灭菌。

班级常使用的小型高温消毒柜，主要是利用红外线发热原理，采用100℃~120℃加热20~30分钟，使细菌、病毒的蛋白质变性而达到杀灭细菌、病毒的作用。多用于小型托幼机构班级消毒水杯、毛巾、餐巾、点心盘、玩教具等。

性能与特点：利用高温杀灭病原微生物。

适用范围：餐饮具、纺织品、玩教具等。

使用方法：使用符合国家卫生标准的消毒柜，须将消毒的物品先清洗干净、沥干水分后，放入消毒柜。

注意事项：消毒柜须带高温消毒装置，有些消毒柜不带高温，是紫外线或臭氧消毒。须定期检测消毒灯管使用有效期。每次消毒20~30分钟，中途添加物品须重新计算时间。

2. 紫外线消毒

紫外线对空气的消毒比较有效，由空气传播的疾病病原体如麻疹病毒、流感病毒、脊髓灰质炎病毒等均能被灭活。据测定，经紫外线照射的空气，其中微生物可减少50%~70%，甚至达90%以上。

紫外线对污染的物体表面进行照射可以达到有效的消毒效果，但因穿透力有限，必须直接进行照射。

性能与特点：可杀灭各种病原微生物，以达到空气消毒的目的。

适用范围：托幼机构各类场所。

使用方法：采用移动或吊挂式紫外线灯。用于室内空气消毒时，紫外线灯的数量为每立方米体积2~2.5 W，照射时间1小时。用于物体表面消毒时，紫外线灯垂直距离应在2 m以内，30 W的紫外线灯照射时间不应短于30分钟，灯管周围1.5~2.0 m为消毒有效区。一般一个80~100 m^2的教室需有4盏30~40 W的紫外线灯。

注意事项：

① 利用消毒灯进行空气消毒，必须在儿童离开的情况下进行，并关好门窗，消毒后开窗通风。紫外线灯开关必须和照明灯开关分开设置，儿童碰不到。

② 消毒灯灯管表面要保持清洁，无尘无油腻，否则会影响消毒效果。可每周用酒精或清水纱布擦拭灯管。一般紫外线灯管使用寿命为1000小时，要定期请疾控部门检测效果，定期更换。

③ 紫外线的穿透力较弱，消毒物体表面时要将物体充分暴露。如消毒被褥时需将被褥全部打开。

④ 因为湿度和空气尘粒可降低杀菌效果，在湿度较高和尘粒较多时应适当增加紫外线的照射强度和剂量。

⑤ 受到表面物质的光洁度和性质的影响，紫外线对铝、玻璃表面的照射杀菌效果好，对木制品、橡胶和纸表面的照射杀菌效果较差，应根据物体的条件进行照射剂量的调整。

3. 日晒、自然通风

（1）日晒。

性能与特点：日光中的紫外线波长，可以杀灭病原微生物，达到消毒的目的。

适用范围：毛巾、餐巾、被褥、图书、玩教具等。

使用方法：将物品暴露在日光中4~6小时，每小时翻晒一次。教室能日晒照射二分之一的空间。

注意事项：不适宜餐饮具消毒，日晒物品不相互叠加。如长时间阴天，被褥也可以阴天晾晒。

（2）自然通风。

性能与特点：自然通风是大自然赋予的最好消毒方法，可有效去除空气中的微生物。

适用范围：托幼机构所有带门窗的房屋空间。

使用方法：常温下每日无条件开窗通风；夏季、冬季每日开窗2~3次，每次15分钟以上。

注意事项：无窗的房屋或不具备空气流通条件的空间可采用紫外线灯或其他消毒设施消毒。开窗的教室须有纱门纱窗。

（二）化学消毒制剂消毒

利用化学药物杀灭病原微生物的方法，叫作化学消毒。用于消毒的化学药物叫做化学消毒剂。化学消毒剂按照其物理性状分为液体消毒剂、固体消毒剂（粉剂、片剂）和气体消毒剂。

此方法是利用各种化学消毒制剂，对各种物体表面和物品进行消毒。应用范围广，使用方便，价廉，但有一定腐蚀性和刺激性，过量使用会造成环境污染。按化学成分与性质，可将常用的化学消毒剂分为8类：含氯消毒剂、过氧化物类消毒剂、醛类消毒剂、杂环类气体消毒剂、醇类消毒剂、酚类消毒剂、季铵盐类消毒剂和其他类消毒剂，托幼机构考虑到儿童生活特点，常用的消毒剂为含氯消毒剂、醇类消毒剂（酒精类）和其他类消毒剂。

1. 含氯消毒剂

是指溶于水可产生次氯酸钠的消毒剂，分为无机化合物类和有机化合物类。前者以次氯酸盐为主，杀菌作用较快，但性质不稳定；后者以氯胺类为主，性质稳定，但杀菌作用较慢。

性能与特点：对病原微生物起杀灭作用。

适用范围：环境、物体表面、常用物品。

使用方法：按照包装上的使用说明配比。

注意事项：

① 使用含氯消毒液时，工作人员要戴橡塑手套，以防对皮肤的刺激。

② 使用有效氯消毒液要现用现配，粉剂易受潮，要密闭保存，放置于阴暗处。液体存放时间过长会失效，稳定性较差。

③ 含氯消毒液有漂白作用，有颜色的玩教具及纺织物不宜使用。

④ 含氯消毒液对金属有腐蚀作用，不宜使用金属器皿盛装，如果使用，之后要用清水冲干净。

⑤ 托幼机构餐饮具如奶瓶等不使用消毒液消毒。

⑥ 消毒液消毒物品时，须在物品表面停留5~10分钟再用清水擦洗或冲洗。

⑦ 稀释次氯酸钠应使用冷水，以免其受热分解。

2. 醇类消毒剂

托幼机构常用的醇类消毒剂为乙醇（酒精）。乙醇为中等效果的消毒剂，可杀灭细菌繁殖体、分枝杆菌、酵母菌和真菌，以及部分病毒，对细菌芽孢无效。托幼机构内仅在保健室使用，如用于体温计、镊子、剪刀等医疗器械的消毒。

性能与特点：可杀灭细菌、真菌和部分病毒，对中型肝炎病毒、乙型肝炎病毒无效。对黏膜有刺激作用。

适用范围：皮肤、物品、物体表面。

使用方法：常用浓度75%酒精。常采用浸泡的方法，浸泡时间为15~30分钟。

注意事项：儿童皮肤破损时，酒精会引起刺激疼痛，不宜使用，可使用生理盐水（0.9%氯化钠）代替。酒精有可燃性，且容易挥发，应放于有盖容器内密闭保存。注意使用浓度，浸泡体温表的酒精要定期更换；浸泡物品处理时，勿使物体带有多余水分。

3. 其他类消毒剂

（1）碘伏。

用于皮肤黏膜和皮肤损伤的消毒。常用浓度为0.3%和0.5%，涂擦，作用1分钟。对碘过敏者慎用。液体要避光密封保存，避免接触银、铝等金属品。

（2）生理盐水。

常用浓度为0.9%氯化钠溶液，称为生理盐水。常用于皮肤有损伤、开放性的伤口，对皮肤黏膜无刺激。不可以用于消毒体温表等医疗器械。

第二节　工作要求

托幼机构要建立卫生消毒规章制度，制定各类人员卫生消毒的工作职责，接受消毒知识的培训，有效地防止托幼机构传染病的发生和流行。

一、建立健全各项规章制度

建立健全各项规章制度是落实清洁消毒工作的一项重要指标。托幼机构的各级部门均应按照各自的岗位，建立各项管理制度。

1. **保健室**

保健室是托幼机构贯彻卫生保健工作的重要场所，也是指导托幼机构开展卫生消毒工作的核心。保健室首先要建立健全卫生消毒制度、消毒医疗器材、消毒药品管理制度、隔离室、观察室清洁消毒管理制度等，指导班级开展卫生消毒工作。

2. **班级**

各班级清洁卫生消毒工作在卫生保健人员的指导下开展，制定班级清洁卫生消毒工作制度（包括环境卫生消毒、物品清洁卫生消毒、物体表面清洁卫生消毒、师生个人卫生要求）、紫外线灯消毒管理制度、被褥日晒清洗制度、消毒柜使用制度、垃圾处理制度等，卫生保健人员负责监管，班级要有卫生工作执行记录。

3. **食堂**

食堂是为在园师生提供餐饮的场所，做好清洁卫生消毒工作，保障食品卫生与安全，是食堂管理的重要因素。食堂的管理制度较多，包括食堂环境卫生消毒制度、餐饮具清洗消毒保洁制度、食堂仓库卫生消毒制度、食物运输的清洁卫生制度、工作人员个人卫生要求、留样冰箱和食物存放冰箱清洁消毒管理制度、食品采购的卫生要求等。

4. **公共活动场所**

公共活动场所是指托幼机构中各班级儿童均可参与活动的场所，如多功能室、美术室、科发室、音乐室、图书室、建构室、生活坊、游泳馆、走廊、楼梯、操场等，均须建立卫生消毒制度，并在园长的领导下，在卫生保健人员的指导下，有专人管理。

二、明确各岗位人员工作职责

托幼机构中，各岗位人员应分工明确，责任到人，园内的卫生消毒工作主要责任人是园长、卫生保健人员、保教人员、炊事人员。

1. **园长工作职责**

（1）园长主管托幼机构的卫生消毒工作，负责建立各项卫生消毒规章制度，负责制定各级人员卫生消毒工作职责。

（2）定期组织对卫生保健人员、保教人员、炊事人员的卫生消毒工作执行情况进行检查考评。

（3）为园内卫生消毒工作更好的落实，配备卫生消毒人员、消毒设备和消毒药品。

（4）每学期对员工进行防病知识和卫生消毒知识的培训，对儿童开展健康教育课程，对家长开展健康教育宣传讲座。

（5）配合疾控部门和卫生监督部门做好儿童在园传染病的防控，发生传染病及时和疾控部门取得联系，做好儿童在园的传染病的上报和预防管理。

2. **卫生保健人员工作职责**

（1）在园长或分管园长的领导下做好托幼机构的卫生消毒工作，严格执行卫生消毒的规章制度。

（2）履行本岗位工作职责，负责指导保教人员、炊事人员做好卫生消毒工作，参与制定班级、食堂卫生消毒工作制度，定期下班巡视。

（3）每学期对保教人员、炊事人员进行防病知识及卫生消毒知识培训，并指导做好消毒设备的正确使用，消毒液的有效配制，消毒后物品的保洁及正确使用。

（4）定期接受上级卫生部门的业务培训，努力提高自己的业务水平。

（5）定期配合疾控部门做好卫生消毒工作的效果监测。发生传染病后配合疾控部门做好终末消毒，完成各项传染病案例的上报工作。

（6）听从卫生监督、食品药品监督管理部门的指导，做好餐饮具消毒管理，防止食物中毒发生。

（7）传染病流行季节，做好园内的预防和清洁卫生消毒工作，防止传染病的发生与传播。

（8）配合园长对园内的卫生消毒工作开展监督检查。

3. **保教人员工作职责**

（1）在园长领导下，在卫生保健人员指导下开展本岗位的卫生消毒工作，严格执行园内的卫生消毒规章制度，履行工作职责。

（2）熟练掌握卫生消毒工作的业务，为儿童提供一日生活舒适、卫生、安全的环境。

为托育机构中哺乳的母亲提供整洁、舒适、卫生的哺乳环境。

（3）定期接受卫生保健人员的业务指导和防病知识、卫生消毒知识的培训。

（4）保管好本岗位消毒剂及消毒器具，不随便摆放，以免儿童接触。

（5）发生传染病后，服从卫生保健人员安排，配合疾控部门做好采样、终末消毒和隔离检疫工作。

（6）完成日、周、月清洁消毒计划，并做好记录。

4. 炊事人员工作职责

（1）做好个人卫生，上岗前经过专业的健康检查。

（2）工作时间穿工作服，戴工作帽、口罩，操作食物前用肥皂洗手，不在工作时间抽烟。

（3）上厕所、擤鼻涕、吐痰后用肥皂流水洗手，上厕所时要脱去工作服。

（4）严格执行国家的食品安全要求，餐具高温消毒，做到一刮、二洗、三冲、四消毒、五保洁。

（5）严格执行食物验收制度，杜绝不新鲜食物入园。不让儿童吃隔夜饭菜。

（6）不断提高自身业务水平，掌握营养、烹饪知识；不加工过期、变质食物；尝菜用小碗，尝过的食物不回锅。

（7）做好婴幼儿配餐间的清洁卫生消毒，奶瓶奶嘴高温消毒保洁，配餐间每日消毒一次，婴幼儿的辅食均有专用冰箱储放。配餐台每次配餐前用清水擦一遍，消毒液擦一遍，再用清水擦一遍。

第三节　实施方法

第一部分　托育机构卫生消毒

托育机构的兴办场所有其独特性，有的场所是托幼一体化，幼儿园里设托班，还有一部分是租赁场所，如商务楼、商场、居民区等，这样场所结构中的卫生消毒工作和在幼儿园里的有些差异，可根据不同情况不同地点来开展。

一、环境卫生消毒

（1）托育机构主要招收0~3岁的婴幼儿，由于年龄的需求，托育机构会设立婴儿室，包括活动室、午睡室。这些场所要保证空气流通，日照范围能达到二分之一或不少于三分之一的空间。酷热或严寒天气每日上下午各开窗一次，每次至少15分钟。

（2）设在商务楼或商场里的托育机构，一般采用内部的新风系统，没有窗户，须每日采用消毒灯消毒，在幼儿离园后进行，每次消毒30分钟。

（3）哺乳室：托育机构里须设哺乳室，便于妈妈哺乳。哺乳室应整洁明亮温馨，有纱门纱窗，空气流通，有日照，没有窗户的哺乳室每日须在幼儿离园后用消毒灯消毒。

（4）高频接触区：为托育机构的集体活动场所，如感统训练室、游泳馆、音体室等，须有窗户进行空气流通，在无窗情况下每日要用消毒灯消毒，并要有排风装置。

（5）食堂、配餐室：托育机构的食堂和配餐室一般较小，应利用开窗使空气流通，并配有排风扇，无窗的条件下，须每日用消毒灯消毒。

（6）室内环境每日早晚各打扫一次，非传染病流行期间，每日用清水抹、拖，每周消毒一次。传染病流行期间，每日除清洁外，再消毒一次。

（7）室内室外环境不留死角，垃圾桶加盖，垃圾袋扎口，消灭苍蝇、老鼠、蟑螂、臭虫、跳蚤等。更换的婴儿的尿不湿，要有专用的垃圾桶，并加盖密闭。

二、物品卫生消毒

（一）餐饮具等卫生消毒

（1）托育机构婴幼儿的奶具、奶嘴、餐具可在配餐室完成清洗、消毒、保洁，须用专用洗涤剂和毛刷刷洗干净，用清水冲洗两遍，放入高温消毒柜消毒，消毒好后放入保洁容器中保存。

（2）制作辅食的用具，如搅拌机、研磨机、震荡杯等，每次用后拆卸刷洗，然后放入高温消毒柜消毒保洁。

（3）水杯每日消毒两次，早上使用前消毒一次，上午喝豆浆牛奶后清洗消毒一次。如上午点心吃蛋糕喝白开水，杯子不用二次消毒。2岁以上的幼儿会自己去杯子架拿杯子，2岁以下幼儿则由教师拿给幼儿，每用过一名幼儿，杯子换一个。

（4）餐具每用一次，清洗消毒一次，高温消毒后放入进班容器中，每次进餐前送进班，或由保育教师来拿进班。使用后，送入食堂清洗，使用前消毒。

（5）托育机构中婴儿的口杯多为吸口式的，刷洗时要注意小洞眼的清洗，水杯箱每日用清水抹干净，摆放时杯口朝上。保育人员拿水杯时抓把手，不允许手指抓摸杯口。储水保温桶的开关，属于高频污染区，须每日用清水抹一遍，消毒液抹一遍。

（6）给婴幼儿储存辅食要有专用容器和冰箱，每周清洁消毒一次。

（二）毛纺织品卫生消毒

（1）擦手毛巾每日清洗消毒一次，可用专用洗衣机清洗后，放日光中晒。班上需要有两套轮换使用，在阴雨天情况下可放在消毒柜中或含氯消毒液中浸泡（注意，有颜色毛巾浸泡后会掉色）。

（2）擦嘴的餐巾每用一次，就要用肥皂搓洗干净，放消毒柜中消毒（注意不要烤煳）。擦嘴餐巾不可以用消毒液消毒。婴幼儿的围嘴每用过一次要用肥皂清洗，放日光下晒干。

（3）被褥每月让家长带回清洗，每两周由托育机构日晒一次，一次3~4小时。夏天的席子，每日由保育人员用热水擦一遍。下午幼儿午睡起床，保育员整理卧室，用拧干的湿毛巾掸床，减少尘螨对环境的污染。

（4）托育机构的窗帘每学期清洗一次。

（5）如婴幼儿衣裤被大小便、呕吐物等污染，保育员应立即冲刷掉污物，将衣物装入密封袋，下午离园时交由家长带回清洗。

（三）玩教具、图书、锻炼器具等卫生消毒

（1）托育机构的玩教具多是小型、轻便、软体的皮革、毛绒或塑料类的用品，须每周

清洁消毒，可用肥皂水、清水清洗干净，然后晾晒。皮革类、塑料类玩具，可用清水擦拭，再用消毒液擦拭，再用清水擦拭，称为"清消清"方法。

（2）图书容易传播疾病，须定期更换。可每周用紫外线灯照射消毒，也可日晒，日晒照射时间不宜过长，否则会使图书损坏。

（3）体育锻炼器具如可清洗，清洗后放日光中晒3~4小时，不能清洗时，用消毒液擦拭。每周清洗一次。

（4）推婴幼儿出去户外活动的小推车，每周清洁消毒一次。

（四）坐便器、盥洗池等卫生消毒

（1）托育机构因婴幼儿年龄小，多数使用坐便器或痰盂，为防止皮肤传染病，坐便器每坐过一名幼儿，要更换坐板。活动坐板可以取下，放入含氯消毒液中浸泡15~20分钟，可有几块坐板轮换使用。坐便器没有活动座板时，可用一次性的贴膜，每用过一名幼儿，贴膜换一次；或用一次性垫厕纸。厕所无异味、无黄垢，用一次冲洗一次。

（2）痰盂较为方便，每班配4~5只，每用过一次，放入含氯消毒液中浸泡15~20分钟，取出后用清水冲洗干净。

（3）托育机构的洗手池高度为40 cm左右，水池深度为35 cm左右，便于幼儿洗手。水龙头开关以上下抬动式为好，不宜用旋拧式的。水池每日上下午各刷洗一次。

（五）家具、地垫等卫生消毒

（1）餐桌每次就餐前清洗消毒，采用"清消清"的方法，第一遍用清水擦拭，第二遍用含氯消毒液，第三遍再用清水（用消毒液擦拭后停留5~10分钟再抹第三遍清水）。

（2）家具表面每日用清水擦干净，发生传染病后，每日用"清消清"方法擦拭。

（3）托育机构幼儿因年龄小，光脚在地板上活动较多，故地垫每学期清洗一次，每日用吸尘器吸一遍，然后用消毒液抹布擦一遍。地板每日用清水拖干净，防疫期间用清水拖后再用消毒液拖一遍。

三、工作人员个人卫生

（1）工作时不留长指甲，不涂指甲油，不戴容易损伤幼儿皮肤的戒指。

（2）工作时间不穿高跟鞋，不穿活动不便的衣裤，以免影响对婴幼儿的照护。

（3）从户外回来后，上厕所后，倒垃圾后，触碰消毒液、颜料、胶水后，打喷嚏、咳嗽、吐痰后要用肥皂、流水洗手后再照护婴幼儿。

（4）不随意轻吻婴幼儿，不尝试幼儿食物，不用嘴去触碰食物给婴幼儿喂食。

（5）抓取消毒奶瓶、奶嘴要用夹子。

（6）睡眠时不搂婴幼儿在怀里睡眠，不摇晃。可让婴幼儿睡小床上，由保教人员轻轻抚拍。

第二部分　幼儿园卫生消毒

一、环境卫生消毒

（一）室外环境卫生消毒

班级包干区域的室外环境，须建立每日清扫制度。清扫时间为晨间儿童户外锻炼前，确保场地平整安全，无碎石、玻璃、树枝、坑凹，地面防滑、排水通畅，花坛、水泥台沿不带棱角、成圆弧状。

（1）场地每日清扫一次，注意死角，如遇刮风扬尘天气，地面可洒水清扫，带刺、尖锐的树枝花木要修剪。

（2）清扫后及时清运垃圾，垃圾袋要扎口，垃圾箱要加盖。

（3）户外锻炼玩具每周清洗一次，如绳、圈、球、跳板等，用肥皂水清洗后，再用清水冲干净。

（4）大型户外玩具由保洁人员或门卫负责每日清洁，确保无落叶、无灰尘、无雨水。

（5）升旗台每日清扫，护栏擦洗干净。

（二）室内环境卫生消毒

室内环境包括活动室、卧室、盥洗室、厕所、图书室、美术室、多功能室、电脑室、走廊等。

1. 活动室、卧室卫生消毒

（1）活动室、卧室每日晨间由保育员提前半小时入园，开窗通风。气温适宜的天气全日开窗通风；雨雪天及气温低于10℃或高于30℃的天气，每日也需定时开窗通风2～3次，每次15分钟以上。受不可抗拒的建筑因素影响或无窗的无法晒到太阳的教室，每日要使用紫外线消毒灯消毒。

（2）紫外线消毒灯消毒：日常每周使用消毒灯消毒一次；传染病流行期间，预防性消毒时每日使用消毒灯消毒空气，连续两周。传染病流行季节过后，恢复每周一次消毒灯消毒。使用消毒灯时，须等儿童离开。消毒灯的开关须和照明用电开关严格分开，以免开错。（使用方法：一般40 m²的教室，使用30 W紫外线灯2盏，悬挂高度距离被照射物体在2 m以内，照射时间30分钟，须定期检测灯管效用。）

（3）地面采用湿式清扫，每日下班前扫干净，拖一遍。拖把要拧干不滴水，可头一天晚将拖把洗干净控干不滴水，第二天早上再拖一遍。传染病流行期间，可拖一遍清水，一遍消毒液。

（4）活动室、卧室的物体表面，每日用清水擦拭2遍，如窗台、桌椅、门把手、玩具柜、电视机、录音机、电风扇等。玩具柜、教具柜要把东西取出后，把里面搁架上的浮灰擦干净。日常清洁卫生，物体表面用清水抹拖；传染病流行季节的预防性消毒，第一遍用清水，第二遍用消毒液，第三遍用清水，流行季节过后恢复日常清洁卫生。

2. 盥洗室、卫生间卫生消毒

（1）洗手池每日洗刷2次，第一次在儿童离园后，第二次在儿童午餐后。用肥皂水、钢丝刷刷洗，清水冲干净。

（2）洗手池附近给儿童准备肥皂或洗手液，肥皂可采用肥皂盒装，肥皂不宜过大，可切成二分之一或四分之一大小；不用布套套装，容易滋生霉菌。让儿童自己拿取肥皂。

（3）厕所便池每次使用后冲干净，每日用去污粉或洁厕灵刷洗一遍，做到厕所无异味、无黄斑。尽量使用蹲便器，以防止皮肤病传播。如使用坐便器的班级，每用过一名儿童，坐便器坐板须更换隔离膜，或在坐便器上放置可消毒的活动坐板，每用一名儿童，坐板取下放消毒液中浸泡消毒15分钟。

（4）污水池每日刷洗一次，每个班级两个拖把，一个控干，一个晾干。拖把每日下班后用清水洗干净，再用含氯消毒液浸泡20分钟以备用。

（5）盥洗室、厕所地面每日上下午各拖一次。保持地面干燥，如儿童洗手后地面上的水渍要随时拖干，或用隔水地垫，以防儿童滑倒。盥洗室、厕所的扶手和墙面瓷砖每月使用"清消清"的方法擦拭。

3. 保健室、隔离室卫生消毒

（1）保健室、隔离（观察）室要独立设置，门口要有标识。保健室内有独立的流水洗手设施。

（2）传染病发生时，需要临时隔离患病儿童，保健室可改为临时隔离室。隔离室只能隔离一个病种的儿童，不可共用。每隔离过一名儿童后，物品全部清洗消毒，室内环境卫生消毒，再进其他儿童。

（3）保健室、隔离室应每日开窗通风，冬季、夏季每日也要定时开窗，每次15～20分钟，每日用消毒灯照射消毒，每次60分钟。

（4）保健室地面每日用清水和消毒液各拖一遍。物品家具表面每日用清水和消毒液各擦拭一遍。

（5）保健室医疗器具要定期消毒，并有记录，有消毒日期。医疗器具可采用高温蒸汽消毒，每次消毒30分钟。体温表用浓度为75%的酒精浸泡消毒5～10分钟。一次性医疗耗材要定期检查有效期。

（6）床单被褥每用过一名观察儿童，必须清洗消毒。

（7）污物桶内垃圾要定期焚烧。污物桶用消毒液每周浸泡消毒，每次时间30分钟。

（8）保健室物品不外借。

4. 图书馆、科发室、美术室等卫生消毒

（1）每日开窗通风，每周消毒灯消毒一次。地面每日用清水拖一次，传染病流行期间再用消毒液拖一遍。

（2）图书架每日用清水擦拭，每周用消毒液擦拭一次。

（3）美术室、科发室桌面每日用清水擦拭一次，每周用消毒液消毒一次。美术室的颜料盘、画笔等用过一次，清洗一次。

（4）多功能室用一次，卫生打扫消毒一次。

5. 食堂卫生消毒

（1）食堂的餐台、水池，每日用"清消清"方法清洁消毒。

（2）食堂桌面、地面每日用清水抹拖后，再用消毒液抹拖一遍。

（3）食品仓库每日清洁打扫，每周用消毒灯消毒一次。食品要放置在整理箱内。

二、物品卫生消毒

（一）餐饮具等卫生消毒

1. 餐具卫生消毒

（1）餐具一律在食堂清洗消毒，餐具从班上收回至食堂，要摆放在专用的桌上或货架上，不允许堆放在地上。

（2）餐具收回时，清除剩余饭菜，残留物倒入收残桶。

（3）餐具清洗消毒须做到一刮、二洗、三冲、四消毒、五保洁。先用肥皂水或专用洗碗剂清除油垢，然后用清水冲洗干净，一般清洗三遍。

（4）餐具消毒采用高温消毒，消毒时间为每日上午蒸饭前，消毒后将消毒好的碗筷放入保洁柜或饭菜存放间保洁。餐具消毒要求分班消毒，消毒后按班保洁存放，不得将消毒餐具消毒后再分班，容易造成二次污染。

（5）患病儿童或检疫班级使用的餐饮具要独立清洗、消毒、摆放。

2. 水杯卫生消毒

（1）儿童水杯每日消毒两次，第一次是上午喝豆浆或牛奶后清洗消毒，第二次在下午儿童离园后清洗，第二天早上来园后消毒。如上午未喝牛奶或豆浆，只喝开水，水杯可不用二次消毒。

（2）水杯的清洗，第一遍用肥皂水或专用洗涤剂清洗，然后用清水冲洗两遍。

（3）条件允许的幼儿园，水杯应送入食堂消毒柜进行集中消毒，蒸汽消毒15分钟。蒸汽消毒时，水杯应疏松放置，水开后开始计算时间，中途添加物品须重新计算时间。

3. 其他

（1）班级保温桶每周清洗消毒一次，第一遍用肥皂水刷洗，第二、三遍用清水冲洗，然后用开水浸泡内胆15～20分钟。

（2）刀具砧板使用后洗刷干净，用洗涤剂和清水清洗干净，一刮二洗，擦干晾放。

（3）冰箱每周清理一次，先用清水擦拭，再用消毒液擦拭，最后用清水抹干净。放入冰箱的食物生熟分开存放，食物留样要有独立存放的冰箱，留样的容器盒每日清洗后用蒸汽消毒。

（4）蒸饭箱、消毒柜每日用清水擦拭干净。

（5）对体积大的餐具、炊具，如炒菜铲、桶等不能高温消毒时，采用消毒液浸泡消毒，时间20分钟，浸泡后用清水冲洗干净。

（6）运输食物时保温桶要加盖保温，运输食物用的推车每次用后用洗涤剂和清水擦拭，然后用消毒液擦拭，最后用清水冲洗干净。

（二）毛纺织品卫生消毒

幼儿园常用毛纺织品包括擦手毛巾、擦嘴餐巾、洗澡毛巾、被褥、床单、枕套、窗帘、服装、抹布、拖把等。

1. 毛巾、餐巾卫生消毒

（1）擦手毛巾每日清洗消毒，肥皂搓洗后用清水过干净，放在阳光下照射4~6小时，不相互叠夹。如擦手毛巾用消毒液浸泡消毒，按包装说明配比，浸泡时间20分钟，消毒后用清水将残留氯冲洗干净。

（2）餐巾也可用后用肥皂水搓洗，用清水冲洗干净，每日上午就餐前在高温消毒柜中消毒。餐巾不用消毒液浸泡。

（3）毛巾用蒸汽消毒10分钟，要散开放，不要叠放，便于蒸汽流通。使用高温消毒柜消毒，毛巾可散放，略潮湿，可加盖，以防毛巾烤煳。

（4）儿童洗澡毛巾应专用，包裹儿童的大浴巾可几个人合用一条，每次使用后清洗，用洗衣机洗干净，曝晒4~6小时，每隔1小时翻晒一次。

2. 被褥、窗帘等卫生消毒

（1）被褥每两周曝晒一次，每次晒4~6小时，晾晒时不相互叠加。

（2）被套、床单、枕套每月清洗一次。可由家长带回家清洗。

（3）窗帘每学期清洗一次。

（4）夏天如使用凉席，每日用热水抹一遍，每周用消毒液抹一遍。

3. 抹布、拖把卫生消毒

（1）抹布、拖把每次使用后用肥皂水、清水冲洗干净，可每日用消毒液浸泡，时间为20分钟。抹布、拖把消毒后可直接控干或晾干存放。

（2）抹布也可用蒸汽消毒10~15分钟，或用消毒液浸泡。

（三）桌、椅等家具卫生消毒

（1）早上桌面用清水抹去浮灰，儿童上午和下午吃点心前，用清水将桌面擦干净。

（2）午餐或晚餐前桌面要"清消清"，即桌面须擦3遍，第一遍用清水、第二遍用消毒液、第三遍用清水。每擦完一张桌子，抹布需要搓洗一下。

（3）小椅子每日晨间用清水擦一遍，中大班儿童可在教师组织下自己擦小椅子。传染病流行季节每日用消毒液擦一次。

（4）玩具柜等其他家具每日用清水擦一次，传染病流行季节加一次消毒液擦拭。

（四）玩教具、图书、锻炼器具等卫生消毒

（1）图书每周至少通风晾晒一次，定期更新。

（2）对可以湿式擦拭的玩具可用清水擦拭或清洗，塑料玩具先用肥皂水清洗，再用清水冲干净；铁质玩具用水清洗后，马上擦干晾晒；木质玩具不宜水洗。每周用消毒液擦拭玩具，表面擦拭或浸泡消毒10~30分钟。但要注意，一些玩具用消毒液浸泡会使颜色脱落。

（3）对不可以湿式擦拭的玩具图书，可放在日光下晾晒，不相互叠夹，时间不低于6小时。

（4）体格锻炼玩具，每月用肥皂水刷洗，再用清水冲干净。

（5）儿童在美工课上使用的剪刀，每月清洁消毒一次，可先用清水擦拭，再用消毒液擦拭一遍。

（6）给儿童剪指甲的剪刀和指甲钳，每次使用后用肥皂水清洗，用清水冲干净擦干，也可用消毒液或酒精擦拭。

（五）牙刷、脸盆、脚盆等卫生消毒

（1）寄宿制的园所儿童牙刷专人专用，每3个月更换一次。

（2）脸盆、脚盆每日用消毒液浸泡，浸泡时间20~30分钟。

（3）洗脸和洗脚毛巾每日消毒，使用高温消毒或消毒液浸泡，浸泡消毒20~30分钟，然后用清水冲干净，去除残留氯。

（4）寄宿制儿童使用拖鞋，须专人专用，每月洗刷曝晒一次。

三、工作人员和儿童手卫生

1. 保教人员洗手要求
（1）打喷嚏、咳嗽用手捂口鼻后或擤鼻子后洗手。

（2）如厕后，给儿童擦屁股后洗手。

（3）分发食品前洗手。

（4）处理儿童分泌物、排泄物后洗手。

（5）接触垃圾后洗手。

（6）配制消毒液后洗手。

（7）接触动物后洗手。

2. 炊事人员洗手要求

（1）开始工作前洗手。

（2）处理食物前洗手。

（3）如厕后洗手。

（4）处理生食物后洗手。

（5）处理弄污的设备和饮食用具后洗手。

（6）咳嗽、打喷嚏用手捂口鼻后或擤鼻子后洗手。

（7）处理动物和作废物后洗手。

（8）触摸身体部位后洗手。

（9）进行过污染双手的活动后洗手。

3. 儿童洗手要求

（1）进食前、如厕后洗手。

（2）接触分泌物、排泄物后洗手。

（3）户外活动、手工美工课、体育课、种植课后洗手。

（4）接触动物后洗手。

（5）早上入园进班后洗手。

四、发生传染病后的卫生消毒

托幼机构中常见传染病有水痘、腮腺炎、手足口病、疱疹性咽峡炎、结膜炎、脓疱疮、肝炎等。发生传染病时，托幼机构应配合疾控部门对感染的班级环境、物品、物体表面，采取疫源地消毒和传染病人隔离后的终末消毒。

首先对患儿所在班级进行隔离，然后对接触过患儿的其他健康儿童进行医学检疫观察。医学观察班级的观察时间根据所患传染病的隔离检疫期来定，如水痘、手足口病患儿隔离14天，检疫观察隔离期以班级最后一个儿童患病算起。

班级消毒至班级检疫期满。被检疫观察的班级不参与园内的一切集体活动。实行关班的班级做好彻底的卫生消毒，必要时请防疫部门配合消毒。

卫生消毒工作根据传染病的流行情况以及各地防疫部门的管理要求执行。有以下注意事项。

（1）常见流程：疫情防控流程、信息上报流程、缺勤上报流程、应急处理流程。

（2）注意消毒液对环境的污染，不每天给儿童手心涂抹消毒液，易造成有些儿童手过敏脱皮。应用肥皂、流水洗手。

（3）擦桌子用含氯消毒液，按使用包装上的说明配比。

（4）加强高频接触面的卫生消毒，包括楼梯扶手、门把手、饮水器水龙头的开关、地面、桌面、玩具、游乐场设施等，须用消毒液喷洗、擦拭、拖洗。

（5）教会儿童打喷嚏时用手捂住口鼻，然后立即去洗手。也可用衣袖。

（6）户外活动、餐前、便后、触摸公共物品后洗手。

附

表5-1　托幼机构环境和物品预防性消毒方法

消毒对象	物理消毒方法	化学消毒方法	备注
空气	开窗通风每日至少2次；每次至少10~15分钟		在外界温度适宜、空气质量较好、保障安全性的条件下，应采取持续开窗通风的方式
	采用紫外线杀菌灯进行照射消毒每日1次，每次持续照射时间60分钟		1. 不具备开窗通风空气消毒条件时使用 2. 应使用移动式紫外线杀菌灯。按照每立方米1.5瓦计算紫外线杀菌灯管需要量 3. 禁止紫外线杀菌灯照射人体体表 4. 采用反向式紫外线杀菌灯在室内有人环境持续照射消毒时，应使用无臭氧式紫外线杀菌灯
餐具、炊具、水杯	煮沸消毒15分钟或蒸汽消毒10分钟		1. 对食具必须先去残渣、清洗后再进行消毒 2. 煮沸消毒时，被煮物品应全部浸没在水中；蒸汽消毒时，被蒸物品应疏松放置，水沸后开始计算时间
	餐具消毒柜、消毒碗柜消毒。按产品说明使用		1. 使用符合国家标准规定的产品 2. 保洁柜无消毒作用。不得用保洁柜代替消毒柜进行消毒
毛巾类织物	用洗涤剂清洗干净后，置阳光直接照射下曝晒干燥		曝晒时不得相互叠夹。曝晒时间不低于6小时
	煮沸消毒15分钟或蒸汽消毒10分钟		煮沸消毒时，被煮物品应全部浸没在水中；蒸汽消毒时，被蒸物品应疏松放置
		使用次氯酸钠类消毒剂消毒。使用浓度为有效氯250~400 mg/L、浸泡消毒20分钟	消毒时将织物全部浸没在消毒液中，消毒后用生活饮用水将残留消毒剂冲净
抹布	煮沸消毒15分钟或蒸汽消毒10分钟		煮沸消毒时，抹布应全部浸没在水中；蒸汽消毒时，抹布应疏松放置
		使用次氯酸钠类消毒剂消毒。使用浓度为有效氯400 mg/L、浸泡消毒20分钟	消毒时将抹布全部浸没在消毒液中，消毒后可直接控干或晾干存放；或用生活饮用水将残留消毒剂冲净后控干或晾干存放
餐桌、床围栏、门把手、水龙头等物体表面		使用次氯酸钠类消毒剂消毒。使用浓度为有效氯100~250 mg/L、消毒10~30分钟	1. 可采用表面擦拭、冲洗消毒方式 2. 餐桌消毒后要用生活饮用水将残留消毒剂擦净 3. 家具等物体表面消毒后可用生活饮用水将残留消毒剂去除

续表

消毒对象	物理消毒方法	化学消毒方法	备注
玩具、图书	每两周至少通风晾晒一次		适用于不能湿式擦拭、清洗的物品。曝晒时不得相互叠夹。曝晒时间不低于6小时
		使用次氯酸钠类消毒剂消毒。使用浓度为有效氯100~250 mg/L、表面擦拭、浸泡消毒10~30分钟	根据污染情况，每周至少消毒1次
便盆、坐便器与皮肤接触部位、盛装吐泻物的容器		使用次氯酸钠类消毒剂消毒。使用浓度为有效氯400~700 mg/L、浸泡或擦拭消毒30分钟	1. 必须先清洗后消毒 2. 浸泡消毒时将便盆全部浸没在消毒液中 3. 消毒后用生活饮用水将残留消毒剂冲净后控干或晾干存放
体温计		使用75%~80%乙醇溶液、浸泡消毒3~5分钟	使用符合《中华人民共和国药典》规定的乙醇溶液

备注：1.表中有效氯剂量是指使用符合卫生部《次氯酸钠类消毒剂卫生质量技术规范》规定的次氯酸钠类消毒剂。
来源：《托儿所幼儿园卫生保健工作规范（2012年）》。

思考题

1. 托幼机构的消毒主要分为哪几个方面？
2. 班级发现一例手足口患儿，第一时间应该做什么？
3. 使用消毒灯消毒的注意事项有哪些？

第六章
传染病预防与管理

CHUANRANBING YUFANG YU GUANLI

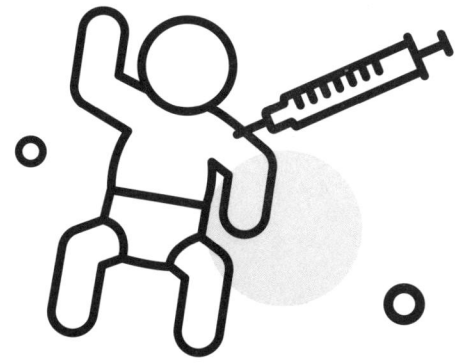

第一节 基本知识

一、免疫的概念及分类

（一）免疫的概念

免疫是机体识别自己、排除非己，以达到机体内环境平衡和稳定的一种生理功能。人体的免疫功能主要包括三个方面：一是防御作用，即抗感染免疫，消除病原微生物等异物；二是自身稳定功能，清除体内衰老和受损细胞成分；三是免疫监视作用，消灭体内自发突变或经病毒、化学药物诱发突变产生的异常细胞等。

（二）抗感染免疫

抗感染是机体抵抗病原微生物感染的功能。当病原微生物侵入机体以后，一方面可以导致感染的形成，另一方面可以建立起机体对病原微生物的免疫状态，即为抗感染免疫。抗感染免疫包括先天性免疫和获得性免疫。

1. **先天性免疫**

又称非特异性免疫，它是由遗传而来，是机体天生固有形成的防御保护系统。包括人体的天然屏障、吞噬细胞、组织和体液中的非特异性抗菌物、正常菌群对致病菌的抵抗作用。

2. **获得性免疫**

又称特异性免疫，是机体在个体发育过程中与病原微生物等抗原物质接触后产生的免疫力。特异性免疫可分为细胞免疫和体液免疫。根据机体中产生特异性免疫力方式的不同，分为自动免疫和被动免疫两类。

自动免疫是指细菌、病毒、毒素等抗原物质刺激机体的免疫系统后，由机体"自动"产生的免疫力，这种免疫力一般较高且持久。人体受到感染后所产生的免疫力为自然自动免疫，通过接种疫苗所产生的免疫力为人工自动免疫。

被动免疫是指机体直接获得抗感染的免疫物质，从而具有抗感染的免疫力，这种免疫力较低且短暂。例如，新生儿出生前通过胎盘从患过某种传染病或接种过疫苗的母体得到部分抗体，使得他们在生后几个月内对某种传染病有一定的免疫力，称为自然被动免疫。注射免疫球蛋白或免疫血清所获得的免疫力称为人工被动免疫。

（三）免疫制剂

接种免疫制剂可获得特异性免疫，免疫制剂分为自动免疫制剂（包括疫苗和类毒素）和被动免疫制剂（包括免疫血清、丙种球蛋白、特异性免疫球蛋白等）。

二、预防接种和免疫规划

1. 预防接种

预防接种是根据疾病预防控制规划，利用疫苗，按照国家规定的免疫程序，由合格的接种技术人员给适宜的接种对象进行接种，以提高人群免疫水平，达到预防和控制传染病发生和流行的目的。

2. 免疫规划

免疫规划是指按照国家或者省、自治区、直辖市确定的疫苗品种、免疫程序或者接种方案，在人群中有计划地进行预防接种，以预防和控制特定传染病的发生和流行。

一类疫苗：国家免疫规划疫苗又称第一类疫苗，是指政府免费向公民提供，公民应当依照政府的规定受种的疫苗。（见表6-1）

二类疫苗：是指由公民自费并且自愿受种的其他疫苗。

在控制疾病中，免疫规划是最有效、经济、便捷的预防措施。

表6-1 国家免疫规划疫苗儿童免疫程序表（2021年版）

可预防疾病	疫苗种类	接种途径	剂量	英文缩写	接种年龄													
					出生时	1月	2月	3月	4月	5月	6月	8月	9月	18月	2岁	3岁	4岁	5岁	6岁
乙型病毒性肝炎	乙肝疫苗	肌内注射	10或20 μg	HepB	1	2					3								
结核病1	卡介苗	皮内注射	0.1 ml	BCG	1														
脊髓灰质炎	脊灰灭活疫苗	肌内注射	0.5 ml	IPV			1	2											
	脊灰减毒活疫苗	口服	1粒或2滴	bOPV					3								4		
百日咳、白喉、破伤风	百白破疫苗	肌内注射	0.5 ml	DTaP				1	2	3				4					
	白破疫苗	肌内注射	0.5 ml	DT															5

续表

可预防疾病	疫苗种类	接种途径	剂量	英文缩写	接种年龄												
					出生时	1月	2月	3月	4月	5月	6月	8月	9月	18月	2岁	3岁	4岁	5岁	6岁
麻疹、风疹、流行性腮腺炎	麻腮风疫苗	皮下注射	0.5 ml	MMR								1		2					
流行性乙型脑炎[2]	乙脑减毒活疫苗	皮下注射	0.5 ml	JE-L								1			2				
	乙脑灭活疫苗	肌内注射	0.5 ml	JE-I								1、2			3				4
流行性脑脊髓膜炎	A群流脑多糖疫苗	皮下注射	0.5 ml	MPSV-A							1		2						
	A群C群流脑多糖疫苗	皮下注射	0.5 ml	MPSV-AC												3			4
甲型病毒性肝炎[3]	甲肝减毒活疫苗	皮下注射	0.5或1.0 ml	HepA-L										1					
	甲肝灭活疫苗	肌内注射	0.5 ml	HepA-I										1	2				

备注：1. 主要指结核性脑膜炎，粟粒性肺结核等。

2. 选择乙脑减毒活疫苗接种时，采用两剂次接种程序。选择乙脑灭活疫苗接种时，采用四剂次接种程序；乙脑灭活疫苗第1、2剂间隔7~10天。

3. 选择甲肝减毒活疫苗接种时，采用一剂次接种程序。选择甲肝灭活疫苗接种时，采用两剂次接种程序。

三、接种禁忌证、常见反应及处理

（一）预防接种的禁忌证

目前正患有急性疾病或慢性疾病活动期时，或出现发热、腹泻等症状的相对禁忌证时，应待病情缓解、恢复健康后接种。如有明确过敏史，患有自身免疫性疾病、恶性肿瘤、免疫缺陷病、神经系统疾患等禁忌证时，由接种医生评估是否可以接种。

因为各类疫苗都有相应的接种禁忌证，为减少异常反应的发生，在预防接种前卫生保健人员应通知监护人，了解儿童有无过敏史及禁忌证，在监护人知情同意的情况下，由负责接种的医生决定儿童能否进行疫苗接种。

（二）预防接种常见反应及处理

随着免疫规划工作的开展，接种疫苗的种类和数量不断增加，在疫苗所针对的传染病发病明显降低的同时，及时有效地处理疫苗接种后出现的反应也是免疫预防的一项重要工作。

1. 一般反应

一般反应是在预防接种后发生，由疫苗本身所固有的特性而引起，对机体只会造成一过性生理功能障碍的反应。一般反应分为局部反应和全身反应。

局部反应为接种疫苗数小时至24小时左右出现，接种部位出现红肿、浸润并伴有疼痛。

个别儿童除上述反应外，可能出现局部淋巴结肿大。这些反应一般在接种后1~3天内消退。

全身反应为接种疫苗后6~24小时左右出现发热，一般发热持续1~2天。部分儿童可能伴有全身不适、乏力倦怠、食欲不振等综合症状。

一般反应无须特殊处理，适当休息，多喝水，可自行好转消退。

2. 疑似异常反应

疑似异常反应是指在预防接种过程中或接种后发生的可能造成受种者机体组织器官功能损害，且怀疑与预防接种有关的反应。

常见疑似异常反应有：晕针、局部无菌化脓、过敏性皮疹、血管神经性水肿、过敏性紫癜、过敏性休克、癔症和群发性癔症、热性惊厥等。出现疑似异常反应时应及时就诊，由医生诊断和处理。

四、传染病的定义、基本特征、流行过程及分类

（一）传染病的定义

是指由传染性病原体或它们的毒性产物所导致的一类疾病。病原体通过感染的人、动物或储存宿主直接或间接地发生传播，感染周围的易感者。

（二）传染病的基本特征

一是有病原体，每一种传染病都有特异的病原体。二是有传染性，这是传染病与其他疾病的主要区别，传染性意味着病原体可通过某种途径感染他人。三是有流行病学特征，不同的传染病在自然和社会等因素作用下，可以表现出不同的时间分布、人群分布和地区分布的流行病学特征。四是有感染后免疫，人体感染病原体后，无论显性还是隐性感染，都能产生针对病原体的特异性免疫。

（三）传染病的流行过程

传染病的流行必须具备三个相互连接的条件，即传染源、传播途径和易感人群。这三个条件统称为传染病流行过程三个环节。当三个条件同时存在并相互作用时就会造成传染病的发生与蔓延，缺少其中任何一个环节，传染病就不会发生流行。而三个环节的连接受到自然因素和社会因素的影响和制约。

1. 传染源

传染源是指体内有病原体生长、繁殖并能排出病原体的人和动物。传染源包括患传染病的病人、病原携带者（指外表无症状但携带并排出病原体的人）和受感染的动物。

2. 传播途径

病原体由传染源排出后再侵入另一个易感机体，它在外界环境中所经过的路径称为传播途径。传染病的传播途径有：经空气传播、经水传播、经食物传播、经接触传播、经媒介节肢动物传播、经土壤传播、母婴传播（也称垂直传播）、医源性传播、多途径传播等。传染病可通过一种或多种途径传播。

3. 易感人群

对传染病病原体有感受性的人群称为易感人群。人群对传染病易感的程度主要与人口的动态变化和人群免疫水平的消长，以及病原体的变异等多种因素的影响有关。

（四）传染病的分类

《中华人民共和国传染病防治法》（下文简称《传染病防治法》）规定的传染病分为甲类、乙类和丙类。

甲类传染病（2种）：鼠疫、霍乱。

乙类传染病（27种）：传染性非典型肺炎、新型冠状病毒感染、艾滋病、病毒性肝炎、脊髓灰质炎、人感染高致病性禽流感、甲型H1N1流感、麻疹、流行性出血热、狂犬病、流行性乙型脑炎、登革热、炭疽、细菌性和阿米巴性痢疾、肺结核、伤寒和副伤寒、流行性脑脊髓膜炎、百日咳、白喉、新生儿破伤风、猩红热、布鲁氏菌病、淋病、梅毒、钩端螺旋体病、血吸虫病、疟疾。

丙类传染病（11种）：流行性感冒、流行性腮腺炎、风疹、急性出血性结膜炎、麻风病、流行性和地方性斑疹伤寒、黑热病、包虫病、丝虫病、感染性腹泻病（除霍乱、细菌性和阿米巴性痢疾、伤寒和副伤寒以外的）、手足口病。

五、儿童常见传染病的识别与处理

（一）麻疹

麻疹是由麻疹病毒引起的急性全身发疹性呼吸道传染病，具有传染性强和愈后持久免疫的特点，是《传染病防治法》规定的乙类传染病。

1. 病原体与流行特征

麻疹病毒属副黏膜病毒科麻疹病毒属。麻疹病毒抗原性稳定，病毒不耐热，对日光和消毒剂均敏感。四季均可发病，春季高发。人口集中地易暴发。无病史或无免疫史的人群普遍易感。

2. 传播途径

麻疹病人是唯一传染源。主要通过呼吸道以空气飞沫传播。本病传染性极强，易感者接触后90%以上发病。

3. 临床表现

典型儿童麻疹临床表现可分以下三期。

前驱期：一般为3~4日。主要表现有发热（多为中度以上）和流涕、咳嗽等上呼吸道症状，同时伴有畏光、流泪、眼结膜充血。多数患儿在发热第2~3天在口腔颊黏膜上有白色斑点，大小不等，称为麻疹黏膜斑（Koplik斑）。

发疹期：发热后3~4日开始出疹。皮疹始于耳后、颈部，沿着发际边缘向下蔓延到脸部、躯干及四肢，最后达手掌、足底。皮疹为玫瑰色斑丘疹，大小不等，压之褪色，疹间皮肤正常。皮疹达高峰时发热达40℃，咳嗽加重，伴精神萎靡、畏光、结膜红肿、面部水肿，甚至可出现抽搐。全身浅表淋巴结及肝脾肿大。发疹期约为3~5天。

恢复期：皮疹出齐后3~5天发热开始消退，全身症状逐渐减轻。皮疹按出疹顺序隐退，伴糠麸样脱屑和浅褐色色素沉着，经1~2周完全消失。

4. 诊断要点与治疗

诊断依据：发热（38℃或更高）、由耳后向全身皮肤扩展的红色斑丘疹、上呼吸道和眼结膜症状、口腔Koplik斑、麻疹病人接触史、病原学血清学特异性检查阳性。

无特异治疗方法。主要是对症支持治疗，加强护理和防止并发症（麻疹易并发肺炎、喉炎、中耳炎、心肌炎、脑炎和其他化脓性感染）。

5. 预防控制措施

（1）按国家免疫规划按时接种疫苗。

（2）麻疹流行期间经常开窗通风保持室内空气清新；加强晨检和全日健康观察，重点检查发现发热、出皮疹、有上呼吸道症状的儿童，令其离园就医早诊治；开展健康教育活动，加强麻疹预防知识的宣传。

（3）出现麻疹儿童后，托幼机构应在疾病预防控制部门的指导下进行消毒；对接触儿童进行检疫，以最后一例患儿发病后21天判断疫情结束；检疫期间停止集体活动，不能接收或转出儿童。

（4）患儿回园时须持医院开具的痊愈证明方可入园。

（二）风疹

风疹是由风疹病毒引起的急性呼吸道传染病，为《传染病防治法》规定为丙类传染病。

1. 病原体与流行特征

风疹病毒暂分类归于披膜病毒，在体外抵抗力较弱。人群对风疹普遍易感，感染后可获得持久的免疫力。疫苗接种后体内抗体水平比自然感染后低，抗体降低后仍可能感染风疹。流行季节多为冬春季，其传染性较麻疹弱。感染绝大多数发生在儿童时期。

2. 传播途径

传染源为风疹病人、无症状携带者及先天性风疹患者。主要通过呼吸道以空气飞沫传播，也可通过胎盘垂直传播。

3. 临床表现

发热、上呼吸道感染症状（咳嗽、打喷嚏、流涕、头痛、咽痛等）和眼结膜充血。发热第1~2日后出现浅红色斑丘疹，从面部开始很快遍及全身，四肢较少，手掌、足底大都无皮疹，疹退后无色素沉着。枕后或颈部淋巴结肿大。

4. 诊断要点与治疗

依据接触史、发病1~2日内全身皮肤出现红色斑丘疹，同时伴有发热、枕后或颈部淋巴结肿大来进行诊断。目前无特效疗法，主要是对症治疗、加强护理和预防并发症（很少，偶见扁桃体炎、中耳炎和支气管炎）。

5. 预防控制措施

（1）按国家免疫规划按时接种疫苗。

（2）风疹流行期间减少儿童去公共场所的机会；经常开窗通风湿式清扫，保持室内空气清新；加强晨检和全日健康观察，重点检查发现发热、出皮疹、有上呼吸道症状的儿童，令患儿离园就医尽早诊治；宣传风疹的预防知识。

（3）出现风疹儿童后，立即开窗通风有利于病毒迅速排出室外；减少集体活动；对接触风疹但未接种疫苗的儿童，尽快进行应急接种是预防风疹最有效的途径。

（4）风疹患儿须持医院开具的痊愈证明方能返园。

（三）水痘

水痘是由水痘-带状疱疹病毒原发感染引起的发热出疹性疾病，属于呼吸道传染病，是托幼机构儿童常见的传染病之一。虽然水痘不是国家法定报告的传染病，但由于在儿童发病中占有较大比重，仍需按传染病防治要求进行管理。

1. 病原体与流行特征

病原体为水痘-带状疱疹病毒，属疱疹病毒科。病毒抵抗力较弱，不耐高温，不能在痂皮中存活，易被消毒剂灭活。人群普遍易感，多见于2~6岁儿童，易感儿童接触后90%发病。患病后可获得终身免疫，一般不再发生水痘。冬春季多见，以感染性强、传播快为特点。

2. 传播途径

病人是唯一传染源。主要通过空气飞沫传播，其次通过直接接触水痘疱疹液以及被污染的衣服、用品传播。

3. 临床表现

起病急，出疹前可有轻度发热，体温37.5℃~38.5℃，伴有身体不适、食欲不振等。皮疹特点：出疹时间一般在发热1~2天之后，分批出现红色斑疹或斑丘疹，迅速发展为清亮、卵圆形、泪滴状小水疱，周围有红晕，经1~2日，水疱内容物变浑浊，继而水疱中央部凹陷，相继干燥结痂，同一时间内可见丘疹、水疱、干痂同时存在。皮疹分布呈向心性，以躯干、腰、头皮多见，四肢稀少，瘙痒感重。

4. 诊断要点与治疗

有接触史，急性发作，全身播散性斑丘样小疱疹（疱疹位置浅表、壁薄易破、疹周红晕，有痒感）。对症处理：发热时可做冷敷；患处痒感严重，可局部擦涂炉甘石洗剂；疱疹破溃可局部涂以1%龙胆紫。加强护理，最好卧床休息，给予易消化的食物和充足水分，勤换内衣，剪短指甲，避免抓破疱皮引起继发感染。防治并发症（皮肤脓疱疮、蜂窝组织炎，重症水痘也可并发脑炎等）。

5. 预防控制措施

（1）对未患过水痘、未接种过水痘疫苗、无禁忌证的1岁以上儿童均可接种水痘疫苗。

（2）水痘流行期间经常开窗通风保持室内空气清新，对儿童物品进行擦拭清洁，勤晒被褥；减少儿童去公共场所的机会，托幼机构内减少儿童大型集体活动；加强晨检和全日健康观察，重点检查发现皮肤出皮疹儿童，发现及时令患儿离园就医诊治；开展水痘预防知识的宣传。

（3）出现水痘儿童后，立即开窗通风、消毒儿童共用物品，对密切接触水痘但未接种水痘疫苗的儿童应尽快进行应急接种，这是预防水痘最有效的方法。

（4）水痘患儿须持医院开具的痊愈证明方能返园。

（四）手足口病

手足口病是由肠道病毒引起的一种传染病，是《传染病防治法》规定的丙类传染病。

1. 病原体与流行特征

病原体为数种肠道病毒，最常见柯萨奇A16型及EV71型。易感人群为5岁以下儿童，3岁以下儿童发病率最高，占发病数的85%~95%。受感染后可获得对同类型病毒的免疫力。手足口病分布极其广泛，流行特征无严格地区性，以夏秋季多发。手足口病流行期间易发生儿童集体感染。

2. 传播途径

传染源是病人、隐性感染者及健康带毒者。通过直接接触病人或通过病人鼻咽分泌物、唾液的飞沫空气传播，或通过疱疹液、粪便污染的手、日常用品、食具、玩具等接触传播。

3. 临床表现

一般病例病程短，症状轻。主要表现为口痛、厌食、低热；口腔黏膜可见小疱疹或溃疡，以舌、颊黏膜、硬腭等处为多，偶尔波及牙龈、软腭、扁桃体和咽部；手、足掌背可见斑丘疹，后转为疱疹，2~3天后吸收干燥，脱痂后不留瘢痕，也可见于臂、腿及臀部，躯干少见。

由EV71型病毒引起者，除手足口病损外，还可以引起心肌炎、肺水肿、无菌性脑膜炎等并发症，危及儿童生命。

4. 诊断要点与治疗

诊断依据流行季节、儿童年龄、接触史、手足口部的皮疹特点等。

手足口病无特效治疗方法。对症处理：保持口腔卫生，口腔溃疡处可局部涂药；防止继发感染。中医治疗：清热解毒。

5. 预防控制措施

（1）开展健康教育活动，加强手、足、口防病知识的宣传。

（2）托幼机构做好日常清洁与物品消毒工作；室内经常开窗通风，保持空气清新；儿童饭前便后认真洗手；手足口病流行期间加强晨检和全日健康观察，重点检查儿童手、足、口部皮疹，发现疑似患病儿童立即隔离、离园诊治。

（3）对密切接触儿童进行医学观察。患儿回园时须持医院开具的痊愈证明。

（五）猩红热

猩红热是由A组乙型溶血性链球菌引起的急性呼吸道传染病，是《传染病防治法》规定的乙类传染病。

1. 病原体与流行特征

病原体为A组乙型溶血性链球菌，革兰氏染色阳性。对热及干燥的抵抗力弱，但细菌在痰和脓液中可生存数周。人群普遍易感，2~10岁儿童为高发年龄段。感染后可产生免疫，但因型别多，型间无交叉免疫，所以有可能感染后再次感染。全年均可发病，冬春季多见。

2. 传播途径

传染源主要是患者及带菌者。A组乙型溶血性链球菌引起的咽峡炎排菌量大，是重要的传染源。主要通过呼吸道飞沫传播，也可通过玩具、毛巾、书、衣被等间接传播。

3. 临床表现

发热、咽痛和弥漫性红疹为主要症状。主要表现为突然畏寒、发热、头痛、恶心、呕吐、咽痛。颈前淋巴结肿大。发热24小时出现皮疹，由耳、颈部蔓及躯干及四肢，24小时内遍布全身。皮疹为弥漫性针尖大小红色丘疹，疹间无正常皮肤，压之褪色，呈苍白压痕，数秒后恢复原状。面部潮红，口周皮肤反显苍白，形成"口周苍白圈"。皮肤皱褶处如肘窝、腋下、腘窝、腹股沟等处皮疹较密集，因皮肤受压形成明显的横切线即"帕氏征"。皮疹出现后3~4天，舌苔脱落，可见"杨梅舌"；皮肤脱屑，在发病1周末出现。

并发症有：中耳炎、副鼻窦炎、肺炎、乳突炎等化脓性并发症；心肌炎、心包炎、心内膜炎等中毒性并发症；风湿性关节炎、急性肾小球肾炎等变态反应性并发症。

4. 诊断要点与治疗

依据流行季节、发热和猩红热样皮疹、血常规检查、病原学检查（咽拭子或脓液培养分离出A组链球菌）进行诊断。

发现患病儿童后及时到医院进行治疗。对症处理：高热时用退热剂。中医治疗：以清热解毒为主。

5. 预防控制措施

（1）开展健康教育活动，大力宣传预防猩红热传播的途径和防治知识。

（2）托幼机构注意室内开窗通风，保持空气清新；猩红热流行期间加强晨检和全日健康观察，重点检查发热、出皮疹的儿童。

（3）发现猩红热儿童后，立即在防疫部门指导下对托幼机构场所，被污染的食具、衣物、玩具等进行消毒。

（4）对密切接触儿童班级进行检疫。猩红热儿童痊愈后持医院开具的证明方能返园。

以上儿童常见出疹性传染病的鉴别要点总结见表6-2。

表6-2 儿童常见出疹性传染病的鉴别要点

	麻疹	风疹	水痘	手足口病	猩红热
常见发病年龄	6月~5岁	1岁~5岁	2岁~6岁	5岁以下	2岁~10岁
发热与出疹关系	发热3~4天出疹	发热1~2天出疹	发病1~2天出疹	发热同时出疹或多不发热	发热1天左右出疹
出疹顺序	耳后—颜面—躯干—四肢，3~4天出齐	面部—躯干—四肢，1天内布满全身	呈向心性分布，躯干多于四肢，头皮多于颜面	口腔、手、足及臀部出现皮疹，四肢、躯干少	颈部—前胸—躯干—四肢，颜面部无疹，1天出齐
疹形	口腔黏膜可见柯氏斑，暗红色斑丘疹，疹间有正常皮肤，亦可融合	淡红色、细小均匀、斑丘疹，3天左右消退	丘疹—疱疹—结痂，分批出现，同一部位可见各期皮疹	斑丘疹—疱疹，圆形或椭圆形，较水痘皮疹为小，质较硬	皮肤呈弥漫性潮红，点状红疹，压之褪色
脱屑	糠秕样	细糠样或无	无	无	糠屑状至大片脱皮
色素沉着	有	无	无	无	无
淋巴结肿大	浅表淋巴结	颈部、枕后	浅表淋巴结	无	颈前
并发症	脑炎、肺炎、喉炎等	少见	皮肤脓疱疮、蜂窝组织炎、脑炎等	心肌炎、肺水肿、无菌性脑膜炎等	中耳炎、副鼻窦炎、肺炎、乳突炎、心肌炎、心包炎、心内膜炎、风湿性关节炎、急性肾小球肾炎等
血象	白细胞减少	白细胞减少	白细胞正常	白细胞正常	白细胞增高

（六）流行性腮腺炎

流行性腮腺炎是由腮腺炎病毒所引起的急性呼吸道传染病，是《传染病防治法》规定的丙类传染病。

1. **病原体与流行特点**

病原体为腮腺炎病毒，属于副黏液病毒。对低温有较强抵抗力，在紫外线下迅速死亡。儿童普遍易感，主要在5~15岁儿童和青少年中最多见。感染后可获得终身免疫，但个别抗体水平低下者，也可能再次感染。全年可发病，以冬春两季为流行高峰。常在托幼机构流行暴发，会对儿童健康产生影响。

2. **传播途径**

传染源为腮腺炎患者及隐性感染者。主要通过飞沫空气传播，也可通过唾液污染的食具、食物、其他用品间接传播。

3. 临床表现

以腮腺非化脓性肿胀、疼痛，伴有发热为主要表现。发热以中度发热为多见，也有的发热不明显。腮腺非化脓性肿胀特点：单侧或双侧腮腺肿大，以耳垂为中心向前、后、下方发展，边缘不清，局部皮肤紧张发亮，不发红，轻度触痛，张口或咀嚼酸性物时疼痛加重，颊黏膜腮腺管口有红肿。

4. 诊断要点与治疗

根据流行情况、接触史、单侧或双侧腮腺肿大的表现特征进行诊断。

无特殊治疗药物，主要采取对症处理。一般治疗：卧床休息，给予易消化的流食或半流食，避免需要咀嚼的大块食物或甜酸类食物；保持口腔卫生，多饮水等。对症处理：高热可用退热药，局部可用如意金黄散、紫金锭、青黛调醋外敷或芙蓉叶研末外敷以减轻疼痛。中医治疗：清热解毒，消肿散瘀。积极治疗并发症（脑膜炎、睾丸炎、卵巢炎、胰腺炎、心肌炎及听神经损害等）。

5. 预防控制措施

（1）按国家免疫规划按时接种麻腮风疫苗。

（2）流行性腮腺炎流行期间室内要经常开窗通风保持空气清新，进行湿式清扫。

（3）加强晨检和全日健康观察，重点检查发现发热、精神状态差、腮腺肿胀的可疑儿童，发现及时令其离园就医诊治。

（4）减少儿童去公共场所的机会，托幼机构内减少儿童大型的集体活动；开展流行性腮腺炎预防知识的宣传工作。

（5）一旦出现流行性腮腺炎儿童后，立即开窗通风；对密切接触儿童班级进行检疫，检疫期间停止集体活动，不能接收或转出儿童；对密切接触但未接种疫苗的儿童应尽快进行应急接种；患儿须持医院开具的痊愈证明方能返园。

（七）流行性感冒

流行性感冒简称流感，是由流感病毒引起的一种急性呼吸道传染病。传播迅速，流行季节感染人数多，感染儿童容易出现并发症，危害不可忽视。流感是《传染病防治法》规定的丙类传染病。

1. 病原体与流行特点

流感病毒属正黏液病毒科，是有包膜的RNA病毒。流感病毒可分为甲、乙、丙三型。甲型病毒可造成流感大流行，乙型常引起局部暴发，丙型主要以散发形式出现。儿童对流感病毒普遍易感，感染后会获得一定的免疫力。由于流感病毒抗原性变异较快，所以存在重复感染的可能性。婴幼儿、青少年患流感的风险最大，是流感的高危人群。流感流行具有一定的季节性，冬季和冬末春初多发。

2. 传播途径

传染源为流感病人及隐性感染者，主要是急性期患者。流感病毒在外界存活时间极短，主要通过空气飞沫传播，接触污染的物品也可感染。

3. **临床表现**

起病急骤，突发高热（体温在数小时至24小时内升达高峰，可达39℃～40℃，甚至更高），伴有头痛、全身酸痛、乏力以及轻度鼻塞、流涕、打喷嚏、咳嗽、咽痛等上呼吸道感染症状。少数患儿以胃肠道症状为主，如恶心、呕吐、腹痛、腹泻等。

4. **诊断要点与治疗**

在流行期间，根据接触史、集体发病、高热等全身典型症状体征作为诊断依据。

特异治疗只有早期（发病1～2日）使用抗流感病毒药物治疗才能取得较好疗效，患儿需及早到医院进行治疗。一般治疗：卧床休息，多饮水，给予流质或半流质饮食，进食后以温盐水或温开水漱口，保持鼻咽及口腔清洁。对症治疗：高热烦躁者可给予退热药物，或进行物理降温。预防并发症（肺炎、脑炎、脑膜炎、循环功能障碍等）。

5. **预防控制措施**

（1）每年秋冬季节接种流感疫苗。

（2）开展健康教育活动，宣传流感防治知识；培养儿童良好的卫生习惯，加强对儿童的防护意识。

（3）室内经常开窗通风，保持空气清新；流感流行季节要根据天气变化增减衣服，不带儿童去拥挤的公共场所和正在患流感疾病者的家中。

（4）加强晨检和全日健康观察，重点检查发现发热、精神状态差、有呼吸道轻微症状的可疑儿童，发现及时通知家长带其离园就医诊治。

（5）注意儿童营养，加强儿童身体锻炼，增强体质。

（6）出现发热患儿应立即通知家长带其离园治疗，不得带病留园；室内立即开窗通风；对密切接触儿童班级进行检疫，检疫期间停止集体活动，不能接收或转出儿童；流感儿童应隔离休养治疗，痊愈后须持医院开具的证明方能返园。

（八）甲型H1N1流感

甲型H1N1流感为一种新型呼吸道传染病，是《传染病防治法》规定的按照甲类传染病管理的乙类传染病。

1. **病原体与流行特点**

甲型H1N1流感病毒属于正黏液病毒科。其病原体为新甲型H1N1流感病毒株，病毒基因中包含有猪流感、禽流感和人流感三种流感病毒的基因片段。人群普遍易感。目前尚无动物传染人类的证据。

2. **传播途径**

甲型H1N1流感病人为主要传染源，无症状感染者也具有传染性。主要通过飞沫经呼吸道传播，也可通过口腔、鼻腔、眼睛等处的黏膜直接或间接接触传播。接触患者的呼吸道分泌物、体液和被病毒污染的物品亦可能引起感染。

3. 临床表现

通常表现为流感样症状，包括发热、咽痛、流涕、鼻塞、咳嗽、咳痰、头痛、全身酸痛、乏力；部分病例出现呕吐、腹泻；少数病例仅有轻微的上呼吸道症状，无发热。体征主要包括咽部充血和扁桃体肿大。

可发生肺炎等并发症。少数病例病情进展迅速，出现呼吸衰竭、多脏器功能不全或衰竭。病情严重者可以导致死亡。

4. 诊断要点与治疗

诊断主要结合流行病学史、临床表现和病原学检查。

一般治疗：休息，多饮水，密切观察病情变化。对症治疗：对高热病例可给予退热治疗；在医生指导下进行抗病毒治疗。

5. 预防控制措施

（1）经常开窗通风，保持室内空气新鲜，尽量不去人多通风差的公共场所。

（2）经常使用肥皂和流动清水洗手；不要随地吐痰，痰垢用纸包起来；在咳嗽打喷嚏时要用纸巾遮住口鼻；不要用脏手摸鼻子、眼睛和嘴巴；有感冒症状时应戴口罩。

（九）人感染高致病性禽流感

人感染高致病性禽流感是指禽类动物中流行的高致病性禽流感病毒（H5N1）感染人体，引起的以流感样症状和肺炎为主要表现的疾病，是一种人畜共患疾病，是《传染病防治法》规定的按照甲类传染病管理的乙类传染病。

1. 病原体与流行特点

禽流感病毒属于正黏液病毒科，为RNA病毒，广泛存在于禽类动物中。病毒在禽类的呼吸道和肠道内繁殖，可从呼吸道、结膜和粪便中排出，粪便中排出的病毒量最大。由于种属的屏障，目前人接触到H5N1禽流感病毒并不很容易被感染，与禽类密切接触增加感染的风险。2003年以来全球报告人感染禽流感的病例逐年上升，分布范围越来越广泛，我国多为散发病例。

2. 传播途径

人类禽流感病的传染源是病禽或健康携带病毒的禽。主要是通过吸入具有传染性的飞沫的直接接触或通过对污染物的间接接触，将病毒接种到病人的上呼吸道或结膜的黏膜上。目前证实，有禽-人传播、环境-人传播和母婴垂直传播，人际间传播目前尚未证实。

3. 临床表现

急性起病，早期与其他流感表现相似，但症状较重，持续高热（体温大多持续在39℃以上），伴有全身不适、头痛、关节肌肉酸痛，和恶心、腹痛、稀水样便等消化道症状。部分病例病情发展迅速，出现肺部实变、心肾衰竭等，人类H5N1型禽流感病毒感染后死亡率较高。

4. 诊断要点与治疗

有在高致病性禽流感疫区的流行病学史,与禽类动物有过接触,有高热等临床表现,实验室病原学检查呈阳性。

特异治疗主要是对症治疗、预防并发症和抗病毒治疗。

5. 预防控制措施

(1)避免直接接触病禽、死禽及其排泄物;鸡、鸭等家禽的肉和蛋一定煮熟食用,触摸生蛋后要洗手。

(2)室内经常开窗通风,保持空气清新。

(3)合理膳食,加强身体锻炼,提高自身免疫水平。

(十)流行性乙型脑炎

流行性乙型脑炎简称乙脑,是由乙型脑炎病毒经蚊虫传播而引起的以脑实质炎症为主要病变的急性传染病,是《传染病防治法》规定的乙类传染病。

1. 病原体与流行特征

乙脑病毒属黄病毒科黄病毒属,为嗜神经病毒。人对乙脑病毒普遍易感,2~6岁的儿童发病率最高。感染后人可获得持久性免疫力。在热带区一年四季均有散发病例,在温带区呈季节性流行,我国流行季节为7~9月份。

2. 传播途径

感染乙脑病毒后出现病毒血症的人或动物(猪或其他家畜)是本病的传染源。蚊虫是乙脑的主要传播媒介,人体经带有乙脑病毒的蚊虫叮咬而感染。

3. 临床表现

以高热、惊厥、昏迷为主要特征,典型乙脑的临床经过分为四期。

初期:起病急,一般持续1~3天,发热,体温达39℃,伴头痛、恶心、呕吐,多有嗜睡或精神倦怠,可有颈项强直及抽搐。

极期:初期症状逐渐加重,体温达39℃~40℃,持续不退,同时有意识障碍、嗜睡、昏迷、惊厥或抽搐、呼吸衰竭、颅内压增高、脑膜刺激征,以及其他神经系统症状和体征。

恢复期:神经系统症状逐渐缓解,体温逐渐恢复正常。

后遗症期:发病6个月后仍留有神经精神症状,则不可能完全恢复,称为后遗症。

4. 诊断要点与治疗

蚊虫叮咬季节发病,曾到过乙脑流行地区,起病急,有出现高热、头痛、呕吐以及嗜睡等不同程度的意识障碍,有脑脊液检查、病原学或血清学检查依据。

目前尚无特效治疗。治疗重点是对极期高热、抽搐、脑水肿的治疗和护理。可试用利巴韦林、干扰素等抗病毒药物。

5. 预防控制措施

(1)按国家免疫规划按时接种乙型脑炎疫苗。

（2）加强乙型脑炎知识的宣传，开展爱国卫生运动，消灭蚊虫滋生地，对畜圈、厕所等环境采用药物灭蚊，居室内有灭蚊、防蚊措施。

（3）流行期间加强晨检和全日健康观察，重点检查发现发热、精神状态差的可疑儿童，发现及时通知家长带儿童离园就医诊治。接触者若无免疫史或免疫史不详者可应急接种乙型脑炎疫苗。

（十一）流行性脑脊髓膜炎

流行性脑脊髓膜炎简称流脑，是由脑膜炎双球菌引起的经呼吸道传播的细菌性脑膜炎，是《传染病防治法》规定的乙类传染病。

1. 病原体与流行特征

脑膜炎双球菌属于病原性球菌中革兰氏阴性球菌，为奈瑟菌属。人群普遍易感，6月~14岁的儿童发病率最高。成人经隐性感染可获得免疫。本病一年四季均可发生，但多发生在冬春季节，流行季节为11月至次年5月，3~4月份为发病高峰期。

2. 传播途径

传染源为流脑患者和脑膜炎双球菌的带菌者。经呼吸道传播，病原菌主要通过咳嗽、打喷嚏、说话等经飞沫直接空气传播。

3. 临床表现

主要表现为突发高热、剧烈头痛、频繁呕吐、皮肤黏膜淤点和脑膜刺激征，脑脊液呈化脓性改变。严重者可出现败血症休克和脑实质损害。根据病情轻重和临床表现分为普通型、轻型、爆发型、慢性败血症四种。普通型约占全部病例的90%。

普通型分为四期。

上呼吸道感染期：多数无症状，部分有咽痛、鼻咽分泌物增多。

败血症期：起病急，高热伴畏寒、头痛、恶心呕吐、全身乏力、肌肉酸痛等，此期最主要的特征是皮肤出现淤点或淤斑。

脑膜炎期：败血症期的特点依然存在并有加重的趋势，此期主要出现明显的中枢神经系统症状，剧烈头痛、烦躁不安、抽搐及颈项强直等。

恢复期：体温逐渐恢复正常，神经系统症状逐渐缓解，皮肤淤点逐步被吸收。

4. 诊断要点与治疗

冬春季节发病，有密切接触史，重点是起病急，出现高热、头痛、呕吐以及脑膜刺激征等神经系统症状，尤其是皮肤出现淤点或淤斑，有脑脊液检查、病原学或血清学检查依据。

特异治疗为抗生素治疗，一旦发现，及时去医院就诊。

5. 预防控制措施

（1）按国家免疫规划按时接种流脑疫苗。

（2）加强流脑预防知识的宣传；加强对儿童的防护意识，根据天气变化增减衣物，提供合理营养的膳食，加强身体锻炼，增强体质。

（3）室内经常开窗通风，保持空气清新；加强晨检和全日健康观察，重点检查发现发热、精神状态差的可疑儿童，发现及时通知家长带儿童离园就医诊治；流脑流行季节不带儿童去拥挤的公共场所。

（十二）细菌性痢疾

细菌性痢疾是由志贺菌属引起的急性肠道传染病，是《传染病防治法》规定的乙类传染病。

1. 病原体与流行特征

痢疾杆菌，为肠杆菌科志贺菌属。痢疾杆菌在外环境中生存能力强，对各种消毒剂敏感。人群普遍易感。同型菌痢感染后免疫力不持久；不同菌群之间无交叉免疫，感染后易重复感染和多次发病。分布极广，全年均可发生，我国发病率一般在7~9月份最高。

2. 传播途径

传染源为急、慢性病人和带菌者。经粪口途径传播，传染源排出的粪便污染手、食物或饮水，或经苍蝇污染食物等方式，经口感染。

3. 临床表现

临床主要特征是起病急、发热、腹痛、腹泻、里急后重、脓血便并伴有全身中毒症状。

普通型（典型菌痢）：起病急，高热；大便每天10次以上，以黏液、脓血为主，便后有里急后重感，伴全身乏力、食欲减退、恶心、呕吐、阵发性腹痛。

轻型（非典型菌痢）：不发热或低热，大便每天3~5次，便内脓血量不多或仅为黏液，里急后重不明显，腹痛较轻。

中毒型：多见于2~7岁儿童，发病急骤，以高热惊厥、意识障碍为最初症状。此型病情较重，主要表现为严重毒血症、休克或呼吸衰竭，而24小时后方才出现腹泻及痢疾样大便。

慢性痢疾：患病后反复不愈，病程超过2个月以上。大便中有黏液，但不一定脓血，或黏液便与脓血交替出现。长期腹泻可引起营养不良、维生素A缺乏症以及脱肛等并发症。

4. 诊断要点与治疗

夏秋季节发病或有接触史；起病急，有肠道症状和全身中毒的症状；粪便检查、病原学检查是最重要的依据。

特异治疗为根据流行菌株药敏感情况选择抗生素。一般治疗：注意休息，急性者给予流质和半流质饮食。若有呕吐且较频繁，有脱水者应给予静脉输液。中毒型须立即送医院紧急处理。

5. 预防控制措施

（1）开展健康教育活动，加强食品卫生知识的宣传与托幼机构膳食卫生的管理，搞好环境卫生，管理好水源、粪便、垃圾，消灭苍蝇。培养儿童良好的卫生习惯，饭前便后用肥皂流动水洗手。

（2）痢疾杆菌对消毒剂敏感，用含氯消毒剂喷洒或擦抹消毒病人排泄物以及病人所用各种物品。

（3）痢疾患儿停药后大便培养两次阴性后，经医院开具痊愈证明方可返园。

（十三）诺如病毒感染性腹泻

1. 病原体与流行特征

诺如病毒属于人类杯状病毒科，包括一组形态相似、抗原性略有不同的病毒属。诺如病毒感染性腹泻近年成为全世界范围内四季流行的非细菌性腹泻，占病毒性腹泻病的60%~90%，感染对象主要是成人和学龄儿童。在中国5岁以下腹泻儿童中，诺如病毒检出率为15%左右。

2. 传播途径

诺如病毒可通过几种方式感染：食用病毒污染的食物或饮料；接触病毒污染的物体，然后手接触到口；直接接触到感染者（如照顾病人，与病人同餐或使用相同的餐具）。

有些食品在送至饭店或商店前可能被污染，有些感染暴发是由于食用从污染的水中捕获的牡蛎等水产品，其他食品如色拉和冰冻水果也可能在产地即被污染。

3. 临床表现

诺如病毒的潜伏期相对较短，通常为12~48小时。发病以轻症为主，最常见症状是腹泻和呕吐，其次为恶心、腹痛、头痛、发热、畏寒和肌肉酸痛等。儿童更容易出现呕吐。病程通常较短，症状持续时间平均为2~3天，儿童病程相对较长，一般为自限性疾病，但少数病例仍会发展成重症，甚至死亡。

4. 诊断要点与治疗

临床表现为急性胃肠炎症状，24小时内出现排便≥3次且有性状改变（呈稀水样便），和/或24小时内出现呕吐≥2次。有聚集性相似病例时，有助于诊断。

目前针对诺如病毒尚无特异的抗病毒药和疫苗，其预防控制主要采用非药物性预防措施，包括病例管理、手卫生、环境消毒、食品和水安全管理、风险评估和健康教育等。

5. 预防控制措施

（1）保持良好的手卫生是预防诺如病毒感染和控制传播最重要最有效的措施。应按照"7步洗手法"正确洗手，采用肥皂和流动水至少洗20 s。消毒纸巾和免冲洗的手消毒液不能代替标准洗手程序，注意不要徒手直接接触即食食品。

（2）鉴于诺如病毒的高度传染性，对诺如病毒感染人员进行规范管理是阻断传播和减少环境污染的有效控制手段。在其急性期至症状完全消失后72小时内应进行隔离。轻症患者可居家或在疫情发生机构就地隔离，症状重者需送医疗机构按肠道传染病进行隔离治疗。

第二节　工作要求

一、儿童预防接种

（1）托幼机构应明确专人（一般为卫生保健人员）负责查验新入园儿童的预防接种证，并进行登记管理。

（2）卫生保健人员应掌握国家免疫规划疫苗的种类及其免疫程序，配合预防接种单位（如社区卫生服务中心或乡镇卫生院）做好儿童免疫接种工作。告知家长并向儿童家长发放疫苗常规接种、漏种补种及应急接种通知单，查验接种结果报告（包括报告机构、时限、内容等）。

（3）托幼机构应定期开展疫苗接种和传染病防治知识的宣传。

（4）当托幼机构发生传染病疫情时，应立刻向所在地的预防接种单位报告。根据预防接种单位确定的应急接种范围和人数，配合疾病预防控制机构做好儿童群体性接种或应急接种工作。

二、托幼机构传染病管理

（1）管理对象及管理病种。托幼机构传染病管理对象为园（所）内全体儿童和工作人员。传染病的管理病种包括国家目前法定传染病以及水痘、腮腺炎、手足口病、皮肤传染性疾病、沙眼、诺如病毒感染性腹泻以及其他新发传染病。

（2）建立传染病管理制度、制定相关预案。托幼机构是儿童密集的地方，一旦发生传染病容易造成流行，必须加强传染病的管理，确保儿童健康。针对托幼机构内的实际情况，建立可行的传染病管理制度，并对儿童常见传染病制定切实可行的预防及控制预案，定期检查执行情况、记录备案。

（3）传染病报告。托幼机构内发现传染病疫情或疑似病例后，卫生保健人员应按照

《中华人民共和国传染病防治法》规定的程序，向属地疾病预防控制机构报告并填写传染病登记册。但以最终诊断为依据上报，排除诊断时，应及时通知防疫部门。

（4）严格执行传染病管理制度，班级教师每日登记儿童的出勤情况。对缺席儿童，当天必须进行家访，并做好缺席儿童登记和家访记录。对因病缺勤的儿童，要了解患病情况，对疑似传染病的，立即报告卫生保健教师，并进行班级内儿童的医学观察。

（5）托幼机构内发现疑似传染病例时，应及时设立临时隔离室或隔离区，对患儿采取有效的隔离控制措施。临时隔离室内的环境、物品应便于实施随时性消毒与终末消毒。

（6）发生传染病期间，托幼机构应当加强晨午检和全日健康观察，并采取必要的预防措施，保护易感儿童。对发生传染病的班级按要求进行医学观察，医学观察期间该班与其他班相对隔离，不能有任何人员流动，不办理入托和转园手续。

（7）配合当地疾病预防控制机构对被传染病病原体污染（或可疑污染）的物品和环境实施随时性消毒与终末消毒。

（8）对密切接触者进行医学隔离观察，在观察期间如出现新病例，应从发现最后一例患病儿童起重新计算观察期。

（9）卫生保健人员应熟悉、掌握常见传染病的症状、潜伏期、隔离期和检疫期。落实各项预防措施，指导班级保教人员做好防病和观察儿童健康的工作。

（10）卫生保健人员应当定期对儿童及其家长开展预防接种和传染病防治知识的健康教育，提高其防护能力和意识。传染病流行期间，加强对家长的宣传工作。

（11）患传染病的儿童隔离期满后，凭医疗卫生机构出具的痊愈证明方可返回园所。如无法获得证明时，也可按检疫时间来推算，一般为14~21天。根据需要，来自疫区或有传染病接触史的儿童检疫期过后方可入园（所）。

第三节　实施方法

一、儿童预防接种证的查验、登记、补证

（1）首先将查验预防接种证纳入儿童入托报名程序。托幼机构在儿童报名须知中明确告知查验预防接种证的要求和国家免疫规划接种的疫苗种类，对没有预防接种证或未按国家免疫规划接种疫苗的儿童，在入托前应到居住地的接种单位补办或补种。

（2）托幼机构在招生前从疾病预防控制机构获得预防接种证查验登记表和补种（补证）通知单，联系确定负责接种、补种的单位，提前做好辖区内漏种儿童补种的工作安排。

（3）托幼机构在儿童入托时要仔细查验预防接种证，查验内容为国家免疫规划疫苗的接种情况（疫苗种类、时间、剂次）。查验内容随国家免疫规划疫苗免疫程序的改变而相应调整。查验情况需如实填写登记。

（4）发现未接种国家免疫规划疫苗的儿童，将补种通知单交儿童监护人，督促监护人带儿童到当地规定的接种单位补种。发现未完成国家免疫规划疫苗免疫程序规定剂次的儿童，只需补种未完成的剂次。

（5）对未依照要求接种纳入国家免疫规划疫苗的儿童，或无预防接种证的儿童，托幼机构还需在30日内向所在地的接种单位或疾病预防控制机构报告。

（6）接种单位根据疾病预防控制机构的安排对漏种儿童开展补种，对遗失预防接种证的已种儿童经核对无误后给予补证，并将补种或补证信息及时反馈给儿童所在托幼机构，按照要求报告儿童补种和补证情况。

（7）托幼机构在儿童补种或补证后需复验预防接种证。托幼机构对学期中新接收的转园儿童也应当查验其预防接种证，漏种儿童应按要求补种。

（8）托幼机构应充分利用多种形式向儿童家长宣传预防接种意义和有关知识，通过宣传提高对预防接种工作重要性的认识，增进儿童及家长自觉接受预防接种的意识，形成重视、关心儿童预防接种工作的良好环境。

二、托幼机构内传染病预防措施

1. 按时预防接种

督促家长配合疾病预防控制机构按免疫程序和要求,完成儿童免疫接种。

2. 进行预防传染病的健康教育活动

在托幼机构内开展宣传教育活动,倡导文明健康的生活方式,提高园所工作人员、在园儿童及其家长对传染病的防治意识和应对能力。

3. 严格把好"三关"

(1)入园健康检查关。做好入园儿童预防接种证及儿童入园、工作人员健康体检表的查验工作。

(2)晨检及全日健康观察关。日常工作中,特别是发生传染病期间应加强晨检和全日观察,观察重点详见本书第四章中"儿童晨午检及全日健康观察",第六章中"儿童常见传染病的识别与处理"等相关内容。在传染病检疫期,发生传染病的班级要做好新发传染病例的记录。

(3)日常卫生消毒关。详见本书第五章"实施方法"部分。

4. 保护易感儿童

(1)卫生保健人员应掌握园所内易感儿童情况,并做好登记。对有传染病密切接触史者要进行登记,根据情况采取必要的预防措施,保护易感儿童。

(2)发现传染病儿童的班级和与传染病人接触者应进行检疫观察,检疫班要有标志,检疫期间不混班、不串班,不收托新儿童,不转出儿童。检疫期满后无症状者方可解除隔离。

(3)对体弱易感的儿童,积极开展体格锻炼,增强体质。但运动量要适量。

(4)合理安排体弱易感儿童的生活制度,要给予体弱儿童特别的照护,加强营养,提高其抗病能力。

附

表6-3 常见传染病的潜伏期、隔离期与检疫期

病名	潜伏期 常见	潜伏期 最短~最长	隔离期	检疫期
麻疹	8~12天	6~21天	至出疹后5天,合并肺炎出疹后10天	21天
风疹	18天	14~21天	隔离至出疹后5天	一般不检疫
水痘	14~16天	10~21天	隔离至水痘疱疹完全结痂为止,但不得少于发病后2周	21天
手足口病	3~5天	2~10天	自患儿被发现起至症状消失后1周,且不少于发病后14天	10天
猩红热	2~5天	1~12天	至症状消失后,咽培养连续3次阴性或发病后7天	7~12天

续表

病名	潜伏期		隔离期	检疫期
	常见	最短~最长		
流行性腮腺炎	14~21天	8~30天	隔离至腮腺肿大完全消退，且发病后21天左右	一般不检疫
流行性感冒	1~3天	数小时~4天	热退后2天解除隔离	3天 出现发热等症状应早期隔离
甲型H1N1流感	1~3天	1~7天	患者发病后至少需在家中隔离观察7天，或至流感症状消失后24小时，以两者之间较长者为准；儿童有可能超过7天	体温恢复正常，其他流感样症状消失后48小时
流行性乙型脑炎	7~14天	4~21天	隔离至体温正常为止	不检疫
流行性脑脊髓膜炎	2~3天	1~10天	至症状消失后3天，但不得少于发病后7天	7天
脊髓灰质炎	5~14天	3~35天	自发病之日起消化道隔离40天，第1周同时呼吸道隔离	20天
病毒性肝炎（甲型）	30天	15~45天	自发病之日起21天	45天
病毒性肝炎（乙型）	60~90天	28~180天	急性期应隔离至HBsAg阴转，恢复期不阴转者，按HBsAg携带者处理，动态隔离，定期观察有无HBV复制指标，直至抗HBs产生。有HBV复制标志的患者应调离接触食品、自来水或托幼工作	45天 疑似乙肝的托幼和饮食行业人员应暂停原工作
细菌性痢疾	1~3天	数小时~7天	至症状消失后7天或大便培养2~3次阴性	7天 饮食行业人员观察期间应送便培养1次，阴性者解除隔离

思考题

1. 结合不同季节应从哪些方面观察儿童传染病早期表现？
2. 根据本园实际情况如何做好传染病的预防工作？
3. 园内发现传染病儿童时应采取哪些措施控制传染病传播？

第七章
常见病预防与管理

CHANGJIANBING YUFANG YU GUANLI

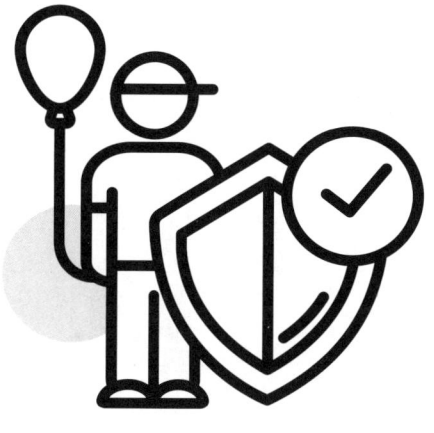

第一节 基本知识

一、儿童常见症状的识别与处理

在托幼机构中儿童如出现发热、惊厥、呕吐、腹痛等症状,班级保教人员要赶紧通知卫生保健人员或把儿童带到保健室去观察处理。

(一)发热

1. 识别要点

儿童的体温超过正常范围高限或体温比平时所测温度增高即为发热。目前多采用腋表测温,正常体温为36℃~37.2℃。按体温高低可将发热分为4类,以腋表为准,37.3℃~38℃为低热,38.1℃~38.9℃为中度发热,39℃~41℃为高热,≥41℃为超高热。

发热是儿童时期许多疾病发生过程中一个常见的症状。卫生保健人员要注意观察发热时所伴有的局部症状和体征,如有无流涕、咽痛、咳嗽、恶心、呕吐、腹泻、腹痛、尿频、尿急、尿痛、头痛、喷射性呕吐、惊厥或精神萎靡、皮疹等症状。

2. 处理原则

(1)加强护理。发热时,儿童应松解衣服,卧床休息,喝些温开水。饮食上给予清淡的食物,如粥、面条或藕粉、牛奶、豆浆、果汁等。

(2)密切观察及监测。观察其精神、面色、呼吸,并观察有无头痛、腹痛、呕吐或身上出疹等情况。体温测量的频度应根据儿童发热的具体情况决定。

(3)降温。主要采用物理降温,如冷毛巾湿敷头部、冰袋冷敷等,若体温超过38.5℃,或有癫痫史,或有热性惊厥史,要密切观察。

(4)观察转送。密切观察病情变化,并及早通知家长。对不能赶来的家长,由卫生保健人员和保教人员在征得家长同意后带儿童去医院就医。

（5）将观察内容记录在保健室全日观察表中。

（6）早晨晨检时发现儿童疑似发热，应立即通知家长带回。

（二）惊厥

1. 识别要点

惊厥主要表现为突然发作的全身或局部肌群的强直性或阵挛性抽搐，伴有或不伴有意识障碍，分为有热惊厥和无热惊厥。典型的惊厥发作表现为意识突然丧失，全身或局部肌肉不自主抽动，可伴双眼上翻、口周青紫、口吐白沫、大小便失禁等。发作次数少则每天1~2次，多则数十次不等。发作持续时间长短不一，短至仅数秒，长至数分钟。

惊厥伴有发热的是高热惊厥，以年龄6个月至3岁儿童多见，多在体温骤升之时发生。常见全身性发作，持续时间短暂，能自行缓解，停止后神志清楚，但有反复发作的可能。应注意观察有热惊厥时是否伴随神经系统如意识障碍、嗜睡、呕吐、昏迷等症状，以及全身性急性感染的相应局部症状。

不伴发热的惊厥是无热惊厥，与儿童的年龄、既往惊厥史等有关。可能引起惊厥的因素：有无癫痫病史、脑外伤、误服药物等。应注意观察所伴有的局部症状和体征，如惊厥发作时的特征，有无不安、焦躁、恶心呕吐等。

2. 处理原则

（1）一般处理。加强护理，将患儿迅速移到安静环境中，减少刺激，侧卧，松解衣服，保持呼吸道通畅，及时去除咽部分泌物，惊厥时间较长或反复发作者应及时吸氧。

（2）观察转送。立即通知家长，并打120，将患儿送往医院进行诊治。

（三）呕吐

1. 识别要点

儿童呕吐须注意呕吐与饮食的关系、呕吐量、呕吐物性状、起病的急缓、发病年龄以及伴发症状和体征。

呕吐是疾病最常见的伴随症状，也可由护理不当引起。注意观察是否伴有强迫进食、进食过快或发热、精神差、不同程度的意识障碍、头痛及脑征（如步态不稳、病理反射、脑膜刺激征等）、腹泻、血便、腹痛等。

2. 处理原则

（1）一般处理。安抚儿童，呕吐后饮用适量温开水，避免剧烈活动。

（2）积极寻找病因。对于儿童呕吐要仔细分析其呕吐的原因，如上午一切活动都正常，仅吃饭时呕吐，多半是进食过快或厌食引起的，还有部分儿童是因为喂药引起的，对这些儿童发生呕吐应立即给予安慰，观察其是否有痛苦表情，并马上清理掉呕吐物，给儿童喝一些温开水。如呕吐量较多，但儿童精神状态较好，可以再给儿童补充一些食物，最好不吃引起呕吐的原来食物。

（3）观察病情变化。如出现明显局部症状（腹痛、腹泻等）或全身症状（发热）时，立即通知卫生保健人员或将儿童带到保健室观察，并通知家长及时送医院诊治。

（四）腹痛

1. 识别要点

注意详细询问患儿腹痛发作情况、部位、性质和伴发症状，如呕吐、便秘、便血、皮疹、血尿等；对年龄较小，不能合作的儿童，注意观察有无阵发性哭闹、面色苍白、出汗、精神差及特殊的固定体位。

学龄前儿童的腹痛常是肠痉挛引起的，疼痛时儿童面色苍白，大汗淋漓。

2. 处理原则

（1）将儿童带到保健室观察，并将观察内容记录在保健室全日观察表中。

（2）疑似肠痉挛时保教人员可让儿童上厕所，排便后腹痛会缓解，也可给儿童喝一些温开水；如是腹泻引起的腹痛较缓和；疑似患有急性腹痛、腹痛持续时间长并伴有发热时，要立即通知家长，及时送医院进行诊治。

（3）腹痛儿童观察期间，饮食上应给予半流质或流质食物。

（五）皮疹

1. 识别要点

当儿童身体出现皮疹时，注意观察皮疹的形态、颜色以及伴随的症状。皮疹常是诊断疾病的重要线索，从形态分为以下几种。

（1）斑丘疹。斑疹是皮肤局限性变红，无隆起或凹陷，皮肤按之褪色。丘疹是皮肤突起，大小可自针尖至豌豆大小，形态可呈尖锐、扁平等，也可融合成片。

（2）疱疹、脓疱。疱疹是局限性表皮空腔性突起，内含清澈的浆液；含有混浊脓液的疱疹成为脓疱，由细菌感染所致。

（3）荨麻疹。是先感到皮肤瘙痒或刺痒后迅速出现风团，局部皮肤淡红、水肿、扁平高起、边缘清楚，呈不规则伪足状，周围有红晕，风团大小不等。

（4）紫癜。分为两种形态：淤点是针尖至直径小于3 mm大小的圆形紫点，不高出皮肤，指压不褪色。淤斑是出血部位较紫癜深，多位于皮肤及皮下，呈青紫或紫褐色，不高出或稍高出皮肤，呈不规则斑片状，直径多大于3 mm。

2. 处理原则

（1）病因诊断未明确前，禁止服用或涂抹药物，以免耽误病情。

（2）晨检及全日观察中，发现儿童出皮疹，并疑似传染性疾病时，应立即通知家长带儿童去医院进行诊治。

二、儿童常见疾病的识别与预防处理

（一）急性上呼吸道感染

急性上呼吸道感染是鼻腔、咽或喉部急性炎症的总称。

1. 临床表现

（1）轻症。以局部症状为主。出现流涕、鼻塞、打喷嚏、咽部不适、轻咳，可有发热，体温在37.5℃~38.5℃之间。一般持续1~3日不等。

（2）重症。全身症状比较明显。高热，体温在39℃~40℃，除流涕多、咳嗽外，全身乏力，可伴有呕吐及腹泻。病程一般在1~2周。

2. 识别要点

根据发病急，上呼吸道的症状、体征，结合辅助检查，一般可确定急性上呼吸道感染。如果一个月中上呼吸道感染2次以上或一年内上呼吸道感染在6次以上，可定为反复呼吸道感染。

3. 预防与处理原则

（1）儿童患呼吸道疾病时，不宜入园。在恢复期时，在园期间合理安排儿童的一日作息，动静适宜，保证充足的户外活动时间，积极开展体格锻炼，增强体质；经常在户外呼吸新鲜空气，使儿童能够适应气候的变化，可有效地预防上呼吸道感染。

（2）培养良好的个人卫生习惯，衣被适宜，勤洗手，多饮水；在感冒流行季节或寒冷季节，尽量不带儿童去人员密集的公共场所，以避免交叉感染。

（3）加强消毒、隔离，切实做好托幼园所各种物品及环境的消毒工作，注意通风及空气消毒，必要时对患儿予以隔离。

（4）一般处理：疾病恢复期儿童要多喝开水，给予营养丰富、清淡稀软、容易消化的食物。

（5）药物治疗：应遵医嘱服用药物治疗急性上呼吸道感染。

（6）对症处理：鼻塞时应注意清除鼻腔内分泌物。

（7）对反复呼吸道感染的患儿要注重生活护理，注意营养和饮食习惯，增强体质；养成良好的卫生习惯，预防交叉感染；必要时在医生的指导下给予针对性的免疫调节剂。

（二）急性支气管炎

急性支气管炎是儿童期常见的呼吸道急性感染性疾病。

1. 临床表现

大多继发于上呼吸道感染之后，一般先有流涕、鼻塞、打喷嚏、咽部不适等症状，也可突然出现频繁而较深的干咳，间有痰。大都体温不高，全身症状较轻。病情重者可发热38℃~39℃，患儿感觉疲劳，睡眠食欲受影响，甚至发生呕吐、腹泻、腹痛等消化道症状，可诉头痛及胸痛。

病程一般7～10天，有时迁延2～3周或反复发作，若未经适当治疗可引起肺炎、中耳炎、鼻窦炎等，尤多见于营养不良、慢性鼻咽炎、免疫功能低下儿童。

2. 识别要点

根据呼吸道症状、体征，结合辅助检查一般可确定。

3. 预防与处理原则

（1）注意休息、饮食，调整室内温度和湿度。

（2）患儿需要经常调整体位，使呼吸道分泌物易于排出。

（3）对于恢复期的儿童，睡眠时应注意看护，避免受凉。

（三）肺炎

肺炎是儿童的一种主要的感染性疾病，学龄前儿童的免疫反应逐渐成熟，局限感染的能力增强，大叶性肺炎较多见。

1. 临床表现

起病可急可缓，一般在上呼吸道感染1周左右开始发病。

儿童主要表现为发热，咳嗽频繁，呼吸增快（＞40次/分），出现气促，可伴胸痛。随病变持续发展可出现一些全身症状，如食欲不振、腹泻、腹胀、呕吐等消化道症状和烦躁不安、精神萎靡等神经系统症状。

2. 识别要点

（1）有发热、咳嗽、呼吸增快等临床表现。

（2）有肺部中小水泡音，主要散在下胸和背部，较固定，咳出分泌物后，罗音仍然不消失。

（3）X线检查可见肺纹理增粗，肺内斑片状阴影。

3. 预防与处理原则

（1）一般处理：房间应保持空气流通，室温维持在20℃左右，湿度以40%～60%为宜。应让儿童卧床休息，给予足量的维生素和蛋白质，经常饮水及少量多次进食。

（2）药物治疗：根据医嘱，对发热、咳嗽等予以对症处理。

（3）加强营养，积极防治营养不良，加强户外活动和体格锻炼。要重视季节性变化，预防上呼吸道感染，对鼻窦炎等应及时根治。

（四）哮喘

支气管哮喘（以下简称哮喘）是儿童期最常见的慢性疾病。

1. 临床表现

哮喘多为过敏性，主要由于机体免疫球蛋白缺乏或是遗传因素所致，在接触物理、化学、生物等刺激因素时，出现反复发作的喘息、咳嗽、气促、胸闷等症状，常在夜间和/或清晨发作或加剧，多数患儿可经治疗缓解或自行缓解。

非典型表现的哮喘，又称为气道高反应性，是气道对各种刺激因子出现过强或过早的收缩反应。如咳嗽变异型哮喘，患儿往往在体育运动或体力活动时乏力、呼吸急促或胸闷；或在食入过甜或其他刺激性食物后咳嗽剧烈；或仅在夜间和清晨咳嗽，以呼吸道感染予以抗生素或镇咳药物治疗无效；或反复发生的感冒样症状深入到下呼吸道超过10天以上；或多次发生呼吸道感染。

2. 识别要点

（1）反复发作喘息、咳嗽、气促、胸闷，多与接触变应原、冷空气、物理化学性刺激、呼吸道感染以及运动等有关，常在夜间和/或清晨发作或加剧。

（2）发作时在双肺可闻及散在或弥漫性，以呼气相为主的哮鸣音，呼气相延长。

（3）上述症状和体征经抗哮喘治疗有效或自行缓解。

（4）除外其他疾病所引起的喘息、咳嗽、气促和胸闷。

3. 预防与处理原则

（1）在易引起儿童过敏的季节（如冬春季）要注意尽量避免接触过敏原。如对花粉过敏的儿童，春季避免与花粉的接触；对尘螨过敏的要定期晒衣裤和被褥等，杀灭虫螨等致敏病菌。冬季应保持卧室一定温度和湿度，且须常开门窗，保持空气流通。对发作频繁且过敏原因不明的儿童，可进行皮肤过敏试验寻找过敏原，避免让儿童接触引起其过敏的物质，并有针对性地进行脱敏治疗。

（2）平时要供给儿童足够的营养，令儿童多吃些蔬菜水果，避免儿童偏食、挑食。同时，对特定食物（如牛奶、鸡蛋等）过敏的儿童，要避免过敏食物的摄入。

（3）在不发作时，要注意身体锻炼，每天都应到户外活动，做操、散步或慢跑，多呼吸新鲜空气，这样可以锻炼儿童肺的功能。

（五）食物过敏

食物过敏是人体对食物抗原产生的超敏反应。常见的引起过敏的食物有牛奶、鸡蛋、花生、虾、螃蟹、豆类、坚果、海产品等；此外，面粉制品以及水果蔬菜中的荔枝、芒果、茄子等，也是较易引起过敏的食物。过敏与遗传也有关系。

1. 临床表现

皮肤症状：皮肤充血、瘙痒、血管性水肿，出现湿疹、荨麻疹。易出现在面部、颈部、耳部等部位。胃肠道症状：恶心、呕吐、腹痛、腹胀、腹泻、黏液样或稀水样便，个别儿童还会出现过敏性胃炎及肠炎、乳糜泻等。严重者还会出现神经系统症状，如头痛、头昏等，比较严重的还可能会发生血压急剧下降、意识丧失、呼吸不畅甚至是过敏性休克的症状。食物过敏可发生在进食后2小时内，或发生在进食后数小时或者数天后，后者症状相对要轻。

2. 识别要点

（1）有过敏性食物摄入史。

（2）出现皮肤充血、湿疹、瘙痒、荨麻疹、血管性水肿等皮肤过敏症状，或出现恶心、呕吐、腹痛、腹胀、腹泻、黏液样或稀水样便等胃肠道症状。

3. 预防与处理原则

（1）预防食物过敏的最好办法是不食用过敏性食物，也就是说在经过临床诊断或根据病史已经明确判断出过敏原后，应当完全避免再次摄入此种过敏原食物。

（2）通过对食品进行深加工，去除、破坏或者减少食物中过敏原的含量。

（3）适当补充含维生素C丰富的蔬菜水果。

（4）增加体内益生菌，提高肠道黏膜免疫力。

（5）在医生指导下，服用合适的抗过敏药物。

（六）腹泻

腹泻是指大便次数较平时增多，粪质稀，水分增加。是由于多病原、多因素引起的肠道水、电解质吸收障碍，分泌异常或肠内容物的加快排泄造成的综合征，为儿童常见病。

1. 临床表现

（1）轻型腹泻：大便次数、每次大便量及水分不是太多，多为黄绿色糊状便或稠厚的蛋花汤样；儿童精神状态较好，无明显口干、尿少、眼球凹陷等脱水症状。

（2）重型腹泻：每日大便十几次或更多，为水样或稀蛋花汤样，常伴频繁呕吐、口干、尿少、眼窝凹陷、皮肤弹性差等脱水症状。患儿精神差，可伴高热、腹胀，甚至有呼吸深长、口唇呈樱红色、皮肤发花、脉搏增快、血压下降等酸中毒和休克表现。

2. 识别要点

（1）大便性状有改变，呈稀便、水样便、黏液脓血便或脓血便。

（2）大便次数比平时增多，可伴腹痛、呕吐等。

（3）感染性腹泻可伴有发热中毒症状。

（4）大便常规检查可发现脂肪球、红细胞、白细胞等。

（5）脱水的评估：因腹泻时丢失大量水分而发生脱水。脱水时有口唇干燥、明显口渴、尿量减少、眼窝凹陷、皮肤弹性降低等表现，应及时送医院诊治。

3. 预防与处理原则

（1）合理饮食。进食量适中，注意膳食搭配，避免过量冷饮及油腻食物摄入。

（2）加强饮食与环境卫生管理。注意培养儿童良好的饮食卫生习惯，如饭前便后洗手、不喝生水、不咬指甲等，生食水果和蔬菜要洗净消毒，保证新鲜洁净。按照卫生要求加强托幼园所环境卫生和粪便管理，夏季安装防蝇设备，及时消灭蝇、鼠、蟑螂、蚂蚁等。

（3）做好消毒隔离工作。严格做好儿童食具、用具的日常消毒。在腹泻流行季节，要加强晨检和全日观察，尽早发现患儿，部分传染性疾病所致腹泻如诺如病毒、菌痢腹泻传染等，须及时隔离或转诊，以防在托幼机构中传播蔓延。

（4）继续给康复期患儿已经习惯的易消化食物，以免影响生长发育。

（七）肠痉挛

是由明确或不明确的原因引起的肠壁平滑肌强烈收缩而造成的阵发性腹痛，在儿童急性腹痛中最常见。

1. 临床表现

（1）儿童突然感到腹痛，呈阵发性，每次发作时间数分钟至数十分钟不等，反复发作，多数可自行缓解。

（2）肠痉挛发作严重时患儿可有哭闹、倦容、出冷汗、面色苍白或伴有呕吐等表现。发作间隙儿童一切正常，不影响食欲。

（3）患儿腹痛部位以脐周为主，全腹软无固定压痛和反跳痛，无肠型，有时可触到索条状痉挛肠管。有的患儿伴皮肤过敏性皮疹。

2. 识别要点

根据病史、临床表现结合体检及辅助检查无阳性发现，除外器质性病变即可诊断。

3. 预防与处理原则

（1）原发性肠痉挛腹腔内无器质性病变，每次发作时可卧床休息，注意保暖，遵医嘱服用解痉药物；继发性肠痉挛应找到病因，治疗原发病。

（2）儿童发作时可给予热水，鼓励如厕排便，多数儿童排便后可缓解。

（八）蛔虫病与蛲虫病

由寄生于肠道的蛔虫或蛲虫引起的一系列胃肠道和营养不良疾病。

1. 临床表现

（1）患儿可出现恶心、呕吐、食欲减退或多食易饥的表现。

（2）腹痛常见，疼痛部位常不固定，多见于脐周，反复发作，痛时喜按揉，痛后如常。

（3）如出现腹痛进行性加重或患儿精神差、面色改变、坐卧不安及恶心呕吐症状时，应考虑合并胆道蛔虫、蛔虫性阑尾炎及机械性肠梗阻等并发症的可能。

（4）蛲虫病以肛门周围和会阴部奇痒为主要特征，常发生在夜间入眠后，患儿往往哭闹不安、影响睡眠。同时还可出现烦躁不安、夜惊磨牙以及食欲减退、腹痛腹泻等消化道症状。

2. 识别要点

（1）有吐虫或排虫史。

（2）经常脐周一过性隐痛，伴有厌食、偏食、异食癖、夜间磨牙、消瘦等，这些症状高度提示蛔虫感染。

（3）如儿童夜眠不安、夜惊，或主诉肛门周围瘙痒者应考虑是否有蛲虫病，尤其是托幼机构的儿童，同班级或家庭中有类似患儿，有助于该病的诊断。

（4）实验室检查如粪便涂片查出虫卵可确诊。但阴性者也不能排除系单纯雄虫寄生，可行驱虫药物诊断性治疗。

3. 预防与处理原则

（1）应教育儿童讲究卫生，饭前便后要洗手，勤剪指甲，不要玩泥土，改掉咬指甲、吃手等不良习惯，以杜绝虫卵入口的机会。

（2）注意饮食卫生，在托幼机构中接触儿童饮食的工作人员工作前要用肥皂和流动水洗手。保证儿童不喝生水，生吃瓜果和蔬菜时要洗净或去皮。

（3）蛲虫预防的关键在于防止交叉感染。因本病易在托幼机构中流行，室内应湿拭清扫，以免虫卵落入尘埃中造成污染，桌椅、玩具、书籍和被褥要定期消毒。若班级中有一人患蛲虫感染，其余人也应全部检查。注意保证班级环境卫生彻底消毒，10%来苏儿溶液拖地板可杀灭蛲虫卵。

（4）确诊儿童遵医嘱用药治疗。

（九）痱子

1. 临床表现

炎热潮湿季节多见。好发于头面颈部、腋下、大腿根等皮肤皱褶、隐蔽处。局部出现红色小丘疹，散在或融合成片，有灼热感、痒感或有刺痛。若出现继发感染，皮肤可形成小脓肿，为痱毒。

2. 识别要点

多发生在夏季，根据典型皮疹不难识别。

3. 预防与处理原则

（1）积极做好防暑降温工作。炎夏季节应注意房间通风，气温较高时可采取开空调等降温措施；儿童适宜穿单薄宽大的棉织衣服；避免儿童在烈日下玩耍。

（2）注意个人卫生，保持皮肤的干燥清洁。经常用清洁毛巾将汗揩干，勤沐浴。沐浴后可用爽身粉或痱子粉擦在痱子的好发部位。

三、儿童营养性疾病的识别与预防处理

（一）蛋白质-热能缺乏性营养不良

营养不良是一种慢性营养缺乏病，主要是由于蛋白质和能量的摄入不足或消化吸收不良引起的。营养不良可使儿童体重下降，生长停滞，各组织器官功能紊乱，易合并感染，严重危害儿童的健康。

1. 临床表现

(1) 最早出现体重不增,逐渐消瘦体重下降。

(2) 患儿可出现乏力、肌肉松弛、皮下脂肪减少、水肿、贫血、毛发干枯等表现。

(3) 严重的营养不良患儿还出现身高增长迟缓、反应迟钝、智力发育落后、机体免疫功能低下等情况。

2. 识别要点

(1) 蛋白质-热能营养状况分别以体重/年龄、身高(身长)/年龄和体重/身高(身长)为评估指标,采用标准差法进行评估和分类,测量值低于中位数减2个标准差的分别为低体重、生长迟缓和消瘦。(具体评价方法参考第四章第一节表4-2)

(2) 在具体评价儿童营养状况时,应注意询问儿童的喂养情况、生活状况、疾病史、家族史等,根据评价结果并结合临床表现来进行诊断,更为可靠。

3. 预防与处理原则

(1) 调整饮食保证营养。根据儿童的年龄和饮食特点进行有针对性的调整,保证供给儿童足够的能量和蛋白质。一般选择易消化而营养丰富的食物,如鱼、瘦肉、豆制品和绿叶蔬菜等,以满足儿童生长发育所需要的各种营养物质。

(2) 培养良好的生活习惯。合理安排生活制度,加强户外活动,以增强食欲;按时定量进餐,并注意纠正偏食、挑食的不良饮食习惯。

(3) 定期体检。根据儿童年龄按要求进行定期的体格检查,以便早期发现营养不良的潜在危险因素。

(4) 患儿管理。托幼机构内给予登记或专案管理,当儿童一般情况良好,体重恢复正常后可结案。

(5) 治疗原发病。及时治疗消化道疾病和各种慢性疾病,矫治先天性畸形。

(二)营养性缺铁性贫血

营养性缺铁性贫血是由于体内的铁不能满足儿童生理需要致使血红蛋白合成减少,产生的缺铁性贫血。对儿童生长发育、抗感染能力以及学习行为都有一定影响。

1. 临床表现

起病缓慢,轻度表现不明显,随着贫血的加重出现精神不振、食欲下降、面色苍白、烦躁不安等,易发生各种感染以及出现注意力不集中、记忆力减退、理解力下降等症状。严重的贫血还可出现晕厥、呼吸和心跳快、心脏杂音等。

2. 识别要点

(1) 有较明确的缺铁原因。①长期以乳类喂养未按时添加辅食或添加食品种类单调、数量不足,含铁丰富食物添加不足。②饮食习惯不良,如偏食、挑食、吃零食。③食欲不好,摄入量不足。④长期消化道疾病,如呕吐、腹泻等。

(2) 有贫血的临床表现,6月龄至5岁儿童血红蛋白低于110 g/L。根据血红蛋白检验结果可进行分度：轻度贫血90～＜110 g/L；中度贫血60～＜90 g/L；重度贫血30～＜60 g/L。

3. **预防与处理原则**

（1）寄生虫感染防治。在寄生虫感染的高发地区，应在防治贫血的同时进行驱虫治疗。

（2）饮食治疗。贫血的患儿在原来饮食的基础上，应注意补充优质蛋白和增加含铁丰富的食物，如动物肝、动物血、瘦肉等，使每日所供给的蛋白质、铁和能量均高于正常饮食，并给予新鲜的绿色蔬菜和水果，促进肠道铁吸收；培养良好的饮食习惯，纠正儿童厌食和偏食等不良习惯。

（3）药物治疗。遵医嘱选用铁剂治疗。剂量按元素铁1～2 mg/（kg·d），为促进铁的吸收应同时服用维生素C。贫血患儿药物治疗一个月应复查，血红蛋白恢复正常后，继续给药4～6周方可停药。

（4）托幼机构中给予轻度贫血儿童登记管理，给予中重度贫血儿童专案管理，贫血儿童每1～2个月查一次血红蛋白，连续2次血红蛋白正常可结案。

（三）锌缺乏症

锌为人体重要的必需微量元素之一，在体内的含量仅次于铁。锌缺乏可导致机体多系统功能紊乱，直接影响儿童生长发育。锌缺乏症是以食欲差、生长发育减慢、免疫机能低下、注意力障碍为特征的营养素缺乏性疾病。

1. **临床表现**

（1）消化功能减退。儿童味觉敏感度下降，造成食欲不振、厌食、异食癖等症状。

（2）生长发育落后。儿童表现为生长发育停滞，体格矮小，性发育延迟、第二性征发育不全、女孩无月经等。

（3）免疫机能降低。缺锌会严重损害细胞免疫功能而容易发生感染。

（4）智能发育延迟。缺锌可导致脑DNA和蛋白质合成障碍，从而引起智能发育迟缓、注意力不集中等。

（5）其他。如毛发脱落、地图舌、反复口腔溃疡、创伤愈合迟缓等；严重缺锌可影响心脏、肝脏、肾脏等器官的功能。

2. **识别要点**

（1）有缺锌的病史和临床表现，结合实验室检查结果即可识别。

（2）血清锌低于11.47 μmol/L（75 μg/dl）常提示锌缺乏。

3. **预防与处理原则**

（1）平时应提倡平衡膳食，养成不挑食、不偏食、少吃零食的习惯。同时注意多进食富含锌的食物，如肉类食品、海产品及干果等。对可能发生缺锌的情况，如营养不良、长期腹泻、大面积烧伤等，均应适当补锌。

（2）采取综合治疗措施，寻找引起锌元素缺乏的原因，积极治疗原发病。

（3）锌剂治疗：应在医生的指导下遵医嘱服用药物，疗程一般为2～3个月。锌剂治疗

1个月若无症状改善则说明与缺锌无关，可以停药。

（四）单纯性肥胖症

1. 临床表现

（1）进食行为：学龄前阶段为儿童肥胖的高发期。肥胖儿童多表现为食欲佳、食量大，喜甜食和油脂、肉类食品；常伴有不良饮食习惯，如狼吞虎咽、边看电视边吃饭、吃洋快餐或聚餐频率高、双早（晚）餐现象等。

（2）体格发育：肥胖儿童皮下脂肪增多，面颊、乳房、肩部、腹部较显著，重度肥胖儿童皮肤可见白色或淡红色条纹。注意识别假性乳房肥大及男童外生殖器发育不良。

（3）心理行为、社会适应能力：中重度肥胖儿易出现心理损伤、行为偏离如退缩、回避、抑郁等；往往有自卑心理，性格内向，自尊心、自信心降低，情绪不稳，易猜疑，社会适应及交往能力下降。智商与正常儿童无明显差异。

（4）其他：中重度肥胖儿应注意高血压、高脂血、脂肪肝、糖尿病、肥胖通气不良综合征、骨关节疾病及痛风等并发症发生。

2. 识别要点

（1）超重：$M+1SD \leq$ 体重/身高（身长）$< M+2SD$，或 $M+1SD \leq$ 体质指数/年龄（BMI/年龄）$< M+2SD$。

（2）肥胖：体重/身高（身长）$\geq M+2SD$，或 BMI/年龄 $\geq M+2SD$。

3. 预防与处理原则

（1）通过问卷、调查表、现场观察能发现肥胖儿童在托幼机构及在家的促肥胖危险因素，宜重视学龄前儿童行为可塑性强的特点，将行为矫正寓于日常教育和生活活动中。以行为矫正为关键措施，饮食调整和健康教育贯穿始终。以家庭为单位，以日常生活为控制场所，肥胖儿童、家长、保教人员、卫生保健人员共同参与。

（2）养成良好的运动习惯和生活方式，多进行户外活动，尽量不长时间看电视、手机、平板电脑、电脑等。

（3）每月测量一次体重，每3个月测量一次身长（身高），监测体格生长情况，避免过度喂养和过度进食，适当控制儿童体重的增长速度，采用行为疗法改变不良的饮食行为，培养健康的饮食习惯。不能使用挨饿、药物等影响儿童健康的减重措施。

（4）对年龄较小的学龄前儿童或刚发生的轻、中度肥胖儿童，可适当分散其对食物的注意力。

（5）调整饮食结构，合理选择食物，注意食物的营养和饱腹感。多用蒸、煮、炖等方式烹调。控制儿童高脂肪及高糖食品的摄入，使热能的摄入量低于实际消耗量，但要满足儿童生长发育的需要。教会家长选择适宜食物和不同食物间如何替代。

（6）进行规律的运动训练。

运动类型：选择一定强度的全身性、趣味性，儿童喜欢，能长时间坚持的有氧运动，如步行、小步快走、球类、跳绳、踢毽子、爬楼梯、游泳等。

运动强度：经常性运动强度以皮肤潮湿出汗为限，通过监测心率（测脉搏或心率）掌握安全的运动量，儿童适宜的最大运动强度的心率通常为130~160次/分钟。逐步提高运动强度和延长运动时间，每周不少于3~4次，每次30分钟，每日2次。初次开始运动应低强度、短时间（如10分钟），逐渐增加。建议父母陪同坚持锻炼。

（7）进行行为矫正。

① 让儿童了解肥胖的危害性和控制饮食的必要性，使控制饮食变为自觉的行为。学龄前儿童需要父母定期监测体重，记录每日摄入食物的名称及数量，记录静坐或运动时间。

② 进餐时细嚼慢咽，减慢进食速度，延长进食时间，增加食物的饱腹感。为避免狼吞虎咽，可在餐前先喝汤或先吃根茎类蔬类，咀嚼几分钟后再吃正餐。

③ 改变睡前进食，乱吃喝零食、甜点、饮料的习惯。可少量多餐，避免暴饮暴食。

④ 按饮食治疗的原则制定每日的菜单，安排合理的餐次。家中不过多采购食物，不储存高能量零食、饮料，不劝食，不以食品作为奖励或惩罚。

⑤ 减少儿童静坐时间，如角色游戏时鼓励肥胖儿童扮演活动量较大的角色，如理发师、服务员、小白兔等，督促肥胖儿做操时动作到位，户外活动时尽可能动起来，多安排肥胖儿童承担发送餐具、教具等任务。

⑥ 养成儿童良好的排便习惯，尽量保证每日排大便；保证儿童充足睡眠，改善肥胖儿童的睡眠情况，如睡觉打鼾等。

⑦ 定期与家长交流，共同配合。召开家长座谈会，请家长记录行为日记。

四、儿童五官疾病的识别与预防处理

（一）龋齿

龋齿致病因素包括：龋齿细菌（主要是变形链球菌）、含糖食品、牙齿本身结构缺陷、唾液的酸碱成分和牙菌斑。

1. 临床表现

（1）浅龋：仅限于牙釉质层，此时无疼痛感觉，应及时充填治疗。

（2）中、深龋：已达牙本质层，此时出现疼痛感觉，须立即治疗。

（3）龋坏：达牙髓、牙根组织，出现剧烈疼痛。治疗过程复杂，须多次复诊，消除牙髓、牙根组织炎症，进行根管治疗。

2. 识别要点

（1）浅龋一般无症状或稍有酸痛感；可见患牙表面粗糙，失去光泽，或呈黄褐色或灰褐色，窝、裂沟开口加深加宽。

（2）中、深龋对冷、热、酸、甜等刺激敏感，牙痛时发时止；可见牙体被龋蚀成洞，洞内有腐质或食物残渣。

3. 预防与处理原则

（1）少吃含糖量高的食品，饮食多样化。

（2）学会正确、有效地刷牙。

（3）定期到医院做口腔检查和口腔保健。

（4）将窝沟封闭剂涂在牙面窝沟上能很快渗入，再经专用光源照射数十秒凝固后，牙齿表面能形成一层防护屏障，这种办法操作简单，无任何痛苦，不影响儿童进食，已在国内外广泛应用。

（二）弱视

眼部无明显器质性病变，视力经矫正≤0.9者诊断为弱视。弱视是儿童发育过程中的常见病，发病率为2%~4%，它的本质是双眼视觉发育紊乱，不仅单眼或双眼矫正视力低于正常，而且没有完善的立体视觉，甚至立体视盲。如能早期治疗是可逆的。

1. 临床表现

视力低下、眼位异常、注视异常、拥挤现象（分读困难）、眼球震颤。

2. 识别要点

矫正屈光不正后，视力≤0.9。

轻度弱视：矫正视力为0.8~0.6；

中度弱视：矫正视力为0.5~0.2；

重度弱视：矫正视力≤0.1。

3. 预防与处理原则

（1）定期为儿童普查视力，有弱视、斜视、屈光异常等眼病家族史的儿童应列为重点防治对象。检查时一定要单眼查，防止单眼弱视被漏掉。发现异常，及时到医院或保健单位进行详查。

（2）及早发现异常苗头，如眼球震颤、眼位不正、儿童歪头眯眼看东西、斜颈等等，要及时去医院检查。

（3）托幼机构中要注意照护佩戴矫正视力眼镜的儿童。

（三）急性出血性结膜炎（红眼病）

急性出血性结膜炎是一种常见的传染性眼病，多发于春秋季节，是由细菌感染引起的。

1. 临床表现

急性出血性结膜炎的潜伏期一般为1~2日，多在双眼发病。患儿视觉有异物感、烧灼感，分泌物多，球结膜充血显著，以穹隆部和睑结膜为重，球结膜水肿，眼睑肿胀。发病日病情达高峰，以后逐渐减轻，大约2周便可痊愈。

2. 识别要点

发病时，患儿畏光、流泪、有异物感。眼睑红肿，结膜充血水肿，穹隆部球膜滤泡增生。患儿可有病毒性上呼吸道感染症状并发，有些儿童在起病时就有发热、流涕、咽喉疼痛、耳前或颌下淋巴肿大症状。

3. 预防与处理原则

（1）急性出血性结膜炎的患儿要适当休息，应按医生的嘱咐给予积极治疗。

（2）要注意隔离，儿童患病后离园隔离，患儿接触过的用具最好煮沸和开水烫泡消毒，接触患儿的手必须严格消毒。

（3）患儿的洗脸用具如脸盆、毛巾、手帕等物要专用，用后要用次氯酸钠（或其他消毒液）浸泡消毒。

（4）叮嘱儿童不要用手揉眼睛。

（5）患病期间不让儿童上幼儿园，也不要把患儿带到游泳池、儿童乐园等公共场所去，以免传染他人。患儿痊愈后方可入园。

（四）沙眼

沙眼是由衣原体引起的一种特殊类型的结膜、角膜炎，是由接触引起感染，病程进展缓慢的眼病。

1. 临床表现

眼睛不适，眼部发痒，有摩擦、异物感，眼部有少量灰白色分泌物，有眼疲劳症状。

2. 识别要点

眼睑红肿，体检时结膜有乳头增生及滤泡形成。当角膜受累或有其他并发症时，会出现畏光流泪、疼痛等刺激症状，视力可明显减退。

3. 预防与处理原则

（1）培养儿童良好的个人卫生习惯，不用脏手和不干净的衣巾揉眼睛。在公共场所不要用未消毒的毛巾及其他洗脸用具。游泳后眼部要点用抗生素眼药水。

（2）做到毛巾、脸盆分开使用，一人一巾一盆。洗脸毛巾用后要挂在通风处，并按常规每日进行消毒。

（3）沙眼要及时进行治疗，治疗以眼局部用药为主。

（五）中耳炎

中耳炎是最常见的一种耳部疾病，有分泌性中耳炎（非化脓性）、急性中耳炎（分非化脓性和化脓性）和慢性化脓性中耳炎，其中分泌性中耳炎和急性中耳炎多见。儿童抵抗力弱、营养不良、维生素缺乏、受凉、受潮或患有心脏病、肾炎、结核时都可诱发中耳炎。常发生在上呼吸道感染、腺样体增殖、扁桃体炎，尤其是病毒感染后。

1. 临床表现

未化脓之前,耳深部疼痛明显。全身症状表现为哭闹、烦躁不安、畏寒、发热、食欲减退,可伴呕吐、腹泻等消化道症状,有时可发生耳后部红肿,不让触摸。

脓液形成由外耳道流出,说明鼓膜已发生穿孔,排脓后疼痛可得到缓解,儿童不再哭闹,此时急性中耳炎已过极期。

2. 识别要点

(1)耳镜检查早期鼓膜充血,肿胀膨出,流脓后可见鼓膜充血、穿孔。早期时血中白细胞总数增多,穿孔后可渐趋正常。

(2)早期中耳炎不易被发现,应当提高警惕,当儿童不明原因哭闹时,或找不到发热原因时,都应想到中耳炎的可能,必要时到耳鼻喉科做检查,因为中耳炎的早期发现、早期治疗对儿童是至关重要的。

3. 预防与处理原则

(1)锻炼身体,提高儿童的抵抗力,避免儿童的呕吐物、眼泪以及奶液等进入外耳道,不要让儿童在不洁的水中游泳。

(2)由于儿童咽鼓管有短、平、宽和咽口较低的特点,在其患上呼吸道感染时,病原体容易经咽鼓管侵袭中耳,造成中耳炎,所以要积极治疗上呼吸道感染,并教给儿童正确擤鼻涕的方法。

(3)患病期间禁止游泳。洗澡后注意擦干耳部。

(4)中耳炎的处理原则是清除中耳积液和改善咽鼓管功能,积极治疗鼻炎、鼻窦炎。

(六)变应性鼻炎

变应性鼻炎又称过敏性鼻炎,是发生在鼻黏膜的变态反应性疾病,鼻黏膜反应性增高是其主要特点,可引起各种并发症。

1. 临床表现

临床上有常年性和季节性之分。

(1)季节变应性鼻炎常以植物花粉为过敏原,又称花粉症,每年花粉播散期即有典型症状,花期一过,不治而愈。

(2)常年性变应性鼻炎由过敏原引起,如室内尘土、螨虫、真菌、动物皮屑、棉絮等吸入性过敏原或牛奶、鸡蛋、鱼虾、水果等食入性过敏原,还有少见的,如化妆品、化纤织物、化学制剂等。

2. 识别要点

(1)阵发性喷嚏发作,每次多为连续性的,少则3~5个,多则十几个。

(2)大量清水鼻涕;鼻塞,程度轻重不一;多数患者有鼻痒,季节性鼻炎有眼痒和结膜充血;部分患者嗅觉减退。

(3)鼻黏膜水肿,可苍白、充血,尤其下鼻甲。

（4）过敏原皮肤瘙痒，皮肤过敏试验呈阳性。

3. 预防与处理原则

（1）避免与过敏原接触。明确过敏原后可尽量避免与之接触，如断养猫狗，换掉地毯、羽毛被褥，湿式清扫，减少室内灰尘，让室内通风，多晾晒衣物等。

（2）药物治疗。遵医嘱进行治疗。

五、儿童心理行为问题的识别与处理

（一）口吃

口吃俗称结巴，是一种言语节律异常的言语障碍。2~3岁的儿童词汇量迅速扩大，但言语功能尚不熟练，不善于选择词汇，说话时经常迟疑不决、重复、声音不流利，我们称这个阶段儿童的口吃为生理性口吃，一般在宽松的环境下，2~3周即可自愈。如果环境不良或儿童口吃的现象反复出现，有部分病例会成为持久口吃。

1. 临床表现

（1）主要表现为说话时不自主地重复、延长或阻滞，而出现说话不流利。每句话在说出第一个字后即停顿，或重复第一个字，或拖长第一个字的发音。

（2）口吃患儿往往伴有其他神经症现象：易兴奋、情绪不稳定、胆小、恐惧。受到同伴或亲人的嘲笑，则变得自卑、孤僻或出现其他情绪障碍，如食欲低下、遗尿等。

2. 处理原则

口吃的治疗要防止发展为慢性口吃，以及防止出现心理并发症。

（1）对待口吃的儿童，不要过分纠正，更不能歧视或打骂。指导和劝告保教人员、父母及养育者，减少造成或加重口吃的应激性因素，让儿童得到一个自然宽松的说话环境，使口吃自然消失。

（2）应帮助儿童消除对口吃的顾虑，树立信心，养成不急不忙、从容不迫的讲话习惯。同时让模仿口吃的儿童懂得，口吃是不良行为，是人们不喜欢的。

（3）对口吃时间不长的儿童，可实施行为疗法。鼓励患儿跟成人一句一句地学说话，速度由慢到快，句子由短到长，逐渐让儿童单独一句一句地说。大一点的儿童可教他有节奏地朗诵诗歌、讲故事、与成人对话。在训练过程中消除患儿讲话时的紧张心理，学习平静地讲话，逐步使他掌握讲话流利的规律。

（4）同时可配合有深呼吸、舌体运动和个别发音训练，对慢性言语节律障碍的儿童可由专业人员来治疗。

（5）对于伴有情绪、行为问题的患儿，应采取心理治疗方法以帮助消除情绪、行为问题，鼓励其重建人际关系，增强自信心。

（二）言语发育迟缓

言语发育迟缓是指儿童口头语言的发育明显落后于同龄儿童的正常发育水平，为一组由生理、心理、社会等多种因素引起的语言发育障碍。

1. 临床表现

1~3岁是儿童言语迅速发展的时期。一般来说，同龄儿童理解能力的发育差异不大，而言语表达能力的发育可有4~6个月的差异。如果儿童言语发育落后于正常水平半年以上，如2岁仍不会说任何词，3岁仍不会说任何简单句，则要考虑有言语发育迟缓。

2. 处理原则

（1）发现言语发育迟缓的儿童，须及时介绍家长到儿童保健门诊或专业机构对儿童进行全面检查。

（2）如果儿童智力发育正常，又无耳聋、发音器官异常等器质性问题，卫生保健人员需指导教师对儿童进行语言培养。要给儿童一个宽松、愉快的环境，使儿童乐于与人交往。丰富语言刺激，使儿童先理解成人所说的问题，然后开口说出单音节词，在具备一定量的词汇之后，再学习说短句。对刚入托或胆小的儿童只有让他们开心、高兴，才能使他们开口说话。

（3）积极到专业机构进行训练。

（三）焦虑障碍

焦虑是一组以恐惧与不安为主的情绪体验。

1. 临床表现

患儿表现为敏感、多虑、缺乏自信心。按其表现形式可分为三种类型。

（1）分离焦虑。这类儿童胆小，不能与亲人分开，哪怕短暂的分离也会出现严重的分离痛苦症。

（2）过度焦虑。这类儿童常因一点小事就过度焦虑，烦躁不安，担心害怕，甚至与实际境遇毫无关系的事情他也焦虑。

（3）回避性障碍。这类儿童多温顺、老实，但总对陌生人或陌生环境显示出焦虑、恐惧、退缩的反应。

2. 处理原则

卫生保健人员对有焦虑情绪的儿童，须告诉教师要亲切、耐心地引导，尽快使儿童与教师建立信任感，遇事不苛求，逐渐消除其紧张心理。同时注意培养儿童坚强的意志，克服焦虑症。一般来说，多数儿童预后良好。

（四）屏气发作

屏气发作是指儿童在剧烈哭闹时突然出现呼吸暂停的现象，是没有语言表达能力的儿童发泄愤怒的一种方式。

第七章 常见病预防与管理

1. 临床表现

在情绪受挫折时或严重气愤时，突然出现急剧的情感爆发，剧烈哭叫，随即呼吸暂停，伴有口唇发绀和全身强直，甚至意识丧失与抽搐发作，持续数秒至1分钟左右才哭出声来。这种现象一般发生于6月至2岁的儿童，3～4岁后由于儿童语言表达能力的增强与剧烈哭闹现象的减少，屏气发作自然缓解，6岁以上很少出现。

2. 处理原则

卫生保健人员首先应告诉父母或其他照看者，这是一种良性情况，消除他们的紧张情绪。然后帮助父母分析发作的原因，并消除这种原因，避免各种诱发因素，纠正不良的抚养方式；应避免惩罚和斥责，因为这可能会促使该行为的发生。

（五）咬指（趾）甲

咬指甲行为非常常见，多始于2～3岁儿童，直到学龄期的任何年龄段，男女童都可发生，少数可能持续至成年期。

1. 临床表现

反复撕咬指甲和甲周的皮肤（也有咬脚趾的）引起手指（脚趾）受伤和感染，伴情绪紧张。

2. 处理原则

（1）去除原因。减轻生活、学习中的各种压力，帮助儿童正确应对日常出现的生活事件，消除造成精神紧张的心理因素。

（2）采用行为治疗。对幼儿可采用转移注意力的方法，纠正其行为；对学龄前儿童要让儿童意识到咬指（趾）甲的害处，培养和强化良性行为，增加自我控制能力。

（3）心理支持。对那些焦虑、害羞的学龄前儿童，要鼓励其增长改掉这种不良行为的信心，在小朋友面前树立自己良好的形象。不可在众人面前大声呵斥儿童，以免损伤其自尊心，削弱其改掉不良行为的信心。

（六）习惯性交叉擦腿

习惯性交叉擦腿指的是反复用手或其他物件摩擦自己外生殖器的行为。尤其学龄前期比较明显，上学后此种行为消失，到青春期后又有增加。

1. 临床表现

儿童在生长发育过程中可能出现或轻或重的这类现象。儿童常在入睡前或睡醒后用手抚弄生殖器，有时用床沿、椅子角等突出部分摩擦生殖器，有的表现为两腿交叉内收进行摩擦动作。摩擦同时常伴有面色红、微出汗、两眼凝视等表现，出现快感后表现出困乏、思睡。

2. 处理原则

（1）寻找局部原因，对症治疗。如果有生殖器局部疾病，应及时到医院治疗。

（2）照顾者注意让儿童睡前适当活动，入睡时不要把手夹在两腿间，醒后立即起床；平时衣着宽松，不要穿紧身裤，尽量避免儿童用手或物体去碰触自己的生殖器。

（3）如有异常苗头，赶紧分散注意力，以避免不良行为的发生。

（4）如果儿童有焦虑的情绪，建议家长带儿童到专业机构，通过心理疗法来使其得到缓解。

（七）遗尿症

遗尿症是指不自主排尿超过了应能自主排尿的年龄。一般来说，4岁以后经常发生在睡眠中的不自主的排尿，称为遗尿症状。大多数遗尿症为功能性的。

1. 临床表现

夜间经常尿溺为主要症状。5岁及以上儿童至少连续3个月、每周2次的频率。

2. 处理原则

（1）给儿童一个宽松的生活环境，鼓励他树立信心，消除心理上的紧张与矛盾。

（2）睡眠前适当控制液体摄入量，减少入睡后的尿量，并在夜间唤醒患儿起床如厕。

（3）在白天对儿童进行憋尿练习。即先喝水，出现尿意时主动憋住不去如厕，开始时推迟1~2分钟，逐渐延长时间，以提高控制排尿的能力，增加膀胱的容量和增强括约肌的功能，从而消除遗尿。

（八）精神发育迟滞

精神发育迟滞是指个体在发育期内一般智力功能明显低于同龄水平（IQ＜70），同时伴有适应性行为缺陷。

1. 临床表现

精神发育迟滞主要临床症状是智力低下和社会适应能力缺陷。世界卫生组织将其分为四级：极重度、重度、中度和轻度，各有其特征表现。（见表7-1）目前提倡轻度精神发育迟滞儿童能够在托幼机构随班就读。

表7-1 精神发育迟滞分级标准比较

水平	教育可能性	智力残疾级别	残疾分度	IQ	适应能力
轻度	可教育的	四级	轻度	50~70	轻度适应缺陷
中度	可训练的	三级	中度	35~49	中度适应缺陷
重度	需监护的	二级	重度	20~34	重度适应缺陷
极重度	不宜上托幼机构	一级	极重度	20以下	极重度适应缺陷

2. 处理原则

（1）治疗躯体疾病。早期发现，早期干预；康复与训练的计划要切实可行，实施过程要系统、循序渐进；训练目标明确，进度不宜过快；反复练习，不断巩固。

（2）进行能力训练。对轻度精神发育迟滞儿童要培养其基本能力，提高社会适应能力；对中度精神发育迟滞儿童要发展其与人交往的能力，培养独立生活和适应环境的能力；对重度精神发育迟滞儿童的训练目标是使之达到生活自理，减少家人的监护程度，争取能过半独立生活。

（九）孤独症谱系障碍

孤独症谱系障碍是一组以社会交往障碍、言语和非言语交流障碍、狭隘兴趣与刻板行为为特征的广泛发育障碍性疾病，孤独症谱系障碍概念的提出导致了发病率、病因学、诊断、治疗和预后的重大变化。该病包括儿童孤独症、阿斯伯格综合征、未分类的广泛性发育障碍。

1. 临床表现

主要表现为社会交往障碍、语言交流障碍、狭隘兴趣和刻板行为三大主要症状，同时在智力、感知觉和情绪等方面也有相应的特征。一般从2岁左右，家长逐渐发现患儿与其他儿童存在不同。

（1）社会交往障碍。

社会交往障碍是孤独症的核心症状，孤独症儿童喜欢独自玩耍，对父母的多数指令常常充耳不闻。缺乏与他人的交流或交流技巧，缺乏与亲人的目光对视，不愿意或不懂得与小朋友一起玩，不参加小朋友的合作性游戏。通常不怕陌生人，与父母之间缺乏安全依恋关系，在多数时间对亲人的离去和归来缺乏应有的悲伤与喜悦。有需要时通常拉着父母的手到某一地方，但是并不能用手指指物，在运用身体语言方面也同样落后，较少运用点头和摇头表示同意或拒绝。需要指出，社会交往障碍也存在程度差异，从严重的无交流状态到愿意交流到交流技巧欠缺成谱系分布，这也是谱系障碍概念的体现。

（2）语言交流障碍。

这是大多数孤独症儿童就诊的主要原因，语言交流障碍可以表现为多种形式，多数患儿语言发育落后，通常在2~3岁时仍然不会说话，或者在正常语言发育后出现语言倒退。部分患儿具备语言能力，但是语言缺乏交流性质，表现为重复刻板语言，或是自言自语，语言内容单调，有些语言内容奇怪令人难以理解，模仿言语和"鹦鹉式语言"很常见，不能正确运用"你、我、他"等人称代词。

（3）狭隘的兴趣和重复刻板行为。

主要体现在身体运动的刻板和对物件玩具的不同寻常的喜好方式，患儿可能对多数儿童喜爱的活动和东西不感兴趣，但是却会对某些特别的物件或活动表现出超乎寻常的兴趣，并因此表现出这样或那样的重复刻板行为或刻板动作。

（4）智力异常。

70%左右的孤独症儿童伴有智力落后，但这些儿童可能在某些方面显得有较强能力。约

20%智力在正常范围内，约10%智力超常，智力正常和超常的孤独症又称为高功能孤独症。多数患儿记忆力较好，尤其是在机械记忆方面。

（5）感觉异常。

大多数孤独症儿童存在感觉异常，包括对某些声音的特别恐惧或喜好，有些表现为对某些视觉图像的恐惧，很多患儿不喜欢被人拥抱，痛觉迟钝也较常见。

2. 诊断要点

3岁前起病；社会交往能力质的损害；语言交流能力质的损害；狭隘、反复、固定僵化的行为、兴趣和活动。诊断主要通过病史询问、体格检查以及儿童行为观察和量表评定。

3. 处理原则

目前没有特效药物治疗，主要采用综合性教育和训练。孤独症儿童的预后可以有显著的改善，相当一部分的儿童可能获得独立生活、学习和工作的能力。

在教育或训练过程中有三个原则：①对儿童行为宽容和理解；②异常行为的矫正；③特别能力的发现、培养和转化。

孤独症儿童的康复训练应该以家庭为中心，重视亲子关系的建立，定期到康复中心接受专业化的教育训练，并与医生和康复师建立长期的咨询合作关系。托幼机构教师应与家长做好沟通，配合做好教育和训练，对儿童不歧视、不训斥；同时帮助家长妥善处理儿童的教育训练与父母生活工作的关系，化爱心、耐心、恒心为动力，积极投入到教育、训练和治疗活动中。

（十）注意缺陷多动障碍

注意缺陷多动障碍是儿童期常见的行为问题。主要特征为：在认知参与的活动中，注意力不集中、注意缺乏持久性，活动量多且经常变换内容，行为冲动、唐突、不顾及后果。通常起病于6岁以前，学龄期症状明显，随年龄增大逐渐好转，部分病例可延续到成年期。智力可以正常或接近正常，伴有学习困难、人际关系和自我评价低下。男孩发病数倍于女孩。

1. 临床表现

（1）注意缺陷。

主动注意保持时间达不到患儿年龄和智商相应的水平，是多动障碍的核心症状之一。多数患儿注意力不集中，易受环境的干扰而分心，注意对象频繁地从一种活动转移到另一种活动；少数患儿表现为凝视一处发呆。轻度注意缺陷时可以对自己感兴趣的活动集中注意，如看电视、听故事等；严重注意缺陷时对任何活动都不能集中注意。

（2）活动过多。

活动过多是多动障碍又一核心症状。表现为过分不安宁或小动作多，在需要相对安静的环境中，活动量和活动内容比预期的明显增多，在需要自我约束或秩序井然的场合显得尤为突出。如在教室内不能静坐，在座位上扭来扭去，左顾右盼，摇桌转椅，招惹别人，话多、喧闹。

（3）冲动性。

对信息处理缺乏延迟反应。表现为幼稚、任性、克制力差、容易激惹冲动、易受外界刺激而兴奋、挫折感强。行为冒失，不怕危险；行为不顾后果，做出危险举动或破坏行为，事后不会吸取教训。

（4）学习困难。

表现为学习成绩低下。可能的原因有：注意力不集中；部分患儿智力偏低；部分患儿存在认知功能缺陷，如有视觉-空间位置障碍，不能分辨左右，以至于写颠倒字，"部"写成"陪"，"b"看成"d"。

2. 诊断要点

（1）起病于6岁以前，症状持续存在超过6个月。

（2）注意缺陷和活动过度必须同时存在，而且必须在学校、家庭或诊室一个以上场合中表现突出。

（3）行为鲁莽冲动、学习困难、品行问题可以存在，但不是诊断之必需条件。

（4）同时存在多动和品行障碍的特征，多动广泛而严重则诊断为"多动性品行障碍"。

（5）与其他行为障碍、情绪障碍或智力低下共同存在时，应优先考虑此类疾病，而非先诊断多动障碍。

（6）可应用智力测验、注意力测验、行为评定量表等辅助诊断。

3. 处理原则

（1）心理治疗。行为治疗和认知治疗效果较好，在进行治疗以前，要确定好行为治疗的靶症状，如活动多、学习问题、与同学关系差、冲动或破坏行为、自尊心不足等。在实施的过程中，还要结合认知治疗技术，不断改变治疗计划和教会患儿掌握控制自己的技术。

（2）药物治疗。应遵医嘱治疗。

（3）对家长的教育。重点放在家庭成员的相互影响上，改变家长的教育观点和方法，通过社会学习方法让患儿发展社会可接受的行为，对儿童面临的问题或困难要主动去解决，或者在与儿童的商量中解决问题。

（4）家庭治疗。将整个家庭视为一个功能系统，保持父母教育观点的一致性，要求家庭成员之间相互平等，而不仅仅是将焦点集中在儿童身上，通过家庭成员之间关系的互动，增进亲子间的交往，来改变体现在患儿身上的不适当交流方式，从而达到解决现实问题之目的。

（十一）抽动障碍

抽动障碍起病于儿童和青少年时期，多见于4~7岁，主要表现为不自主的、反复的、快速的一个部位或多部位肌肉运动抽动和发声抽动，并可伴有注意力不集中、多动、强迫性动作和思维或其他行为症状。临床形式分为：短暂性抽动障碍、慢性抽动障碍和抽动秽语综合征。

1. 临床表现

（1）短暂性抽动障碍是儿童期最常见的抽动障碍。以单纯性运动抽动为多见，以颜面部肌群抽动为主，表现为挤眉弄眼、皱额扬眉、摇头、耸肩。抽动频率和程度变化较大，兴奋、睡眠不好、精神紧张、人多场合、受到批评时抽动症状可加重、抽动次数增加。睡眠时无任何症状。

（2）单纯性发音抽动较少见，多为无意义的清嗓子、咳嗽声音。运动抽动和发音抽动不同时存在。当抽动症状持续达一年以上者，即为慢性抽动障碍。如果抽动累及多个部位，则为多发性抽动障碍。如果抽动的同时喉部还发出声音，称之为发音抽动障碍。患儿可伴随多动障碍、学习困难、睡眠障碍、情绪障碍等。

2. 诊断要点

（1）多起病于3～10岁，其中4～7岁为最多。

（2）短暂性抽动持续时间不超过一年。

（3）抽动多局限于头、颈、上肢，少数可出现简单发声抽动。

3. 处理原则

主要是帮助患儿、家长和教师正确认识该障碍、正确看待和处理所遇到的问题，消除环境中对患儿症状产生不利影响的各种因素，改善患儿情绪。

（1）短暂性抽动障碍：一般预后良好，大多数可自行好转。建议及时治疗躯体疾病如沙眼、眼结膜炎、倒睫、鼻炎、咽喉炎、呼吸道疾病等。减轻心理压力，解除造成心理紧张的各种因素后，抽动症状即可自然消失。在托幼机构，教师对患儿症状不必过分关注，更不要批评指责。儿童抽动时采用分散注意力的方法，不要刻意去提醒，越提醒越加深其记忆。

（2）多发性抽动或发声抽动障碍：以药物治疗和心理行为治疗为主。

第二节　工作要求

托幼机构要建立儿童常见病的管理规章制度，并落实到卫生保健人员、班级保教人员。患病儿童的管理工作主要由卫生保健人员负责，征得家长同意，科学管理，促进其早日恢复健康。

一、建立儿童常见病管理制度

（1）应通过健康教育普及卫生知识，如眼保健、听力保健、口腔保健、心理保健等。培养儿童良好的卫生习惯；提供合理平衡膳食；加强体格锻炼，增强儿童体质，提高对疾病的抵抗能力。

（2）定期开展儿童眼、耳、口腔保健和检查，发现视力低常、听力异常、龋齿等问题进行登记管理，督促家长及时带患病儿童到医疗卫生机构进行诊断及矫治。园内配备符合标准的视力测查仪。

（3）对患有轻度贫血、肥胖等营养性疾病，反复呼吸道感染，变态反应过敏性疾病等的儿童进行登记管理，对中重度贫血和营养不良儿童进行专案管理，加强日常保育护理工作。

（4）对患有先天性心脏病、哮喘、癫痫等疾病儿童，及有药物过敏史或食物过敏史的儿童进行登记，加强日常健康观察和保育护理工作。

（5）重视儿童心理行为保健，开展儿童心理卫生知识的宣传教育，发现有心理行为问题的儿童及时告知家长到医疗保健机构进行诊疗。

（6）对所有患病儿童应督促家长及时带其去医院进行治疗和复诊。

二、明确各岗位人员工作职责

1. 卫生保健人员工作职责

（1）对筛查出的患病儿童进行仔细核对、复查，确定是管理的对象，通知家长，做好家园共同管理。

（2）对患病儿童的管理应按不同病种、不同年龄进行，给予登记或专案管理，并做好记录及统计。

（3）将患病儿童的情况落实到其所在班级，指导班级教师做好患病儿童的观察护理。

（4）定期培训保教、炊事人员相关卫生知识，指导炊事人员做好患病儿童的饮食供应，需要时要做患病儿童特殊饭菜；做好餐饮具的卫生与消毒。

（5）每日到患病儿童所在班级巡视1~2次，了解这些儿童在班中的情况。

（6）做好患病儿童的药品管理，接受家长委托给儿童喂药，接受药品时须仔细核对，做好记录，并请家长确认签字。

（7）认真做好患病儿童个案记录，每月分析小结一次，发生疾病及时登记。对专案管理的营养性疾病儿童要定期测量身高体重，对贫血患儿要记录血红蛋白检测结果。

（8）患病儿童恢复后要给予结案记录，并通知所在班级结束对患儿的全日观察。

（9）要注意对患病儿童进行心理疏导，消除其恐惧、自卑、怕羞的心理，如对患肥胖症的儿童，不要当着其他儿童的面限制其饮食或呼唤其"小胖子"。

2. 保教人员工作职责

（1）在卫生保健人员的指导下，认真执行患病儿童管理规章制度。

（2）有患病儿童的班级注意要空气流通、阳光充足、环境整洁；卧室宽敞通风，床铺之间有规定的间隔距离。

（3）按要求定期学习有关业务知识，不断提高自己的管理技能，做好患病儿童的观察护理工作。

（4）配合卫生保健人员制定患病儿童一日生活计划，注意活动的动静配合、劳逸结合。制定适合患病儿童参加的体格锻炼内容。

（5）仔细观察患病儿童的精神状态，饮食、睡眠、大小便及参加集体活动情况，做好每日记录，有特殊情况及时反馈给卫生保健人员。

（6）做好家园联系，定期向家长反映儿童在园管理期间的情况。

（7）做好患病儿童的心理工作，说话态度和蔼、动作轻柔，在进餐、大小便及户外活动中给予特殊关照。

（8）做好班级内的卫生与消毒工作，按要求清洁消毒儿童的物品。

第三节 实施方法

一、营养性疾病的管理

1. 营养性缺铁性贫血

（1）对中重度的贫血患儿进行专案管理，对轻度贫血患儿进行登记管理，并告知所在班级保教人员对贫血儿童特别照护。

（2）合理安排好园所中贫血患儿的膳食，食物力求多样化，供给足够的红肉、豆制品和绿色蔬菜，选择含铁的食品，避免食用抑制铁吸收的食物，如茶、柿子等。培养儿童良好的饮食习惯。

（3）预防感染性疾病及寄生虫病。贫血儿童易患呼吸道感染，注意室内空气流通。儿童午睡时注意不要让患贫血的儿童睡在风口，避免着凉。

（4）鼓励儿童参加体格锻炼活动，给贫血患儿制定适量的体格锻炼计划，注意动静结合、避免疲劳。

（5）患缺铁性贫血的儿童在服用铁剂药物期间，会出现食欲不好、大便发黑，停药后会好转，卫生保健人员应向班内保教人员进行讲解。

（6）经常与家长保持联系，争取家长的配合，定期向家长反映儿童在园所中的情况。

（7）每1~2个月查一次血红蛋白，当儿童连续2次的血红蛋白检测结果正常时可结案。

2. 蛋白质-热能营养不良

（1）对低体重、生长迟缓、消瘦儿童进行专案管理。当儿童年龄别体重、年龄别身高（身长）、身高（身长）别体重恢复至正常范围时可结案。

（2）对每个营养不良儿童的病因进行分析，并与家长取得联系，采取相应的家园配合的护理方法。

（3）对营养不良儿童，每个月测量体重、每3个月测量身长或身高一次，并进行评价。

（4）通知患儿所在班级对该儿童做好班级全日观察和护理。

（5）做好营养不良儿童的营养膳食供给，在饮食时给予照顾，适当补充高能量谷类食物、蛋白质食物，鼓励儿童添饭，增加能量摄入，在一日三餐以外的点心中适当增加谷类点心。

（6）给营养不良儿童制定体格锻炼计划，运动量要循序渐进，注意患儿的心率、出汗、面色，防止过度疲劳。

3. 肥胖症

（1）对评估为肥胖的儿童进行登记管理。

（2）通过问卷、现场观察积极寻找肥胖儿童的危险因素，以行为矫正为关键措施，饮食调整和健康教育贯穿始终。肥胖儿童、家长、保教人员、卫生保健人员应共同参与。

（3）每月测量一次体重，每3个月测量一次身长或身高，监测体格生长情况。

（4）家长和保教人员注意儿童进食习惯培养，避免过度进食和夜间进食，培养健康的饮食习惯。对于有高血压、高血脂等并发症的肥胖儿，应适当限制其摄食量，并建议定期到医院进行医学监测。

（5）鼓励肥胖儿童参加体格锻炼活动，减少静坐时间，结合肥胖儿童特点制定适量的体格锻炼计划，注意运动类型、运动时间，循序渐进开展运动。

（6）进餐时避免狼吞虎咽，要细嚼慢咽，保证就餐时间不少于20分钟。多食蔬菜。

（7）经常与家长保持联系，争取家长的配合，定期向家长反映儿童在园所的情况。

二、五官保健管理

1. 口腔保健

（1）对家长进行口腔保健宣传指导，提高家长和儿童的口腔健康意识，帮助家长掌握正确的口腔卫生保健知识和技能，例如从婴儿牙齿萌出后，夜间睡眠前可喂服1~2口温开水清洁口腔，幼儿18个月后应停止使用奶瓶。

（2）指导儿童学习正确刷牙、饭后漱口，从小养成良好的口腔卫生习惯。教儿童用最简单的"画圈法"刷牙，其要领是将刷毛放置在牙面上，轻压使刷毛屈曲，在牙面上画圈，每部位反复画圈5次以上，牙齿的各个面（包括唇颊侧、舌侧及咬合面）均应刷到。

（3）局部应用氟化物预防龋齿。3岁以上儿童可以接受由口腔专业人员实施的局部应用氟化物防龋措施，每年2次。对龋齿高危儿童，可适当增加局部用氟次数。

（4）至少每半年对儿童进行一次口腔健康检查，检查牙齿是否有褐色或黑褐色改变，或者出现明显的龋洞，评估其患龋病的风险。

（5）对发现龋齿的儿童要进行登记管理，并督促家长带儿童到医疗机构做进一步诊断及矫治。对矫治后的儿童向家长索取回执，以便登记统计。

2. 视力保健

（1）每学期安排好儿童视力测查时间，提早通知家长，以便提高测查日的出勤率。缺勤儿童，应给予补测。

（2）视力低常的儿童要进行登记管理，并嘱家长带儿童到医疗机构做进一步检查和治疗。

（3）对疑似视力低常的儿童，或两眼视力相差两行及以上的儿童，及时通知家长带儿童到医疗机构做进一步检查，并定期进行复查。

（4）及时纠正儿童不良的用眼习惯，培养正确的看书、画画姿势，正确的握笔方法，保证儿童在良好的照明环境下读书、游戏。

（5）告知家长儿童持续近距离注视时间每次不宜超过30分钟，操作各种电子视频产品时间每次不宜超过20分钟，每天累计时间建议不超过1小时。2岁以下儿童避免操作各种电子视频产品。

3. 听力保健

（1）尽早发现有听力障碍的儿童，使听力受损的儿童能得到早期的治疗和语言康复的训练，减少残疾。

（2）做好儿童呼吸道疾病的预防，以减少对听力的损害。当儿童患腮腺炎、脑膜炎等疾病时，应当注意其听力变化。教育儿童不随便掏耳朵，不向耳道里塞异物。

（3）告知家长儿童洗澡或游泳时注意防止呛水和耳进水，生活中远离强声或持续的噪声环境，避免使用耳机。

三、呼吸道疾病的管理

常见的呼吸道疾病有上呼吸道感染、支气管炎、肺炎、哮喘等。

（1）加强护理，根据气候变化，适当增减衣服，睡眠时应避开窗户对流风，避免受凉。衣着不宜穿得过多。

（2）注意充足均衡的营养，适当体格锻炼。发病期间要注意休息，不宜剧烈活动；经常户外活动，增强机体对气温变化的适应能力。

（3）传染病流行季节加强护理，做好儿童活动室、睡眠室等的通风换气。患传染性疾病的儿童应在家休息，痊愈后方可到园。

（4）呼吸道感染儿童在患病期间，尽量在家休息治疗。返园后饮食上要注意清淡、易消化，选择对呼吸道没有刺激的食物。

（5）对带药的儿童要根据医嘱，在家长签字确认的情况下喂药，并观察服药后的反应。

（6）对发生哮喘症状的儿童，应由卫生保健人员在保健室内观察，并通知家长带孩子就医。患有哮喘的儿童必须备有医生处方的急救药品，记录清楚使用方法并征得家长同意，以备发作时使用。

四、过敏性疾病的管理

（1）儿童入园时要了解有无过敏的病史。有过敏史儿童须进一步了解以往过敏的表现、临床诊断和用药情况。

（2）致敏因素的了解非常重要。如果是食物过敏的儿童，需要详细了解并记录引起过敏的食物名称（如虾、牛奶、芒果等），在膳食提供时尽量回避，用同类不过敏的食物替代。

（3）对花粉过敏的儿童，春季应尽量避免与花粉的接触，外出活动时可佩戴口罩。

（4）对发作频繁且过敏原因不明的儿童，可指导家长带孩子到过敏专科就诊，寻找过敏原，以便在园期间回避引起其过敏的物质。

五、慢性疾病的管理

托幼机构常会遇到一些患有先天疾病的儿童或有遗传疾病家族史的儿童，如先天性心脏病、哮喘、癫痫等。这些患儿入园后，要仔细询问家长患儿的身体情况、生活习惯、用药就医情况等，以便让卫生保健人员和保教人员了解他们，使他们在园中得到更好的照顾。

（1）对先天性心脏病、哮喘、癫痫等疾病儿童进行登记管理，加强日常监控观察和保育护理工作。

（2）把这些儿童作为班级重点观察护理的对象，注意合理安排活动量，饮食、睡眠中给予特殊照顾，及时与家长沟通，请家长配合管理。

（3）对患病的儿童注意运动适当，不可过度疲劳，防止受凉或感染，如有轻微呼吸道感染症状，请及时通知家长带儿童就医。避免患儿情绪激动，一旦发现患儿有气急烦躁、心率过快、呼吸困难等症状，应及时通知家长送医院就诊。

（4）合理安排患儿的生活制度，既要加强锻炼、提高机体的抵抗力，又要适当休息，避免劳累过度，如果患儿能够胜任，应尽量和正常儿童一起生活和学习，但应防止剧烈活动，同时引导儿童对治疗疾病抱有信心，减少悲观恐惧心理。

（5）对癫痫病患儿，要消除家长的顾虑，让家长如实说出儿童的发病规律、可能的发病诱因、发病时的症状。因癫痫病发作时常伴有意识不清或抽搐，易引起跌倒颅内出血或窒息等，要特别加强护理。

癫痫发作时迅速将患儿仰卧，松解其衣领和裤带等，将患儿头偏向一侧，防止唾液或呕吐物吸入气管引起窒息。及时清除口腔内的分泌物，保持呼吸道通畅。指压人中、合谷、足三里等穴位，控制发作。应用床单、衣服保护患儿的各关节，不可强行按压肢体，防止肌肉撕裂及骨折。癫痫呈持续状态，即发作持续30分钟以上或反复发作持续30分钟以上，发作间隙意识不恢复者，应立即送往就近医院进行抢救治疗。

（6）先天性心脏病的患儿体质弱，易感染疾病，尤以呼吸道疾病为多见，且容易并发心力衰竭，故应仔细护理，密切观察儿童呼吸、面色、嘴唇（是否红润），随着季节的变换及时增减衣服，在传染病多发季节尤其要及早采取预防措施。

（7）对有高热惊厥史的儿童，卫生保健人员要进行登记，并告知所在班级保教人员。当儿童病情发作时，保教人员要冷静处理，处理方法同癫痫。

六、心理行为问题的管理

（1）积极向家长宣传儿童心理健康的知识，家园配合，要给儿童一个宽松、愉快的学习生活环境，使儿童乐于与人交往，预防儿童心理行为问题的发生。

（2）卫生保健人员对各班教师反映的儿童异常行为要仔细地观察，指导家长带儿童到儿童心理行为发育专业门诊就诊。

（3）对临床确诊的心理行为发育问题儿童，托幼机构要进行登记，家园配合做好行为干预治疗。

（4）对害羞、紧张、焦虑、恐惧等情绪不良的儿童，教师要亲切、耐心地引导，尽快让儿童与教师建立信任感，消除其紧张心理。同时注意培养儿童坚强的意志，培养儿童良性行为，逐渐增加自我控制能力。

（5）对有咬指甲、遗尿、口吃、多动等行为问题的儿童，教师要给予心理支持，按照医嘱配合家庭开展行为干预。鼓励儿童增加改掉不良行为的信心，在其他小朋友面前树立好的形象。不可在众人面前大声呵斥儿童，以免损伤其自尊心，同时教育小朋友不能取笑和模仿。不过多地提醒儿童出现的问题，以采取分散注意力的方法给予引导。

（6）对诊断为孤独症的儿童，不歧视、不冷落，采取融合教育，给予关护，让其参与小范围小组活动，对有破坏倾向的儿童要加强看护。

七、体弱儿童生活护理及全日观察

1. 入园

卫生保健人员要亲切接待体弱儿童入园，帮助其脱去口罩、帽子、围巾等，仔细观察儿童的精神状况，并向家长了解儿童在家的情况，安抚儿童的情绪。如儿童昨晚在家有不舒服的情况，如发生哮喘或呕吐，但早上得到缓解，或早上精神状态不好，卫生保健人员应做好晨检记录。

2. 活动

适当安排体弱儿童的体格锻炼，坚持让儿童参加晨间锻炼和下午体育活动，以提高儿童体质。但在活动时要掌握体弱儿童活动量，注意活动不过量。活动时注意儿童出汗情况，对出汗多的儿童要及时擦干汗水，回教室内更换汗湿的内衣，避免儿童受凉。天气变化时，先给这部分儿童增减衣物。同时还要观察儿童的精神状态及其参与活动的积极性。

3. 进餐

进餐时让吃得慢的儿童先洗手、先吃，掌握好进食量，每次饭菜不要盛得太满。对进餐速度慢的儿童要进行鼓励，并给予照顾，但不要催他们快吃。鼓励儿童吃完自己的一份饭菜，必要时可少量多餐，不要强迫儿童进餐，以免产生厌食情绪。对进餐中呕吐的儿童，要安抚他们的情绪，将呕吐物处理干净后再给儿童补充一点没有吃过的食物，观察儿童的食欲是否旺盛。

4. 睡眠

卧室要保持空气新鲜，注意室内通风，温度要适宜。冬季气温较低或夏季气温较高时，要提前30分钟打开空调。冬季午睡前半小时要关好窗户，拉好窗帘，使卧室光线较暗，要等儿童全部起床，穿好衣服后才能打开窗户。在卧室安排床位时，要把体弱儿童安排在不靠门、窗，不靠空调、暖气的地方，多尿的儿童要安排在容易上下床的地方。睡眠时让体弱儿童先上床，床位要固定，枕头、被褥等卧具要专用。儿童睡眠期间，值班教师要不停地巡视，观察儿童的睡姿、呼吸。起床时，优先照顾好体弱儿童穿衣。

5. 大小便

掌握患病儿童的大小便规律，培养儿童定时大便的习惯。培养儿童自己蹲厕所或坐便盆。坐便盆时间最长不超过10分钟，以免儿童脱肛。要注意观察儿童大便的性状，有异样情况及时处理。给儿童擦屁股时，要让儿童扶着成人的膝部，手不能摸触地。处理大小便后，成人和儿童均要用流动水及肥皂洗手，遇有儿童因消化不良等导致腹泻弄脏裤子时，要注意不要让儿童受凉，不要训斥儿童，迅速更换并清洗。婴幼儿的坐便器应有扶手。

6. 离园

让儿童衣服整齐、清洁地离园。下午组织儿童安静活动，等待家长来园接儿童。要向家长交代患病儿童一天的在园情况，包括饮食、睡眠、活动、大小便、服药等情况，遇有异常情况要及时告知家长，并告诉家长处理的方法。

7. 家访

由于儿童时期发育的特点，儿童对各种刺激都有较强的反应，尤其是易患病的体弱儿童，可能出现不能正常进餐、睡眠，情绪低落等情况。儿童入机构前，保教人员通过家访，可以减轻儿童由于人地生疏、生活习惯的改变产生的不适应情况。平时保教人员要做好家长联系工作，耐心听取家长意见，与家长共同商讨保育和护理的方法，向家长报告一些儿童在园的生活情况，以求家长配合，使儿童逐步适应。

思考题

1. 急性上呼吸道感染的识别与处理要点有哪些？
2. 简述在儿童疾病管理中卫生保健人员的职责。
3. 应如何对缺铁性贫血儿童进行专案管理？
4. 如何救护癫痫发作的儿童？
5. 对孤独症倾向的儿童应如何管理？

第八章

伤害预防

SHANGHAI YUFANG

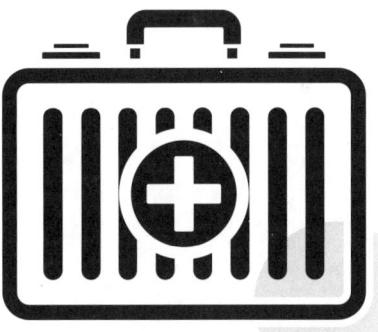

第一节　基本知识

托幼机构的环境、设施、各项活动都应以儿童安全为前提，保护儿童安全是所有工作人员义不容辞的职责。托幼机构应在保证儿童安全的前提下，鼓励儿童参与各项活动，既不能忽视安全防护措施，也不能因惧怕儿童发生伤害而限制和减少儿童活动。儿童伤害是可以预防的，大量成功的经验告诉我们，儿童伤害的发生有一定的模式和明确的危险因素。工作人员应熟悉预防儿童伤害的常识，消除安全隐患，防止各种儿童伤害事故的发生；掌握初步急救处理的技能，减少和消除伤害事件对儿童健康的影响。

一、伤害的定义和标准

1. 伤害的定义

指因周围环境的能量（急性）作用导致的躯体损伤，它超越躯体自身的承受力或恢复力。这里指的能量有可能是机械、热能、电能、电离辐射或化学能（中毒或窒息）等。

除了身体受到伤害以外，还会由于各种刺激给儿童造成心理伤害。大多数情况的儿童伤害是可以预防的，采取干预措施也是有效的。

2. 伤害的标准

目前我国有关儿童伤害流行病学调查采用的标准是：①到医院或校医务室诊治，诊断为某一类损伤；②由家长、教师、同学或同伴做紧急处置或看护；③因伤休息（休学）半天以上。具有以上三种情况中的任何一种即可作为伤害的统计对象。

二、儿童伤害的类型

根据儿童伤害的分类特点，常见伤害有以下12种。

1. 道路交通伤害

是指由于道路交通碰撞导致的致死性的或者非致死性的伤害。道路交通碰撞是指发生在公共的道路上，至少牵涉一辆行进中车辆的碰撞。

2. 跌落伤（跌、摔、滑、绊）

是指由于重力的作用，人体突然跌倒或坠落，撞击在同一或较低的水平面而导致的伤害。托幼机构中常发生于儿童玩滑梯、攀登架、秋千等的过程中。

3. 被下落物击中

是指物体从高处失控跌落时，因其重力、惯性力和冲击力对人体撞击而导致的伤害。如被楼上物体扔下击中，或被悬挂物品掉落砸中。

4. 锐器伤

是指尖细的锐器刺破皮肤及组织所致伤或是由于刃面较大的锐器切破皮肤及组织所致伤。托幼机构中常见于儿童被剪刀、锋利的纸张、玩具等割伤。

5. 钝器伤

是指由于钝器的打击、碰撞、挫压等作用造成的伤害。钝器是指那些无锐利刃口和尖端的钝性物体。托幼机构中的一些物品如乒乓球拍、大球以及其他一些玩具可造成儿童的钝器伤。

6. 烧烫伤（火焰、高温固/液体、化学物质、锅炉、烟火、爆竹炸伤、电灼伤）

烧（烫）伤可由热力或化学能所致。热力烧（烫）伤是由热液（沸水、油、汤等）、炽热固体（热水袋、保暖瓶、取暖器）、火焰、蒸汽等对皮肤造成损伤；化学烧伤则由化学物质如酸、碱等所致。托幼机构中常由开水、热汤饮、热饭菜等引起。此外，紫外线灼伤也要引起重视。

7. 溺水

指人淹没于水或其他液体介质中并受到伤害的状况。水充满呼吸道和肺泡引起缺氧窒息，吸收到血液循环中的水引起血液渗透压改变、电解质紊乱和组织损害，最后造成呼吸停止和心脏停搏而死亡。

8. 动物伤害

动物致伤是人被动物（犬、猫、老鼠等）咬伤后，病毒通过伤口进入人体内，引起相应的一系列症状和疾病。叮咬伤是人被昆虫类（蚊虫、蜜蜂等）叮咬所引起的一系列疼痛、瘙痒等不适感，严重者可危及生命。

9. 窒息

是指呼吸道内部或外部障碍引起血液缺氧的状态。托幼机构中常由食物卡喉、鼻出血处理不当造成血块而引起。

10. 中毒

是指暴露于有害物质引起的与中毒相关的死亡和非致命性结果的所有意外中毒。食物中毒是指摄入了含有生物性、化学性有毒有害物质的食品，或者把有毒有害物质当作食品摄入后出现的非传染性的急性、亚急性疾病。托幼机构中可能发生的情况如误服了消毒液，吃了不洁的食物、残留农药的未洗净的蔬果、变质鱼虾、未炒熟的四季豆蚕豆等。

11. **电击伤**

俗称触电，是指超过一定极量的电流通过人体产生的机体损伤或功能障碍。托幼机构中常由暴露的电源插座、电教学用品引起。

12. **他伤/攻击伤**

也可以理解为故意伤害，是指有意加害于他人所造成的伤害。托幼机构中儿童间的打闹、推搡可能造成此类伤害。

三、儿童年龄特点和常见损伤

1. **1~3岁儿童年龄特点与常见损伤**

1~3岁儿童会行走、跑、爬，他们活动的范围逐渐扩大。开始模仿成人的行为，喜欢把东西放在嘴里。对周围任何东西感到好奇，特别是从未见过的东西，都想去碰碰摸摸。儿童皮肤薄嫩，对热的反应强烈，接触温度不太高的液体或固体也可导致烫伤。他们对大多数危险没有意识，缺乏识别危险事物的能力和自我保护的能力。这时期常见的损伤有溺水、道路交通伤害、烧烫伤、跌落伤、窒息、中毒等。

2. **4~6岁儿童年龄特点与常见损伤**

4~6岁儿童动作发育逐渐协调，喜欢活动，独立性增强。他们模仿成人行为，喜欢小工具、器具等真实的东西，还喜欢玩火。因儿童皮肤薄而嫩的特点，容易导致烫伤。他们对未知事物充满好奇心，逐渐发育的运动能力使他们活动范围进一步扩大、活动能力进一步增强，但对危险因素的认识能力和自我保护能力与其运动能力不匹配，不能及时躲避伤害风险。这时期常见的损伤有道路交通伤害、跌落伤、割（刺）伤、烧烫伤、中毒、溺水、窒息等。

四、儿童伤害的现场急救

儿童伤害现场急救又称儿童急症救助，即当儿童受伤或突然患病的紧急情况下，托幼机构的保教人员在专业医护人员及家长到达前，对儿童采取必要的救助措施。

1. **现场急救的目的**

（1）挽救生命。当伤害危及儿童生命时，及时正确的救助可挽回儿童的生命。

（2）避免二次伤害。在应急情况下，需要有经过训练的人员在场，避免盲目、鲁莽的急救措施对儿童造成二次伤害。

（3）帮助恢复健康。发生伤害时尽早采取正确的措施，可以减少儿童的痛苦，并把伤害降低到最低限度，有利于儿童尽早恢复健康。

2. **现场急救的原则**

无论情况有多严重，首先是观察儿童的呼吸、心跳是否正常。

3. 现场急救的步骤

（1）观察现场。先要观察现场发生了什么情况，有多少儿童受伤，现场周围是不是安全。

（2）儿童伤情观察。在实施紧急救助之前，迅速观察儿童的外观、呼吸、血液循环三方面，以判断是立即拨打120急救电话还是先实施紧急救助。

外观检查主要是观察受伤儿童意识是不是清醒、能否有眼神交流、肢体是否像平常一样活动；观察呼吸主要是看、听有无异常呼吸姿势或声音，如鼻翼翕动表示呼吸困难；血液循环情况主要看皮肤的颜色，是否有皮肤苍白或青紫的情况。如果儿童暂时不需要医疗急救，继续按以下步骤帮助儿童。

（3）继续对儿童的伤情进行检查评估。在初步观察儿童的外观、呼吸、血液循环三方面的基础上，应进一步进行检查评估。如儿童对轻微的刺激和触碰有什么反应，呼吸和皮肤颜色有什么变化，另外，还要检查两个方面，一是观察儿童身体活动情况，运动是否正常；二是其他情况的检查，包括从头到脚检查儿童的全身情况。

（4）进行儿童急症救助。经过以上步骤后，决定采取儿童急症救助的方法。

（5）尽快通知儿童家长，如实告知事件的情况。

（6）对紧急事件进行记录和报告。应详细记录事件的全过程、急症救助的情况、联系父母的情况和儿童最终的情况，填写"儿童伤害登记表"。发生重大伤害及时向上级有关部门报告。

五、伤害应急预案的制定

如前所述，儿童伤害是可以预防的，做好应急预案是预防和减少儿童伤害的有效途径。许多儿童伤害事件是在没有明显预警的情况下发生的，托幼机构工作人员需要提前做好应对准备，才能在发生此类事件时快速行动、紧急反应。教师们也需要接受培训和配备设备，以便有效和自信地应对。

1. 分析潜在的危险因素

一份有效的伤害应急预案应起始于对潜在危险因素的分析，并针对这些危险因素提出预防措施，从而可以减轻或者减少潜在危险因素造成的伤害。因此，首先是仔细检查儿童所处环境，确定危险因素，必要时做出判断。

2. 明确如何获得应急资源

应急预案中需要明确在发生伤害时如何快速获得所需物品和资源。这些内容包括：明确发生伤害时应该与谁联系，联系手段（如急救电话）在何处；明确专业急救人员多久能做出反应，从而判断采取何种院前急救措施；明确在必要的情况下，如何将儿童转运至医疗机构等。

3. 人员和物品准备

应急预案中还要明确发生伤害时托幼机构工作人员的角色，应该准备哪些急救物品。

人员的准备包括：发生伤害时，谁将寻求紧急援助，谁为受伤的儿童提供院前急救，谁照顾其他未受伤的儿童，谁与儿童父母取得联系，谁记录并上报伤害事件等。只有明确团队中每个人的职责，才能快速、高效地做出正确的应对。托幼机构还应准备必要的急救工具包和简单的药品，工具包上应该有醒目的标签以便识别。定期检查急救工具包和药品，用后及时补齐。

4. 明确应急演练计划

对应急预案进行演练是确定其是否可行和有效的最好方法，也可以通过定期演练对托幼机构工作人员进行训练，使其熟练掌握急救方法。开展演练还可以检验系统的功能和不同参与者之间的协调配合程度，增强团队合作精神和自信心。可以邀请儿童一起参与应急演练。根据演练情况对应急预案进行定期更新，确保所有的不足和问题都及时进行了更正。

第二节 工作要求

一、加强安全工作管理

（1）各项活动应当以儿童安全为前提，制定相关的工作制度、安全责任制和操作规范。应建立定期全园（所）安全排查制度，如定期检查设施安全和工作人员操作的制度、交接班制度、家长接送儿童制度、食品安全制度等。

（2）托幼机构的房屋、场地、家具、玩教具、生活设施等应当符合国家相关安全标准和规定。设立门卫并严格管理，防止儿童走失和其他意外。

（3）建立儿童伤害登记制度，掌握儿童发生伤害的情况，并分析原因，吸取教训。把执行安全制度，落实预防儿童伤害的各项措施作为评价园（所）工作质量的重要内容之一。

（4）建立重大自然灾害、食物中毒、踩踏、火灾、暴力等突发事件的应急预案，发生重大伤害时，应当立即启动应急预案，采取有效措施。

（5）一旦发生伤害，当事人或发现人应在第一时间报告园（所）领导，由园（所）领导和相关人员处理突发事件，保证园（所）内正常的工作秩序，并及时上报和通知家长。

二、做好伤害预防培训

（1）对托幼机构工作人员、儿童及监护人进行安全教育和突发事件应急处理能力的培训。

（2）保教人员应定期接受预防儿童伤害相关知识和急救技能的培训，做好儿童安全工作，消除安全隐患，预防跌落、溺水、交通事故、烧烫伤、中毒、动物致伤等伤害的发生。

（3）托幼机构应创造条件定期组织保教人员和儿童进行伤害防护培训，火灾、地震等灾害的逃生演习，普及安全知识，提高他们自我保护和自救的能力。

第三节　实施方法

托幼机构应积极采取预防儿童伤害的各项具体措施，对容易发生问题的场所和环节更应引起足够重视，做到防患于未然。在各项保育教学活动中，向儿童普及年龄适宜的基本安全知识，不断提升儿童的自我保护能力。通过培训，使保教人员掌握基本的急救能力。

一、托幼机构儿童伤害的预防

1. 房屋设施及活动场地

（1）活动场地平整、干燥，不堆放杂物，有损坏及时维修。儿童体育活动宜在塑胶地、草地或地垫上进行。

（2）大型活动器具定期检修保证完好，放置在塑胶地或草地上，如攀登架、攀岩墙、攀爬网等设施下应铺地垫或安置在塑胶地上。

（3）户外活动场地上的空调外机应有防护架，门缝装防夹条；二楼及以上的窗户、阳台有竖式护栏，楼梯有儿童扶手，楼梯转弯处如有空隙应装保护网；阳台边和窗户下不可放桌、椅、床等任何家具，以防儿童攀爬。

（4）电器插座、开关安装在距离地面1.8 m以上，接线板放置在儿童触摸不到的地方，经常检查电线是否磨损或损坏；电风扇、取暖器或火炉等电器的开关、电源插座有防护设备，并且放置在儿童接触不到的地方。

（5）厨房、消毒室、保育员操作室、热水房、洗衣房的门关紧或上锁，确保儿童不可进入。

（6）厕所内不宜有台阶，便器应适合儿童年龄，蹲位边装有扶手。盥洗室地面用防滑地砖或铺有防滑垫。

（7）园内严禁种植有毒植物。

2. **生活用品及玩具**

（1）桌椅等家具边角采用圆角。儿童不宜睡双层床，特别是寄宿儿童。

（2）热水瓶、热水杯、小电器、打火机或火柴、剪刀，以及药品、消毒剂等都要放在儿童拿不到的地方或者锁在柜内。

（3）儿童玩具符合安全标准，不给儿童玩体积过小、锐利、易破碎的玩教具。游戏用的辅助材料要安全，小豆子、有快口的易拉罐、玻璃球、细而尖的棒等都不能给儿童玩。

（4）要加强农药和化学毒物的管理，切不可带入托幼机构，也不可让儿童玩装过农药或化学毒物的容器。消毒液或农药不可放在饮料瓶内，以免儿童误服。灭鼠、灭虫应在儿童全部离开园（所）后进行。

3. **室内外游戏、活动**

（1）儿童玩大型活动器具时保教人员应在旁照顾，防止儿童做危险动作。

（2）户外活动时照顾好每个儿童，对活动能力强、活动能力弱、体弱的儿童要多加看管适当提醒。随时注意儿童裤子和鞋带不能拖地，以防绊跌。

（3）室内外游戏应保持良好的秩序，场地有限时宜分批或分组活动，拥挤容易造成儿童互相碰撞而跌倒。

（4）儿童外出活动应遵守交通规则，随时清点儿童人数，过马路保护好儿童。校车有专人跟车，保证儿童乘车时和上下车的安全。汽车周边有几个驾驶员看不见的盲点，教育儿童不可站立在那里。

（5）教育儿童不到河边、池塘边玩。游泳时必须有成人看护，以防溺水。

4. **进餐和食物**

（1）托幼机构应按《托儿所幼儿园卫生保健工作规范》做好儿童膳食管理，保证食品卫生和安全。儿童食品应新鲜，烧熟煮透。生、熟食品及其盛器严格分开放置，做好餐具饮具的消毒。

（2）强调热源不能进班，包括热的饭、菜、汤、水等，因为高于50℃的液体几秒钟内就能使儿童皮肤严重受损，餐、点应在备餐间放到温热后拿进班。

（3）培养儿童进餐时细嚼慢咽、不说笑、不含饭、咽下最后一口再离开座位的习惯。给年龄小的儿童喂食勿过快，哭闹、咳嗽时不喂，以免噎呛引起窒息。

（4）不给儿童吃整粒瓜子、花生、豆子、果冻、带刺或带核食品，这些食品也不可从家里带入托幼机构。

（5）教育儿童不要随地捡东西放在嘴里，农村儿童不要捡野果吃，预防食物中毒。

5. **睡眠**

（1）睡前检查儿童口腔，特别要关心小年龄和新入园的儿童是否含食物睡觉。

（2）睡眠时保教人员定时巡视，关注儿童面色、呼吸，及时发现儿童身体不适。儿童在被窝里玩弄发夹等小东西要马上拿掉，并告诉其不可以，如果塞入口、鼻很危险。

（3）儿童可以自由取舒适的睡姿，但不可蒙被睡，一旦发现应及时纠正。

6. 如厕

（1）户外活动前和进餐、睡眠前组织儿童分组如厕，避免拥挤。教师或保育员应进入厕所照顾儿童，除了帮助儿童穿脱衣裤外，还应观察儿童的大小便是否有异常。

（2）厕所开窗通风，地面保持干燥，有水及时拖干。打扫厕所应在儿童不使用时进行。

（3）清洁剂及其他清洁用品、消毒液应放在儿童拿不到的地方，放低柜内应上锁。

（4）托育机构婴幼儿使用的坐便器要有防护设施。蹲坑式厕所要按照幼儿年龄配置，注意坑位的大小间距。

7. 盥洗

（1）儿童盥洗用水前先调节好水温，成人用手臂试温后儿童再用。为儿童洗澡时随时注意水温变化，水温40℃以下为宜，成人的手不离开水流。

（2）浴室铺防滑垫，儿童进入浴室穿防滑拖鞋。

（3）取暖炉或暖气片应有防护罩，不宜用移动式取暖器。

二、儿童基本安全知识和自我保护能力的培养

（一）各年龄段儿童培养要求

1. 1~3岁儿童培养要求

（1）避免戳或抓眼睛和面部，不随意把东西往嘴里塞或放嘴里咬，不吃掉在地上的食物。

（2）远离热炉子、电源插头、碎玻璃、不熟悉的动物等危险因素。

（3）花草植物等可以闻、可以摸，但是不可以吃。

2. 3~4岁儿童培养要求

（1）不吃陌生人给的东西，不跟陌生人走。

（2）在成人提醒下能注意安全，不做危险的事和动作。

（3）在公共场所走失时，能向警察或有关人员说出自己和家长的名字、电话号码等简单信息。

（4）不随意打闹，抓挠别人。

3. 4~5岁儿童培养要求

（1）知道在公共场合不远离成人的视线单独活动。

（2）认识常见的安全标志，能遵守安全规则。

（3）运动时能主动躲避危险。

（4）知道简单的求助方式。

（5）不打闹、推搡。

4. 5~6岁儿童培养要求

（1）未经大人允许不给陌生人开门。

（2）能自觉遵守基本的安全规则和交通规则。
（3）运动时能注意安全，不给他人造成危险。
（4）知道一些基本的防灾知识。

（二）结合生活实际对儿童进行安全教育

（1）外出时，提醒儿童要紧跟成人，不远离成人的视线，不跟陌生人走，不吃陌生人给的东西。

（2）教育儿童不在河边、池塘边和马路边玩耍；要遵守交通规则等。

（3）帮助儿童了解周围环境中不安全的事物，教育他们不做危险的事情和动作，如不动热水壶、不玩火柴或打火机、不摸电源插座、不攀爬窗户或阳台等。

（4）帮助儿童认识常见的安全标识，如"小心触电""小心有毒""禁止下河游泳""紧急出口"等。

（5）告诉儿童不允许别人触摸自己的隐私部位，如有发生要告诉家长和保教人员。

（6）教给儿童简单的自救和求救的方法。

① 教儿童记住自己家庭的住址、电话号码、父母的姓名和工作单位，一旦走失时知道向成人求助，并能提供必要信息。

② 让儿童知道遇到火灾或其他紧急情况时，要拨打110、120、119等求救电话。

③ 利用图书、音像等材料对儿童进行逃生和求救方面的教育，并运用游戏方式模拟练习。

三、儿童常见伤害及症状的应急处理

（一）鼻出血

鼻出血指血液从鼻腔流出。儿童的鼻腔血管丰富且管壁较薄，在冬季、空气非常干燥、发生过敏反应时，以及抠挖鼻子、鼻子受到撞击后都比较容易引起鼻出血。儿童鼻出血很常见，大部分情况经过正确的紧急救助，出血可以止住。

（1）首先要稳定儿童情绪，安慰他不要紧张，安静地坐着。

（2）让儿童头略低，张口呼吸。成人用拇指和食指捏住其鼻翼，向面部骨头方向轻轻地捏压住鼻子5分钟。

（3）如有条件，可同时用毛巾裹住冰袋或冰块在鼻部和脸颊做冷敷。

（4）出血较多时，用消毒棉球蘸1%麻黄素塞入出血的鼻腔。

（5）经过上述处理鼻出血仍无法控制应立即送医院。

（6）鼻出血停止后，让儿童至少保持30分钟安静活动，避免擤鼻涕和剧烈活动。

（7）儿童如果经常鼻出血，应通知家长去医院查明原因。

（二）抽搐性惊厥

惊厥是由于脑电活动紊乱所致。惊厥分为抽搐性惊厥和非抽搐性惊厥。抽搐性惊厥的特点是肌肉不自主收缩和躯体抽动。儿童可因遗传性疾病、高热、颅脑损伤、危重疾病、感染、中毒、癫痫而引起惊厥发作。高热惊厥是由于体温迅速升高引起的抽搐性惊厥。高热惊厥不是终身发作的疾病，通常对儿童的神经系统、生长发育、脑功能无影响。在儿童入园前应向家长询问病史，有高热惊厥史的儿童一旦发热应及时就医。

（1）立即让儿童左侧卧位，有利于口中分泌物流出，并防止舌后坠阻塞气道。

（2）松开紧身衣服和衣领，擦拭口腔分泌物。如果儿童脸色青紫或没有呼吸，立即进行呼吸急救。

（3）移开周围的玩具、家具，用手或毛巾、衣服垫在儿童头下保护儿童头部，以免头部受伤。

（4）注意惊厥开始和停止时间。如果儿童之前没有惊厥发作史或者周围人员不会处理，应立即拨打120。

（5）马上与家长联系，告知情况。

（6）惊厥发作过后应让儿童侧身躺下休息。

（7）如果惊厥的儿童有发热，应尽快就医或由身边医务人员处理。

（8）托幼机构如果接收有惊厥史的儿童，应有特殊的照顾计划。

（三）开放性伤口

开放性伤口就是皮肤破损出现伤口。儿童因为好动，经常会发生擦伤（擦破）、割裂伤（割破）、穿刺伤等。处理开放性伤口需要敷料和绑带，敷料是干净的覆盖在伤口上的材料，绑带可以固定敷料而且因为有一定的压力可以控制出血。

（1）用手套、一叠纸巾或干净的东西把成人手和儿童出血伤口隔离开来并压迫伤口。

（2）用手指或手掌直接压迫出血点直到出血停止，通常1~2分钟后出血会逐渐停止。如果出血无法止住，或需要进行5分钟持续直接压迫来控制出血。出血控制后，快速用干净流动水清洗伤口，然后用绑带包扎，以减少感染风险。通知家长告知情况。

（3）1 cm以上的割裂伤伤口，都应立即拨打120或急送医院，因为伤口可能需要缝合，时间越早越好。

（4）如果伤口有明显污染，应到医院由医生做清创处理。儿童在近五年内没有接种过破伤风疫苗的，必须打疫苗加强免疫。

（5）如果伤口没有严重污染，撕脱的部分应尽量保持完整，放在身体原来的部位。被截断的部位用消毒纱布包好放入干净的塑料袋中，袋外置冰块。立即拨打120或送医院。

（6）如果儿童嘴唇、舌头、牙齿受伤，可以让其吮吸冰棒，对受伤部位进行加压冷敷。

（四）骨骼、关节及肌肉损伤

儿童的骨骼和关节都比较柔韧，肌肉柔嫩收缩力差，容易疲劳，关节囊松弛，关节附近的韧带较松，牵拉不当容易造成脱臼。另外，儿童因为好动，喜欢奔跑、追逐、打闹、爬高，但自控能力和应急反应能力较差，常因跌落、绊倒而造成骨折、关节和肌肉的损伤。如果怀疑儿童有骨骼、肌肉、关节损伤，应按以下步骤做初步处理。

首先从四个方面检查：

（1）有无变形——骨折后受伤部位正常形状发生改变；

（2）有无开放性伤口——皮肤或黏膜破损，有出血；

（3）有无触觉过敏——皮肤对触碰过敏，伤处不能碰；

（4）有无肿胀——受伤部位明显肿大。

如果伤势较轻，或只伤到手指或脚趾：

（1）休息——让儿童选择自己喜欢的体位休息；

（2）冷敷——在受伤处盖上一层布，受伤后的24～48小时内每隔2～3小时冷敷一次，冷敷可以用冰袋，每次冷敷20～30分钟；

（3）加压——用弹力绷带压住受伤部位，绷带从伤口以下几厘米开始一直缠到伤口以上几厘米，加压要有一定的力度，但不能缠绕过紧；

（4）抬高——用枕头将受伤部位抬高至高于心脏的位置。

如果伤势较重，患儿不愿意动或对外界无反应：

（1）立即拨打120；

（2）医务人员到达前避免受伤部位活动，不建议保教人员进行伤处固定；

（3）如果伤处出血先控制出血，可用冰袋冷敷伤处。

（五）颅脑外伤

颅脑外伤常常伤到头皮，因为头皮上有很多血管，即使是小伤口也会出血较多。外伤后局部皮下肿胀形成淤青块，要几天到几周才能逐渐痊愈。颅脑外伤大多因跌落引起，儿童的头部相对较重，所以儿童颅脑外伤比较多见。在进行紧急救助前，应先辨别伤情。

（1）如果儿童有意识不清、呕吐、嗜睡等神经系统症状，或有头昏眼花、恶心等现象，提示可能是颅内损伤或脑震荡，应立即拨打120或送医院急救。

（2）头部表皮局部皮下肿胀形成淤青肿块，加压冷敷，冷敷可以使血管收缩减少淤血，冷敷时稍稍用力下压，效果会更好。但不可用手揉，因揉搓会增加出血。

（3）有开放性颅脑外伤，伤口进行常规消毒后用手掌轻轻按压出血点至出血停止。伤口覆盖干净的纱布包扎，受伤部位冰袋敷10～15分钟。按压伤口时成人的手要有防护措施，可以戴手套、用一叠纸巾或用干净的纱布来隔离成人的手和儿童的伤口。

（4）从高处坠落受伤，必须考虑儿童脊柱受伤的可能，最好不要移动儿童。必须转移时千万不可移动儿童的头和颈。

（5）头部摔伤后，如果检查后认为儿童没有任何异常，仍应密切观察24小时，之后几天继续注意有无行为变化。有些颅内出血因出血速度慢，当时没有症状，数小时后才表现出来，不能掉以轻心。

（六）烧烫伤

被热液烫伤是儿童常见的伤害，特别是年龄比较小的儿童。儿童皮肤柔嫩，表皮较薄，同样热力在他们身上造成的损伤比成人严重。

烧烫伤的严重程度取决于面积大小、部位和深度，根据这三方面的情况决定儿童是否需要立即到医疗机构接受治疗。烧烫伤面积估计可用"手掌法"，即伤者手掌大约相当于1%的体表面积。烧烫伤的深度用分度来描述：Ⅰ度烧伤又称红斑性烧伤，仅伤及皮肤表层，皮肤发红但没有水泡，有疼痛和烧灼感。Ⅱ度烧伤又称非通透性烧伤，烧伤深达真皮，但没有伤及皮肤全层，局部出现水泡，有中重度疼痛。Ⅲ度烧伤又称通透性烧伤，伤及皮肤全层、皮下深层组织、肌肉及神经，创面呈瓷白色、焦黄或炭黑色，质硬或焦皮样改变。创面轻微或无疼痛，但周围组织有剧烈疼痛。

（1）立即脱离热源或任何致烧伤的有害环境。

（2）有面部、手、脚、生殖器烧伤，烧伤面积超过体表面积1%，有Ⅲ度烧伤的，必须立即拨打120或急送医院。

（3）设法降低烧伤局部的温度，立即用冷水冲淋或冷水浸。如果有的部位无法放在冷水中冲淋，如面部，可用冷湿毛巾敷在局部，然后1~2分钟换一次毛巾，或者毛巾包冰块冷敷。在局部降温时用干净的被单盖在儿童身上保温。

（4）皮肤仅红、肿、痛，局部可涂烫伤药膏；皮肤出现水泡，不能挑破，以免感染；面积较大时用清洁被单覆盖后立即送医院。

（5）发生严重烧烫伤时，皮肤与衣服粘连，可用剪刀剪去未粘连部分，粘连部分不能硬拉。

（6）强酸、强碱灼伤时，先用清洁冷开水冲洗，再立即拨打120或送医院。

（7）电击伤时，在接触儿童前关掉电源，如果关不了电源，用厚而干的衣服或毛巾绕在儿童脚上推开或拖开儿童，以脱离电源，然后立即拨打120或送医院。

（七）中毒

毒物是指一种物质，当吞食、吸入或经皮肤吸收后可损伤机体，引发疾病，甚至会导致死亡。儿童有强烈的好奇心，容易误食或误碰有毒植物果实、家用有毒化学品、成人的药物、灭鼠药等而中毒，小年龄的儿童喜欢把东西塞入口中，更易误服毒物。

儿童如果食入了被化学物污染的食物、含有细菌或细菌毒素的食物、被真菌污染和霉变的食物、有毒动植物都会引起食物中毒。但是由微生物引起的食物中毒没有列入国际伤害的范畴。

儿童急性中毒的主要特点是：突然起病，病前无感染的征象，通常伴有消化道症状如恶心、呕吐、腹痛等，集体同时或先后发病并临床表现相似。

通过观察周围环境和儿童的表现，初步判断儿童是吞食毒物、接触毒物还是吸入毒物。

吞食毒物——可发现开启了的药瓶或化学物的容器，口腔和口周有烧伤，有恶心、呕吐、腹痛、腹泻等症状；

接触毒物——皮肤有皮疹、瘙痒、红肿及水疱等症状；

吸入毒物——有某种烟雾或气味、儿童有行为改变。

1. 吞食毒物中毒的急救

（1）用毛巾或纸巾包住手指，去除儿童口中的毒物。

（2）了解吞食了什么毒物、吞食了多少，儿童的年龄、体重以及一般状况。

（3）如果儿童对刺激有反应，立即把收集到的毒物放容器内后送儿童到医院或者拨打120。

（4）如果儿童对刺激没有反应，也没有自主呼吸，立即进行呼吸急救，同时拨打120。

（5）120急救人员到达前，让儿童保持左侧卧位，既可保持气道通畅又有利于呕吐物排出。

2. 接触毒物中毒的急救

（1）立即用肥皂和流动水冲洗接触过毒物的皮肤，如果眼睛或口腔接触了毒物，用清水冲洗眼睛或口腔。

（2）立即让儿童脱离中毒现场，拨打120。

（3）如果儿童对刺激没有反应，也没有自主呼吸，立即进行呼吸急救，同时拨打120。

3. 吸入毒物中毒的急救

（1）立即脱离中毒现场。

（2）儿童有反应，立即拨打120。

（3）儿童没有反应，也没有自主呼吸，立即进行呼吸急救，同时拨打120。

（八）窒息

托幼机构儿童发生意外窒息较少见，因气管异物或食物（如果冻）引起的窒息偶有发生，如果急救不及时，有可能丧失了最佳抢救时机而危及儿童生命。常见的儿童窒息原因包括被床上用品、成人身体、塑料袋等罩住口鼻；吸入和咽下的食物、小件物品，呕吐出的胃内容物等阻塞气道；绳带等绕颈造成气道狭窄；长时间停留在密闭空间导致缺氧等。

1. 气道阻塞但意识清楚儿童的救助

（1）轻度气道阻塞的儿童如能自主呼吸，会说话或咳嗽，鼓励其咳嗽，良好的咳嗽反射比任何清理气道的方法都有效。

（2）不能呼吸、咳嗽或发音，但尚有意识时，应立即进行救助同时拨打120，如果当时仅一个成人在场，先急救2分钟再拨打120。

（3）对儿童进行海姆立克急救法，可使异物从气道排出。方法：救助者站在儿童身后并紧贴他，一手握拳放在儿童肚脐上方胸骨下方，另一手放在握拳的手上快速向上向内推压儿童腹部，连续推压直至见到异物排出或急救人员赶到。

2. 意识不清没有自主呼吸儿童的救助

呼吸急救是指用人工的方法将空气重新送入已没有呼吸的儿童肺部的过程，用于儿童没有自主呼吸时。

（1）首先检查儿童有无意识反应，立即进行救助同时拨打120，如果当时仅一个成人在场，先急救2分钟再打120。

（2）开放气道，一手放在儿童前额，使儿童的头轻轻向后斜，另一手放在儿童的下巴轻轻向上抬起。如果这时怀疑儿童有脊柱损伤，不能做头后仰抬高下巴的动作，不能移动头部，应将手放在儿童下巴后向前推。

（3）查看儿童是否有胸部、腹部呼吸的起伏运动。

（4）检查口内有无异物。

（5）未见异物，没有呼吸，进行呼吸急救：对一岁以上的儿童，一手捏住其鼻子，然后对其口吹气，每次吹气要使空气进入儿童胸部。给予2次人工呼吸的同时观察儿童的胸部是否抬起。

（6）胸外按压30次和人工呼吸2次交替进行，直至急救人员赶到。胸外按压时成人用双手掌根按压在儿童胸骨下1/2处，约在乳头连线中点，胸部下陷的深度为胸廓厚度的1/3~1/2。

（九）溺水

溺水后果可以分为死亡、病态和非病态三种。溺水可能发生在游泳池、浴盆、公共自然水域等处，也可能由于自然灾害如洪水或水上交通事故等所致。溺水后引起窒息缺氧，合并心跳停止的称为"溺死"，如心跳没有停止则称为"近乎溺死"，统称为溺水。溺水是儿童早期年龄阶段的第二位死亡原因，应急反应的目标是将儿童从水源中救出，并尽早开始现场急救。

（1）在不危及自身安全的前提下，将儿童从水源中救出。

（2）检查儿童的气道是否开放，迅速清除口、鼻内的污泥、杂草及分泌物，尽快开始呼吸救援，如果儿童心跳停止立即进行心肺复苏。

（3）急救过程中应注意保暖并处理低体温和休克。

（4）不要轻易放弃，有些儿童在冰冷的水中溺水超过一小时仍被成功抢救过来。

（5）立即寻求医疗帮助。即使复苏抢救后儿童恢复了生命体征，也仍需要接受医疗帮助，以确保不会发生感染、呼吸问题或其他并发症。

思考题

1. 阐述儿童伤害现场急救的步骤。
2. 请结合实际，谈谈托幼机构预防儿童伤害的措施。
3. 结合自己所在机构的情况，制定一份儿童伤害应急预案。

第九章
健康教育
JIANKANG JIAOYU

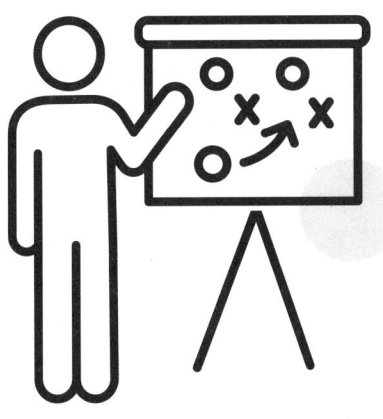

第一节 基本知识

儿童健康教育是儿童教育的重要组成部分，其目的是通过实施健康教育，保障儿童身体、智力和心理的良好发育，增强儿童情绪的适应能力，以达到身体、心理和社会适应的良好状态，为其一生的发展奠定基础。托幼机构内开展的健康教育与一般人群健康教育不同，作为健康教育的主要对象，儿童自主学习行为还没有完全建立，不能成为真正的行为主体。托幼机构在针对儿童进行简单的健康宣教同时，还要对教师、保教人员和家长进行健康教育，通过提高他们的健康知识和行为水平来教育和影响儿童的行为。因此，托幼机构内健康教育的对象是成人和儿童两个部分人群，这是托幼机构健康教育的特殊性。

一、健康教育的定义

健康教育是以传播、教育、干预为手段，通过有计划、有组织、有系统的教育活动，以帮助目标个体和群体改变不健康行为和建立健康行为为目标，达到促进人们健康的目的所进行的系列活动及其过程。

健康教育首先是健康与教育的有机结合，核心是教育人们树立正确的健康观，增强自我和群体的健康意识及健康能力，营造一种全民范围的健康意识。其次，健康教育又是一种有目的的教育活动，它强调改变人们的行为，提高人们的生活质量。

0~6岁儿童健康教育以保护和促进儿童身心健康为目标，通过丰富多样的教育手段和通俗易懂的教育内容，提高儿童对健康的认识水平，改善儿童对健康的态度，培养儿童的良好习惯。

二、托幼机构健康教育的意义、目标及原则

（一）意义

儿童的健康教育，就是要把通向健康之门的金钥匙交给儿童，使儿童能逐步学会关心自己的健康，是帮助儿童树立对健康的正确态度、形成健康行为的基础，使儿童获得维护和促进自身健康的一种积极的、重要的途径。

（1）儿童期是身心发展的关键时期，早期进行健康教育十分必要。

儿童身体器官、系统的发育和功能尚未完善，自我保护意识和对疾病的抵抗能力较弱，对环境的变化很敏感，容易受到各种伤害。他们不仅需要精心照顾，还需要接受健康教育活动，学会健康知识，改善自己对健康的态度，形成有利于自身和他人健康的行为。

（2）健康教育将为儿童一生的健康和生活奠定良好的基础。

儿童健康教育是终身健康教育的基础阶段，早期的健康不仅能提高儿童期的生命质量，更为一生的健康赢得了时间。所以，对儿童进行健康教育，尽早培养健康的生活信念和生活方式，对提高他们一生的生活质量和生命质量是十分必要的。

（3）儿童健康教育是儿童全面素质教育的重要组成部分。

儿童的身心健康是其全面和谐发展的基本条件，是智能素质、品德素质、审美素质的基础。健康既是儿童身心和谐发展的结果，也是儿童身心充分发展的前提。健康的身体是个体求得生存并获得良好的社会化发展的必备条件。

（二）目标

（1）促进儿童身体的正常发育，增强儿童的体质，促进儿童身心健康发展。

（2）帮助儿童获得基本的健康知识，培养良好的生活习惯和基本的生活自理能力。

（3）帮助儿童掌握必要的安全保健常识以及建立自我保护的初步意识和能力。

（4）培养儿童对体育活动的兴趣和积极参加体育锻炼的习惯，发展儿童的基本动作，培养儿童活泼、开朗、勇敢、不怕困难等心理品质。

（三）原则

1. 主体性原则

开展儿童健康教育，无论是目标的制定、内容的选择，还是方法的运用，均应体现出以儿童为主体。根据儿童的兴趣和身心发展特点来制定目标、选择内容，运用儿童喜欢的方式开展健康教育。

2. 科学性原则

开展儿童健康教育，在目标制定、教育内容选择和教学过程中，均应体现出科学性原则。要教给儿童正确的健康知识，概念要明确，数据要可靠。

3. **发展性原则**

开展儿童健康教育，应考虑略高于儿童现有水平，但又是儿童经过努力可以完成的；同时，要注重个体差异，实现每个儿童的发展。开展儿童健康教育要尽量结合儿童终身发展的需要来设计课程。

4. **综合性原则**

开展儿童健康教育时，应该具有综合性的观念，综合儿童身体健康和心理健康的内容，促进健全人格的形成。

5. **全面性原则**

开展儿童健康教育应渗透到儿童的一日生活安排中，形式可以多种多样。另外，儿童健康教育的实施，要积极争取家长的理解和支持，努力创设和利用环境，开展儿童园、家庭、社区一体化教育，三者相互协调、相互补充，全方位促进儿童的身心健康发展。

三、健康教育在托幼机构中的地位和作用

托幼机构中的健康教育是卫生保健工作的重要组成部分，目的在于提高儿童健康知识水平，改善儿童对个人健康和公共卫生的态度，培养儿童的各种有益于个人、社会的健康行为和习惯。因此在托幼机构中遵循儿童身心发展规律，对儿童实施有目的、有计划、有组织的健康教育，有益于保护和增进儿童的身心发展，为其一生的健康生活奠定基础。

1. **开展健康教育是做好疾病预防工作的前提**

托幼机构是集居场所，做好健康教育可以有效地控制疾病传播。同时，健康教育涉及行为习惯、心理卫生等各方面，也是集体机构卫生保健工作的最主要部分。

2. **开展健康教育是托幼机构的任务**

做好健康教育可以有效地提高托幼机构工作人员、儿童家长的防病意识，增强科学观念，提高管理水平，使托幼机构有一个良好的健康环境。

3. **开展健康教育是儿童素质教育的需要**

做好健康教育能从小培养儿童良好的卫生习惯、行为习惯，培养儿童良好的心理素质和适应社会的能力。

4. **开展健康教育的最终目的是使儿童的身心健康发展**

托幼机构中的健康教育是儿童教育整体结构的一个重要组成部分，也是整个健康教育的基础，成人和青少年的健康和行为习惯都源于儿童期，这个时期内所形成的习惯和生活方式，所受到的性格陶冶、心理教育等对他们的一生都将产生重大影响。

四、托幼机构健康教育规划

托幼机构健康教育是一个有计划、有组织、系统性的教育活动，每个学年、每个学期，须有完整的健康教育规划，最终让儿童自愿地采取有利于健康的行为，消除或降低危险因

素，降低常见病发病率，控制传染病发生率。

1. 确定健康教育目标

目标表述的涵盖面要广，应包括知识的学习、能力的培养、操作技能和情感态度方面的要求；目标表述的内容要具有可操作性，能指导具体的教学过程。

2. 明确健康教育人群

针对教学目标确定目标人群，如儿童、家长、教师等。

3. 确定传播信息

信息是知识、事实、经验、材料的统称。在明确目标后，各类人群的教育目标不同，必须有针对性，同一目标针对不同人群所传递的信息也是不同的，如对家长可以知识性内容为主，对儿童则需要借助不同材料和活动传递部分重要内容。

4. 组织形式多样的健康教育活动

根据健康教育内容的设定来组织形式多样的健康教育活动，如通过讲座、互联网、书报刊、宣传报、展板、视频、个别指导等。

五、托幼机构健康教育的主要内容

儿童健康教育的内容随着"健康"和"教育"内涵的扩展而扩展，主要是结合儿童的身心特点，通过教学、游戏、日常生活和卫生活动等进行健康知识的教育和行为习惯的培养。托幼机构中健康教育的内容应包括以下六个方面。

1. 生活行为习惯

重点培养儿童良好的生活习惯，包括作息、卫生习惯，如起床、饮水、盥洗、如厕、睡眠、着装、活动与锻炼方面的要求及注意事项。（具体方法参见第一章）

（1）生活自理习惯。

自己盥洗、穿脱整理衣服鞋袜、吃饭、收拾整理玩具和用具等生活自理能力和习惯。

（2）作息习惯。

按时睡眠，定时定量饮食及规律如厕、盥洗，每天参加体育锻炼和户外活动等有规律的生活习惯。

（3）清洁卫生习惯。

讲究个人卫生，养成勤洗手、洗头、洗澡，和勤换衣、勤剪指（趾）甲、勤理发等清洁卫生习惯。学会使用自己专用的毛巾、水杯等。学会正确的咳嗽和打喷嚏的方法。

2. 饮食习惯

培养儿童健康的饮食行为习惯，做到家园互动；培养儿童对食物的兴趣。在开展对家长的饮食教育活动中，最根本的是要培养家长良好的饮食行为习惯，如饮食不过量、饭菜多样化、不喝生水等。

（1）情绪愉快，愿意独立进餐。

（2）知道应该食用各种各样食物，不偏食，不挑食，不过食，少吃零食，主动饮水。

（3）进餐习惯良好，饭前洗手，进食定时定量，正确使用餐具，保持桌面和地面清洁，进餐时细嚼慢咽、不边吃边说笑等。

3. 卫生保健教育

让儿童了解人体主要器官的形态、结构和功能，知道预防常见病的简单知识，学习保护身体的基本办法，并逐步帮助儿童养成关心、保护身体健康的意识。

（1）眼保健。

内容包括常见用眼卫生、养成良好的用眼习惯、预防常见眼外伤和传染性眼病发生等。

（2）口腔保健。

对儿童和家长宣传儿童乳牙的重要性，并提供适宜的保护方法，培养儿童良好的进食习惯、饭后漱口和早晚刷牙的习惯。

4. 安全教育

让儿童初步具备一些保护自身健康和安全的基本知识和能力，包括防病、防火、防污染、防意外伤害等的知识和措施的教育。在杜绝事故隐患的同时，更要教会儿童保护自己，防止意外，提高生命质量。如不乱玩弄电器、不放烟花爆竹、不在公路上玩耍等；认识相关的安全标志，遵守交通规则，初步形成自我保护意识；了解应对意外事故和伤害（如火灾、雷击、地震、台风、异物入体、走失等）的常识，具有基本的求生技能，知道初步的自救和向成人求救的方法。

5. 心理健康教育

针对儿童的性格、情绪、语言、动作、生活自理等发展特点开展心理保健。在教育中因材施教，帮助儿童纠正不良性格的倾向，使其心理朝健康方向发展。如学习表达和调节自己情绪的方法；培养社会交往能力；锻炼独立生活和学习的能力；养成包括讲礼貌、热爱集体、与同伴友好相处、爱护公共卫生和设施、爱护花草树木等的良好的道德习惯。

6. 体育锻炼

根据儿童发育特点，培养儿童积极参加体育活动，养成运动的习惯；遵守游戏规则，懂得听指令完成相关体育活动。用儿童感兴趣的方式练习基本动作，保持正确的身体形态，提高身体素质，并在参加体育活动的过程中养成顽强的意志品质和合作的态度。

六、健康教育评价

儿童健康知识的获得和卫生行为习惯的养成，需要反复不断的培养和训练，从被动到主动，从不自觉到自觉，是在不断教育和经常督促下形成的，因此要建立一套检查评估的制度，以检查、督促、评估托幼机构健康教育开展的情况和效果，并给予反馈。

（一）评价的目的

（1）采用科学而有效可行的方法，收集真实而完整的信息，对健康教育活动的计划、措施、方法、活动效果等进行系统的评估，描述和解释活动的规划、执行过程和成效，为改善活动提供依据。

（2）评价可以衡量项目设计的合理性和可行性，发现规划的局限性和不足，为改进规划和设计提供经验和依据。

（3）通过评价工作实践，可以提高工作人员的理论水平和实际操作能力，提高健康教育活动的执行水平和管理水平。

（二）评价的原则

健康教育评价是健康教育计划取得成功的必要保障，它贯穿于整个教育的全过程，评价健康教育科学性、可行性的尺度，为园长、卫生保健人员及家长提供最客观的反馈信息。

在对儿童健康教育进行评价时，应遵循以下原则。

1. 全面性原则

评估应能全面体现儿童健康教育主要目标的实施状况，并灵活采用多种形式，使全面评价与重点评价相结合。

2. 科学性原则

评估工作要实事求是，数据准确、客观，手段与方法先进、科学。遵循定量评价和定性评价相结合的原则，定量是定性的基础，定性是定量的出发点和结果，两者结合，才能更全面、综合地对儿童做出科学合理的评价。

3. 可操作性原则

评估方法要切实可行，易于操作和监督检查。指标尽可能量化。

（1）评价指标体系要简便易测。在保证评价指标体系科学合理的同时，解决好全面、先进和适度之间的矛盾，力求做到施测时既量力而行，又保证指标体系的切实可行。

（2）评价指标要有一致性和普遍性。一是儿童健康教育评价的目标是一致的，二是在同一范围内，对相同的评价对象必须采用统一的标准。

4. 评价与指导相结合的原则

健康教育评估的主要目的就是为了更好地指导工作，因此，就是评价、指导、再评价、再指导的过程，反复循环促进健康教育质量的不断提高。

（三）评价的指标

1. 工作完成的评价指标

是否有健康教育的管理人员；是否有健康教育计划和具体措施；是否按健康教育计划确定的时间、内容、经费、质量完成了各项工作内容；健康教育的覆盖面；健康教育内容是否为儿童所接受；儿童对健康教育在知识、态度、行为方面的接受程度；健康教育执行人员的知识、能力和工作质量是否合格；记录是否符合要求；是否有健康教育材料，并得以使用；

是否能够开展针对不同个体的健康教育。

2. 儿童行为习惯健康教育的评价指标

儿童是否具有良好的生活习惯，包括作息习惯、生活自理习惯、清洁卫生习惯等。

3. 儿童饮食营养健康教育的评价指标

儿童是否具有良好的健康饮食行为习惯，包括独立进餐、不偏食、不挑食、不过食、少吃零食等，是否进餐习惯良好，包括饭前洗手、进餐时细嚼慢咽、不边吃边说笑等。

4. 儿童健康防病健康教育的评价指标

通过口头询问和观察，了解儿童相关健康教育内容的知识、态度和行为。

5. 儿童安全卫生健康教育的评价指标

儿童是否具有一些日常生活中的安全常识、认识有关安全标志；是否能初步形成自我保护意识；是否了解应对意外事故和伤害的常识，具有基本的求生技能等。

6. 儿童心理卫生健康教育的评价指标

儿童是否具有良好的动作发展水平；是否智力和认知发展正常；是否情绪健康；是否人际交往关系融洽；是否性格特征良好；是否存在严重的心理卫生问题等。

第二节 工作要求

一、建立健康教育规章制度

托幼机构是实施健康教育的重要场所，为保障健康教育的顺利开展，须建立具有科学性、可操作性、可实施性的规章制度。一般根据不同岗位人群建立相关制度。为配合制度的落实，每学期应制定健康教育规划，按规划要求组织实施。例如，某学期健康教育工作的重点：开学初，儿童卫生行为习惯培养；冬春季节是预防呼吸道传染病的关键期等。学期结束，要有健康教育工作总结，对制定的规划给予评估，包括完成情况、成效与不足之处以及改进意见等。

二、明确各岗位人员工作职责

1. 园长工作职责

（1）组织支持园内健康教育工作的开展，给予人力物力上的支持。负责组织制定健康教育学期计划，并组织相关人员学习检查落实。

（2）负责制定各类人员健康教育工作职责，并要求落实到具体责任人。

（3）配合卫生健康部门做好防病工作、儿童健康检查工作，培养儿童良好的行为习惯，加强儿童心理卫生保健。

（4）组织建立健康教育档案和信息管理制度，便于随时抽调应用。

2. 卫生保健人员工作职责

（1）卫生保健人员为托幼机构开展健康教育工作的主要组织者，在园长领导下负责制定学期内的健康教育计划，认真执行健康教育规章制度，并负责督查各类人员的责任制的落实。

（2）接受上级部门如教育部门、卫生健康部门的健康教育培训，提高自身的管理水平。每学期有计划、有目标人群地开展健康教育工作，如组织健康教育培训讲座、游戏活动，创设专栏、报刊等。

（3）根据儿童不同年龄行为特点、不同季节，有针对性地做出健康教育规划，提供给保教人员、家长预防传染病的知识，做好积极防范。

（4）做好健康教育效果评估工作，包括统计评估健康教育知识知晓率、园内儿童整体健康水平、常见病多发病情况以及儿童卫生行为习惯综合素质等。

3. **保教人员工作职责**

（1）保教人员是开展健康教育工作的主要力量，在园领导和卫生保健人员的指导下，应认真执行健康教育规章制度，履行自己的职责。

（2）针对儿童不同年龄特点，开展丰富多彩、儿童感兴趣的健康教育课程和活动。

（3）保教人员在施行健康教育的同时，还要负责防病工作。如对体弱儿童的管理、护理，做好传染病防治的清洁消毒工作，培养儿童如厕、盥洗、喝水、进餐、睡眠等方面的卫生生活习惯等。

三、各类人员健康教育具体工作要求

1. **园长工作要求**

（1）每学期召开1~2次全园健康教育工作会议，落实本学期健康教育工作计划、总结。组织相关人员参加上级卫生部门、教育部门组织的健康教育培训。

（2）每年负责组织落实工作人员健康检查一次，儿童健康检查1~2次，并做好新生入园的体检工作。

（3）每学年负责组织召开家长健康教育会议1~2次，做好家园联系工作。

（4）为园内提供健康教育工作所需的宣传橱窗、宣传板等，为每班配备健康教育图书2册，选定适合的儿童健康教育课本。

2. **卫生保健人员工作要求**

（1）每学期负责制定健康教育计划和撰写总结，负责记录学期健康教育工作的落实情况。

（2）每年积极参加卫生健康部门的健康知识培训1~2次。

（3）做好缺勤儿童的登记管理，做好晨间检查和全日观察工作。

（4）每季度对园内工作人员开展健康教育讲座一次；每月出板报1~2次；食谱制定每1~2周一次；每学期对家长进行健康教育宣传一次。

3. **保教人员工作要求**

（1）每1~2周为儿童安排健康教育课程或游戏活动一次，并配有儿童专用的健康教育课本。

（2）适时向家长宣传健康教育知识，做好家访工作。

第三节 实施方法

托幼机构的健康教育活动可以分为专项活动和日常活动两大类。专项活动是指专门组织的健康教育活动或者课程，而日常活动是指在日常的儿童生活活动中施加的健康影响。托幼机构开展的健康教育活动主要目标人群首先是儿童和家长，其次是卫生保健人员、保教人员等。采取的主要形式有培训讲座、板报、宣传栏、问卷调查、多媒体以及个别指导、干预和评估等。

一、对教职工实施健康教育培训

教师对儿童的教育是启蒙教育，教师的形象在儿童的心目中是神圣的，其一言一行对儿童都有影响。因此，进行健康教育，首先教师必须要有丰富、科学的健康知识，要有整洁大方的仪表和良好文明的行为习惯，如此才能为儿童接受健康知识、养成良好行为习惯树立模仿和学习的榜样。因此，托幼机构一方面应鼓励教职工通过自我学习来进行充实和提高，另一方面要对教职工开展定期培训，助力其成长。

（1）根据托幼机构各类人员的工作性质实施培训，分为上岗前培训、每年复训和短期业务讲座。

（2）卫生保健人员主要负责托幼机构的健康教育工作，上岗前及每年要参加复训，并且不定期地参加业务讲座和相关知识培训班。在园内负责给保教人员开展儿童卫生保健知识相关的讲座。

（3）保教人员是托幼机构开展教育教学及保育护理工作的主要力量，上岗前须经过健康教育知识的培训。

二、对儿童实施健康教育

儿童健康教育的重点是如何引导儿童逐渐形成一种行为习惯，并保持这种行为习惯。对于儿童来说，建立某种健康行为习惯需要经过听、看、模仿、熟悉、理解、重复、熟练、坚持等几个阶段。针对各阶段情况，采取适当的健康教育方法并定期重复，有助于儿童新的健康行为的养成。

（一）不同阶段教育方法的选择

在帮助儿童建立健康行为的过程中，需要了解在不同的阶段如何运用健康教育方法。

第一个阶段：让儿童了解教师所建议和指导的内容是什么，比如吃饭前要洗手，玩完玩具自己要收拾整理。各个健康行为内容的了解阶段都需要教师运用亲切的语言明确地向儿童说明要求。这个阶段的重点就是要让儿童了解应该做什么、怎么做。

第二个阶段：儿童理解了教师的话，听从教师的说明，也就是接受了教师的话。这个阶段教师要使用鼓励和表扬的方法，来促进儿童进一步去尝试着做。

第三个阶段：儿童按照教师的话去行动了，那么教师在这个阶段就要予以具体的指导，指导儿童怎么做。比如教儿童洗手应该怎么洗才对，刷牙应该怎么样刷才是正确的方法。

第四个阶段：儿童每次都应这么做，要坚持正确的行为。在这个阶段，教师要使用强调的方法、表扬的方法使儿童坚持某一行为的意识进一步得到强化。这样久而久之，儿童就能培养起一种或多种健康的行为习惯。

（二）实施健康教育的方法

1. 引导法

对儿童的教育多是采用引导的方法。引导就不是强迫命令，而是引领儿童的行为意识，比如在训练儿童的安全行为时，可以问儿童某个环境里有哪些地方不安全，或者让儿童说说怎么走不平的路才不会跌倒等。

2. 示范法

对儿童的健康教育重在示范，教师和家长的行为和态度对儿童来说是榜样和表率，是对儿童最好的教育和引导。比如吃饭前洗手，教师和家长就要和儿童一起洗手，洗手的动作，使用肥皂、冲洗等，都可以通过示范来达到教育的目标。

3. 鼓励法

儿童最能被鼓励和表扬所促进，健康教育方法也需要以鼓励和表扬的方法为主。在儿童能够按照教师或家长的要求和指导开始某项健康行为时，一定要及时地给予表扬和鼓励，并一直坚持这种表扬和鼓励，而不是只表扬一次就不再表扬了，这样会让儿童感觉这个行为不被重视了。鼓励和表扬方法的使用需要有所变化，比如有时是鼓励儿童去做，有时是表扬儿童做得正确。

4. 限制法

某些特定情况，如安全规则等，需要在引导的基础上采用坚定的限制方法来强迫儿童建立正确的行为。如限定儿童不喝生水、限制儿童睡前不吃糖等。

5. 循序渐进法

行为习惯的养成是需要长期坚持才能实现的，某些行为习惯需要教师、家长和其他因素（如环境因素）共同作用才能逐渐培养起来，因此有个循序渐进的过程。例如培养儿童好的饮食习惯牵涉到的因素就很多，有以往家长的烹饪习惯、食物品种、口感、制作方法、吃饭环境、其他儿童的表现等因素，因此可以先改变某一部分，再改变另一部分，逐渐实现改变的目标。

三、常用健康教育手段

（一）日常教学活动

专门开设健康教育课，或在各科教学中进行渗透，通过教学、游戏、日常生活和卫生活动等进行健康知识的教育和行为习惯的培训。把健康知识编成儿歌、歌曲、舞蹈、故事以及各种游戏等形式，在日常生活的各个方面进行强化，开展一些卫生活动，让孩子们在实践中接受教育。例如，在洗手时让儿童了解讲卫生的重要性；在户外活动荡秋千、滑滑梯时让儿童了解保护自己的方法；在绘画时学习正确的坐姿、执笔姿势等。

（二）个别谈话和家访

教师与儿童进行个别谈话和进行家访是互通信息的最好方式。教师通过与儿童进行一对一的谈话，可以深入了解儿童的健康行为特征及原因，并给予针对性的指导。家庭生活环境以及父母的健康行为习惯，对儿童的健康行为会产生深远影响。进行家访可以帮助教师了解儿童的养育环境，通过与父母交谈可以了解家长的养育方式和行为习惯，对可能影响儿童健康行为的问题进行现场指导和健康宣教，从而实现家园共育，为儿童创造积极健康的成长环境。

（三）培训讲座

培训讲座是健康教育工作中最常用的方法之一，是一个人或少数人对大量受众传播信息的行为。演讲者必须有熟练的专业技能、良好的语言表达能力，其目的是为了启迪听众、影响听众。在托幼机构内开展健康培训讲座，受众包括儿童、儿童家长、教师及保育人员等。培训前应首先了解受众人群，有针对性地设计培训内容和培训方法。演讲者必须要有充分的准备，讲稿、内容主题、多媒体制作、声音、仪表神态、服饰等都对演讲成功起到重要的作用。时间不宜过长，一般在45~60分钟，演讲结束后可允许听众提问。

（四）传播媒介

托幼机构常用的传播媒介有新媒体、宣传小册、幻灯、教材、录像、展览等。

1. 新媒体

可以利用托幼机构微信公众号、微博等新媒体途径，设计制作活泼新颖的健康宣教栏目，包括科普短片、动画、图文软文等。可以分别针对儿童、家长等设计不同形式的内容。

2. 宣传册

简单方便携带，一个主题一册，页码以2~4页折叠为宜，最好是彩色图文，所选图片形象生动。适用于对家长宣传。

3. 幻灯投影

适用于对儿童的教学。教师可制作成生动的卡通效果，编成健康教育的故事辅助教学，吸引儿童的兴趣。

4. 教材

适用于不同年龄的儿童。因健康教育知识较枯燥，为了使儿童喜爱并能记住，可以根据儿童的行为习惯深入浅出地来编写教材。如剪指甲，从讲卫生角度去描述很枯燥，那么可以换一种方式，从讲故事开始，如"小黑虫虫的家"（针对托小班），说小黑虫虫可喜欢他们的家，家在哪里呢？啊，就在小朋友的指甲里。如是中、大班儿童，题目可延伸为"细菌的家"。这种模式较生动活泼，容易吸引儿童的注意力。

5. 展览

可以在托幼机构、社区等范围内开展，确定主题，制作图文并茂的展板，文字不宜过多，标题醒目，主要内容表述清晰。适用于对家长宣传。

（五）观摩与技能比赛

可以利用对典型范例观摩学习，相互促进，如托幼机构中"餐前餐后的管理"，对一些餐前餐后管理较好的班级开展相互观摩评比，不同班级间取长补短，可以取得事半功倍的效果。技能比赛是各类人员提高业务水平的另一种学习促进方法。如保育人员技能比赛有"消毒液配制""消毒灯的使用方法""常用毛巾、水杯的消毒方法""餐桌的消毒方法"等等；炊事员技能比赛有"人体需要的常见营养素""食品留样规范""儿童带量食谱的制定""餐具的消毒"等等。

（六）问卷调查

调查表的应用较为广泛，托幼机构常开展的健康教育问卷调查有"常见病调查""肥胖儿调查""儿童行为习惯调查"等。调查获得的数据，为下一步设置健康教育的内容提供了依据。问卷调查可设计为调查表形式，有自填式、询问式、观察式。调查表的设计要科学合理，调查的方式、时间、年龄组要有针对性、适宜性。调查表的内容不能太多，因家长匆匆接送儿童，内容太多家长会不耐烦，这样会影响调查表的可靠性。

思考题

1. 托幼机构健康教育主要包含哪些内容？
2. 请设计一个幼儿园大班的视力保健健康教育活动方案。
3. 选择一个中班的健康教育活动设计方案，试评估其健康教育目标、活动设计是否合适。

第十章

信息收集与管理

XINXI SHOUJI YU GUANLI

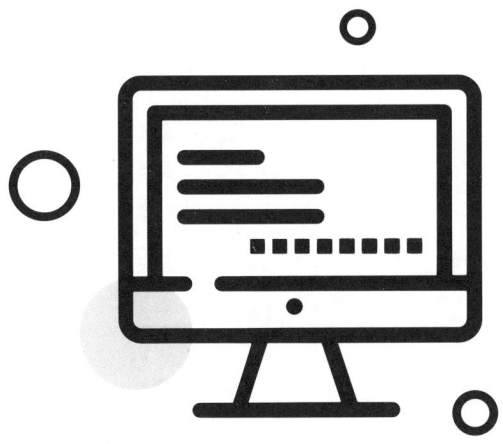

第一节 基本知识

卫生保健信息来源于托幼机构卫生保健工作中各项工作资料的整理和收集，通过有效利用收集的信息，将更好地对托幼机构的各项卫生保健工作进行总结，对后续工作提出指导和建议，是卫生保健工作的重要组成部分。

一、卫生保健信息的收集

（一）信息收集的内容

托幼机构卫生保健工作涉及的登记是由卫生保健工作内容决定的，根据《托儿所幼儿园卫生保健管理办法》要求，托幼机构卫生保健工作需要收集的相应信息内容如下。

1. **一日生活**

儿童每日健康状况记录，主要是记录儿童在活动、游戏、如厕、进餐、睡眠等各生活环节中的一般状态，部分记录在晨午检及全日健康观察记录表、儿童出勤登记及统计表中。

2. **膳食营养**

膳食营养信息主要是与食品采购、验收、加工、制作，食谱制定，膳食调查等有关的各项食堂和膳食营养记录，如出入库登记和记录、食堂用量记录、带量食谱和营养计算分析、库房管理记录、膳食委员会会议记录等。

3. **体格锻炼**

有能力开展体格锻炼记录的托幼机构可以收集儿童体格锻炼监测信息，如儿童在活动过程中的一般状态、呼吸、面色、心率、出汗等情况。有条件的托幼机构可以开展儿童体质健康监测，并对结果进行记录及分析。

4. **健康检查**

健康检查信息包括新入园儿童体检记录、每年定期体检记录、晨午检记录、全日健康观察记录以及儿童带药服药记录等。

5. 卫生消毒

卫生消毒信息涵盖托幼机构各个生活场所的清洁、消毒记录，包括班级、食堂和保健室等的各项物品清洁、消毒登记记录。如班级物品表面、盥洗室、毛巾、空气消毒记录，食堂各项用品、食堂各操作空间消毒记录，户外大型玩具消毒记录，图书消毒记录等。

6. 传染病管理

传染病管理信息主要是与儿童传染病发生相关的各项记录和统计表，包括儿童晨午检及全日健康观察记录登记表、儿童出勤记录及统计表等。

7. 常见病管理

常见病管理信息主要包括儿童营养性疾病及常见疾病登记表、缺点矫治登记记录表和统计表等，如儿童贫血、肥胖患病率，龋齿、视力低常患病率及矫治率等的记录表。

8. 伤害预防

伤害预防信息主要是通过儿童伤害登记表记录的在托幼机构内发生的各类伤害。

9. 健康教育

健康教育信息主要是托幼机构内针对教职工、儿童和家长开展的不同形式健康教育的记录和相关资料。

10. 其他

各项工作检查记录、工作会议记录等。

（二）信息收集的方法

根据托幼机构卫生保健工作的目的和需求，确定所要获取的信息内容和收集范围，制定相关的登记本或记录表册，明确资料收集人员，通过观察、询问和抄录等方式进行信息收集。

1. 明确信息收集内容

依据目的确定要收集的信息内容。例如传染病登记，在托幼机构这样的群居性的特殊场所，极易发生传染病的传播，因此必须有效地预防传染病。通过传染病记录并进行分析，可以有效说明传染病在园内的发生情况以及是否得到有效控制。因此，建立传染病登记本，目的是获得传染病对托幼机构内儿童侵袭状况的信息。

2. 确定信息收集范围

只有在目的范围内的调查对象才属于信息收集的范围，须明确加以限定。过大范围会增加不必要的劳动，浪费工作时间和精力；范围不足，则不能够达到信息收集的目的。

3. 设计信息收集载体

将现象、事实转化为可见的资料是需要加以记录的。登记表或记录表册、报告卡、报表等就是资料收集的载体。为达到目的，表册设计要清晰、简明扼要。如果是传染病内容，只将与之相关的最基本信息设计在内即可，如姓名、年龄、班级、性别、发病时间、确诊医疗部门等。

4. 确定信息收集人员

只有明确信息收集人员，信息的收集才能落到实处。信息收集人员的确定取决于是否可以便利和真实地获得第一手资料。一般而言，关于儿童患病和健康状况的信息收集人员应当确定为卫生保健人员，而儿童出勤和缺勤的信息收集人员是班级教师。

5. 确定信息收集途径

根据收集的内容和工作方式确定收集途径。例如，体格发育的数据要通过体格检查加以收集，传染病登记信息则以观察、询问、医院证明等途径进行收集。信息的收集有赖于原始资料的登记、报告制度的建立。

（三）信息的储存

信息的长期保存有利于进行长期的、动态的比较与分析。可根据实际情况，确定信息的储存方式（纸质或电子）和保存时间。信息的储存是为了利用，如果仅将信息资料锁入文件柜中，不予以利用，就失去了其储存的意义。一般儿童在园时段的记录必须存留，多数托幼机构儿童在园时间为三年，资料的储存至少应该是三年。由于目前计算机发展的迅猛和使用的普及，可将资料保存在计算机中，有计算机的托幼机构，资料的保存时段可以延长，便于托幼机构内资料的纵向比较，反映园内儿童健康状况和卫生保健工作的变化。

（四）信息收集的网络化管理

随着信息化进程的推进，各托幼机构积极开展信息工作的网络化建设，通过专门的卫生保健管理系统或者与园内管理平台对接，设置涵盖机构日常管理和卫生保健信息管理的网络化管理平台，进一步简化和优化卫生保健工作流程，提高工作质量，还能够及时有效地将各项信息进行收集、整理、分析和反馈，逐步实现卫生保健信息的有效利用。

二、卫生保健信息的分析

收集到原始信息资料，只有对其进行分析，才能达到收集原始信息资料的目的。数据分析方法的选择要依据资料的性质而定。

（一）信息的分类

根据信息性质可分为两大类：计数信息和计量信息。有些计数信息可以转化为计量信息。

1. 计数信息

无法用定量的方法对每个观察对象测量其指标的大小，只能按照某种特征将观察对象分组，然后清点各组人数所获得的信息。例如：传染病（有/无）、贫血（有/无）。

2. 计量信息

对每个观察对象用测量的方法所获得的信息，这种信息一般都带有度量衡单位。例如：身高、体重、血红蛋白等指标。

3. 信息的转换

一组数据有时既具有计量信息的特征又具有计数信息的特征，根据分析的目的选择所需要的属性，或按计数信息分析，或按计量信息分析，实现信息的转换。例如，测查一所托幼机构全部儿童的血红蛋白，获得一组儿童血红蛋白数据，这组数据就具有两种信息的性质，是可以转换的。根据前面的表述，这组血红蛋白数据符合计量信息的特征，是用测量的方法获得的一组有度量衡单位的测量数据。但是，如果想了解该园儿童贫血患病率，即可按计数信息对待：把血红蛋白在11 g/100 ml以下，在医学上认定为贫血的数据捡出，清点其个数，就成了计数信息。

（二）信息的分析

在确定信息的性质后，需要选定不同信息所用的分析指标加以描述。对计数信息的描述，最基本的统计学方法是计算样本率，然后加以比较。对计量信息的描述，最基本的统计学方法是计算均数和标准差，然后加以比较。

由于在托幼机构内很少用到对计量信息的描述，故其分析方法在此不做介绍，此处只介绍计数信息分析。

在分析计数信息时，常使用率、构成比和相对比（也称之为相对数）等指标。

1. 率

率，又称为频率指标，说明某种现象发生的频率和强度。它是某现象实际发生的例数与可能发生某现象的总例数之比，一般可用百分率、千分率或万分率等表示。计算公式：

率=某现象实际发生的例数/可能发生该现象的总例数×k（比例系数）

在托幼机构卫生保健信息分析中，常用的分析有贫血患病率、传染病发生率、龋齿患病率、新龋率、营养不良患病率等。

【例】某幼儿园2021年9月在园儿童220名，进行口腔检查儿童210名，患有龋齿的儿童有147名，计算该幼儿园龋齿患病率。

龋齿患病率=（147/210）×100%=70%

该园2021年儿童龋齿患病率为70%。

2. 构成比

构成比，又称构成指标，它说明某一事物内部各组成部分所占的比重或分布，常用百分数表示。计算公式：

构成比=（事物内部某一构成部分的个体数/事物构成部分的总和）×100%

在对儿童伙食进行分析时，我们经常会计算出儿童所摄入的食物含有多少热能，因为要对比国家推荐的热能摄入量，确定每日儿童的膳食是否达到儿童所需要的标准。食物提供的热能可以来自蛋白质、脂肪和碳水化合物。由于营养学的基础要求，三大类营养素提供的热能数量之间是有一定比例的，不符合比例要求，会对人体产生不利的影响。该比例就属于构成比，如蛋白质供热百分比、脂肪供热百分比等。

【例】某幼儿园2022年3月膳食营养计算结果为：儿童平均能量摄入为1328 kcal，其中蛋白质供能150 kcal、脂肪供能421 kcal、碳水化合物供能757 kcal，计算三大营养素供能比是否适宜。

蛋白质供能比=（150/1328）×100%=11.3%

脂肪供能比=（421/1328）×100%=31.7%

碳水化合物供能比=（757/1328）×100%=57.0%

依据计算结果，该幼儿园总体营养素供能比适宜，按照《中国居民膳食营养素参考摄入量（2013版）》推荐，脂肪供能比应在20%~30%，碳水化合物供能比应在50%~65%，因此，脂肪可以适当减少，同时增加碳水化合物的供能。

3. 相对比

相对比是两个有关指标的比，它说明两者的相对水平。计算公式：

相对比=甲事物的数量/乙事物的数量

如果要对若干年或几次的数据进行比较，有时选用相对比。

【例】某幼儿园2021年贫血患病率为3%，2022年为1%，计算2022年与2021年贫血患病率的相对比。

2022年和2021年贫血患病率相对比=1%÷3%=1/3

说明2022年的患病率只是2021年的三分之一，表明儿童的营养状况越来越好。

第二节　工作要求

一、明确各岗位人员工作职责

1. 园长工作职责

（1）组织支持园内卫生保健信息收集和管理工作的开展，并组织相关人员做好信息资料的分析、总结和利用，为园内卫生保健工作计划制定和工作开展提供参考。

（2）负责组织制定各类人员信息收集和管理工作职责，并定期进行检查和评估。

2. 卫生保健人员工作职责

（1）为托幼机构开展卫生保健信息收集和管理的主要责任人，在园长领导下协助制定卫生保健信息收集和管理制度，认真执行制度，并负责督查各类人员的责任制落实情况。

（2）接受上级部门如教育部门、卫生健康部门的培训，提高自身的管理水平。

（3）做好园内卫生保健信息的分析和利用，定期对园内收集的卫生保健信息进行分析、总结。根据各项信息，及时掌握儿童的健康状况、存在的主要健康问题，并寻找原因，对整个卫生保健工作做出指导。

3. 保教、炊事人员工作职责

（1）保教人员是班级卫生保健信息收集的主要力量，在园领导和卫生保健人员的指导下，认真做好各项登记和记录工作，履行自己的职责。

（2）炊事人员要在园领导和卫生保健人员的指导下，及时、准确地做好食堂各项登记、记录，确保儿童膳食工作按照相关要求执行。

二、建立卫生保健信息管理制度

（1）建立托幼机构健康档案，包括：托幼机构工作人员健康合格证、儿童入托幼机构健康检查表、儿童健康检查表或手册、儿童转托幼机构健康证明等。

（2）做好日常卫生保健工作记录，内容包括：出勤、晨午检和全日健康观察、膳食管理、卫生消毒、营养性疾病、常见病、传染病、伤害和健康教育等记录。

（3）工作记录和健康档案应当真实、完整、字迹清晰。工作记录应及时归档，至少保存3年。

（4）定期对儿童出勤、健康检查、膳食营养、常见病、传染病和伤害等进行统计分析，掌握儿童健康及营养状况。

（5）有条件的托幼机构可应用计算机软件对儿童体格发育评价、膳食营养评估等卫生保健工作进行管理。

第三节 实施办法

一、建立卫生保健常规登记（记录）制度

（一）卫生保健人员负责

1. 晨午检及全日健康观察记录（见表10-1）

准确记载儿童来园时的健康状况和一日生活中儿童健康发生的变化，作为儿童患病分析的参考依据。该记录的采集来源于卫生保健人员对入园儿童的晨检和保教人员对儿童全日健康观察的追踪，处理方式包括医学处理和通知家长。

表10-1 晨午检及全日健康观察记录表

日期	姓名	班级	晨检情况 家长主诉与检查	全日健康观察（症状与体检）	处理	检查者

备注：此表主要用来记录晨检和全日健康观察中发现的儿童异常情况。传染病流行期间可增加午检。

2. 儿童伤害事故登记（见表10-2）

准确记载伤害事故发生者的姓名、性别、年龄、所在班级，事故发生的地点、时间、原因、伤害程度，保教人员当时的行为等，为定期对伤害事故发生进行分析奠定基础。该记录的采集来源于事故发生后卫生保健人员对当事人的询问，和伤害后医院或卫生保健人员对伤害的医学处理及园方对事故的处理意见。

表10-2　儿童伤害登记表

| 姓名： | 性别： | 年龄： | 班级： |

伤害发生日期：　年　月　日　　　　　伤害发生时间：＿＿＿:＿＿＿（用24小时计时法）

当班责任人：　　　　　填表人：

伤害类型：
1=交通事故　　2=跌伤（跌、摔、滑、绊）　　3=被下落物击中（高处落下物）
4=锐器伤（刺、割、扎、划）　　5=钝器伤（碰、砸）
6=烧烫伤（火焰、高温固/液体、化学物质、锅炉、烟火、爆竹炸伤）
7=溺水（经医护人员救治存活）　　8=动物伤害（狗、猫、蛇等咬伤，蜜蜂、黄蜂等刺蜇）
9=窒息（异物、压、闷、捂窒息，鱼刺/骨头卡喉）
10=中毒（药品、化学物质、一氧化碳等有毒气体，农药、鼠药，杀虫剂，腐败变质食物除外）
11=电击伤（触电、雷电）　　12=他伤/攻击伤

伤害发生地点：
1=户外活动场　2=活动室　3=寝室　4=卫生间　5=盥洗室　6=其他（请说明＿＿＿＿＿）

伤害发生时活动：
1=玩耍娱乐　2=吃饭　3=睡觉　4=上厕所　5=洗澡　6=行走　7=乘车
8=其他（请说明＿＿＿＿＿）　9=不知道

伤害发生时和谁在一起：
1=独自一人　2=教师　3=小伙伴　4=其他（请说明＿＿＿＿＿）　5=不知道

受伤后处理方式（最后处理方式）：
1=自行处理（卫生保健人员）且未再就诊　2=医疗卫生机构就诊　3=其他（请说明＿＿＿＿＿）

如果就诊，诊断是：＿＿＿＿＿＿＿＿＿＿＿＿＿＿＿

因伤害休息多长时间（包括节日、假期及周末）：＿＿＿＿＿＿天

转归：1=痊愈　2=好转　3=残疾　4=死亡

简述伤害发生经过（对损伤过程作综合描述）：

3. 传染病登记（见表10-3）

详细记录患病儿童姓名、性别、年龄、发病时间、处置方法等，为分析园所传染病原发、续发，以及分析传染病预防提供依据。该记录的采集来源于卫生保健人员对每个患病儿童基本情况的了解和医疗机构对儿童传染病的诊断。

表10-3　儿童传染病登记表

姓名	性别	年龄	发病日期	传染病名称											诊断单位	诊断日期	处置
				手足口病	流感	水痘	流行性腮腺炎	猩红热	急性出血性结膜炎	痢疾	麻疹	风疹	传染性肝炎	其他			
合计																	

备注：患某种传染病在该栏内打"√"。

4. 健康教育记录（见表10-4）

详细记录健康教育的内容、对象、形式等。该记录的采集来源于卫生保健人员所做的年度工作计划及实施情况。

表10-4　健康教育记录表

日期	地点	对象	形式	内容

备注：1. 对象是指儿童、家长、保教人员等；
　　　2. 形式是指宣传专栏、咨询指导、讲座、培训、发放健康教育资料等；
　　　3. 内容是指托幼机构内各项健康教育活动的主要内容。

5. 儿童体检记录及与之相关的问题矫治记录（见表10-5）

卫生保健人员如实登记每个儿童每次健康检查的结果，作为个体儿童健康评价和群体儿童健康状况比较的资料来源。同时还要记录个案儿童的健康管理。一般有：儿童保健记录、龋齿矫治记录、视力低常儿童记录、儿童营养不良性疾病登记或专案管理记录等。这些记录和登记反映了儿童的体检状况及托幼机构对有问题儿童的健康管理。

表10-5　儿童营养性疾病及常见疾病登记表

班级	姓名	疾病名称	确诊日期	干预与治疗	恢复情况

备注：登记范围包括营养不良、贫血、单纯性肥胖、先天性心脏病、哮喘、癫痫、听力障碍、视力低常、龋齿等。

6. 儿童带药服药记录（见表10-6）

药物名称要准确填写，不能用缩写，如由家长填写，请标注全称；剂量、用法和服药时间要准确填写；由送药的家长及服药执行人签字（两个执行人双签字）。

表10-6　托幼机构儿童带药服药记录表

日期	班级	姓名	药物名称	服用剂量和时间	家长签字	喂药时间及执行人签字

（二）保教人员负责

1. 交接班记录

主班保教人员每日记录当班时儿童人数及有健康问题儿童的情况，便于接班人员及时掌握接班儿童情况。提示接班教师，要对有健康问题的儿童给予更多的关心。

2. 出勤记录（见表10-7）

当班保教人员每日对儿童的出勤、缺勤进行登记，并将核实后的缺勤原因进行记录，为分析由于患病而缺勤的情况提供数据支持，据此确定在影响儿童出勤的可能相关因素中，如年龄、季节、天气等，患病缺勤所占的比重。

表10-7 儿童出勤登记表

班级：　　　　　　　　　　　　　　　　　　　　　　　　　　　　　　　　　年　月

姓名	日期							备注
	1	2	3	4	5	……	31	

备注：1. "√"代表出勤，"〇"代表缺勤；
2. 缺勤儿童查明原因后在"〇"内补全相应的符号："×"代表病假，"—"代表事假；
3. 因病缺勤，需在备注栏注明疾病名称。

3. 班级消毒记录（见表10-8）

保育员记录每日的消毒项目，包括消毒的地点、频率等。

表10-8 班级卫生消毒检查记录表

日期	班级	消毒项目										
		开窗通风	餐桌	床围栏	门把手	水龙头	图书晾晒	玩具	被褥晾晒	厕所	其他	……

备注：以打"√"的方式完成此表。

（三）卫生保健人员、营养师或食堂管理员负责

1. 儿童膳食管理委员会工作或会议记录（见表10-9）

记录在儿童膳食管理委员会会议上委员们的发言，尤其对会议议题、各类人员提出的意见、膳食改进的办法等做详细记录。

表10-9 儿童膳食管理委员会会议记录表

时间：
出席会议人员：
主持人：
会议议题：
会议记录：

备注：1. 由负责召开膳食管理委员会会议的人员记录；
　　　2. 会议议题：简单注明主要讨论及需解决的问题；
　　　3. 会议记录：记录围绕会议议题讨论的主要内容。

2. 儿童膳食记录

要记载儿童伙食的购置与消耗、儿童进餐人数等，为儿童膳食的营养分析提供完整、清晰的数据。儿童膳食工作记录由食堂管理员负责或指定他人负责，例如每日的采购及入库记录等。用记账法做儿童营养计算，必须有定期的盘库记录（该记录的采集来自每月或每季度的盘库）、每天每餐各班儿童就餐人数记录等。（相关表格见第二章"儿童膳食"的"实施方法"部分）

（四）其他管理人员负责

大型玩具检查记录

园内安全管理人员根据管理要求，定期对大型玩具进行检查，检查清洁状况与安全性能，逐一记录下对大型玩具的检查结果，既成为完善的维保记录，又便于工作检查。

二、数据信息统计分析

常规记录中有大量的信息，只有对这些资料或信息进行统计学分析，获得相应的指标，如发生率、发病率、患病率等，据此进行班间比较、园间比较、不同年度间比较、使用不同干预措施前后比较等，才可得出对儿童健康状况的基本评价和工作状况的基本评价。因此，在每年或每学年结束后，要对掌握的资料进行分析。

我们将常用的指标分类，可以划分出反映儿童健康情况的指标和反映儿童保健工作情况的指标，分别用于评价在园儿童的健康状况和卫生保健人员的工作完成情况。

（一）反映儿童健康情况的指标

1. 儿童营养不良患病率

反映营养不良性疾病在园内儿童中的患病比例，此类疾病可以包括低体重、生长迟缓、消瘦等。

(1)低体重率：体重/年龄测量值低于同年龄、同性别中位数减2个标准差为低体重。

低体重率=（低体重儿童数/受检儿童数）×100%

(2)生长迟缓率：身高（身长）/年龄低于同年龄、同性别中位数减2个标准差为生长迟缓。

生长迟缓率=（生长迟缓儿童数/受检儿童数）×100%

(3)消瘦率：体重/身高（身长）低于同年龄、同性别中位数减2个标准差为消瘦。

消瘦率=（消瘦儿童数/受检儿童数）×100%

2. 超重/肥胖率

体重/身高（身长）≥M+1SD，或体质指数（BMI）/年龄≥M+1SD为超重。体重/身高（身长）≥M+2SD，或BMI/年龄≥M+2SD为肥胖。

超重率=（超重儿童数/受检儿童数）×100%

肥胖率=（肥胖儿童数/受检儿童数）×100%

3. 贫血患病率

血红蛋白（Hb）降低：6月龄~6岁<110 g/L。由于海拔高度对Hb值的影响，海拔每升高1000 m，Hb上升约4%。Hb值90~109 g/L为轻度贫血，60~89 g/L为中度贫血，<60 g/L为重度贫血。

贫血患病率=（贫血儿童数/受检儿童数）×100%

4. 龋齿患病率

反映了在园儿童龋齿的罹患程度。

龋齿患病率=（患龋齿儿童数/受检儿童数）×100%

5. 龋均

它反映了在园儿童平均患龋齿数，说明园内儿童龋齿的患病强度。

龋均=检出龋齿的总颗数/受检儿童数

6. 视力低常检出率

反映4岁以上儿童视力低下的罹患程度。

视力低下率=（4岁以上单眼裸眼视力≤0.6的儿童数/4岁以上受检儿童数）×100%

7. 传染病发病率

反映儿童对传染病的易感情况和园内控制传染病发生的工作状况。它既是健康指标，也是工作指标；既可以将传染病分别计算，也可以合并计算。

某传染病发病率=（某传染病年内发病例数/在册儿童数）×100%

（二）反映儿童卫生保健工作情况的指标

1. 儿童定期体检率

反映儿童保健对园内儿童的覆盖程度。

儿童定期体检率=（儿童实际参加体检人数/儿童应体检人数或儿童在册人数）×100%

2. 儿童预防接种完成率

反映计划免疫在园内儿童的覆盖程度。

预防接种完成率=（某一时间内预防接种完成人数/同一时间内应接受预防接种人数）×100%

3. 新（发）生龋齿率

反映儿童近一年（入园后）新发生龋齿的比例，该比例可部分说明在儿童入园后的时间内，园内的防龋工作成效。

新（发）生龋齿率=（可比人数中当年新发生龋齿的人数/可比人数）×100%

可比人数是指上年与本年都有龋齿检查记录的人数。

4. 儿童营养膳食评价

能量达到供给量标准的百分比、蛋白质达到供给量标准的百分比、维生素A或钙元素达到供给量标准的百分比、脂肪供热占总能量的百分比、蛋白质供热占总能量的百分比、伙食费盈亏百分比等。（详见第二章"儿童膳食"的"实施方法"部分）

5. 儿童营养不良管理率

中重度营养不良专案管理率=（中重度营养不良儿童专案管理人数/中重度营养不良儿童人数）×100%

轻度营养不良登记管理率=（轻度营养不良儿童登记管理人数/轻度营养不良儿童人数）×100%

肥胖登记管理率=（肥胖儿童登记管理人数/肥胖儿童人数）×100%

6. 贫血儿童专案管理率

轻度贫血儿童登记管理率=（轻度贫血儿童登记管理人数/轻度贫血儿童人数）×100%

中重度贫血儿童专案管理率=（中重度贫血儿童专案管理人数/中重度贫血儿童人数）×100%

（三）卫生保健指标计算举例

【例】北京天使托幼机构共有在园儿童500人，其中3岁组100人，4岁组200人，5岁组100人，6岁组100人。2022年6月该园为儿童体检，实际体检人数475人，其中3岁组90人，4岁组195人，5岁组95人，6岁组95人。检出轻度贫血3例，中度贫血2例，低体重4例，消瘦1例。检出肥胖儿童，3岁组9人，4岁组20人，5岁组9人，6岁组10人。患龋齿儿童250人，龋齿颗数1000颗。在2022年和2021年都有口腔检查记录的儿童为400人，当年新发生龋齿的人数为50人。4岁以上单眼裸眼视力≤0.6的人数20人。当年发生水痘3例，痢疾2例。4岁组服糖丸192人。

2022年天使托幼机构儿童健康指标计算如下：

营养不良患病率=（营养不良儿童数/受检儿童数）×100%
　　　　　　　=5/475×100%=1.1%

低体重率 =（低体重儿童数/受检儿童数）×100%
　　　　 = 4/475×100% = 0.8%

消瘦率 =（消瘦儿童数/受检儿童数）×100%
　　　 = 1/475×100% = 0.2%

贫血患病率 =（贫血儿童数/受检儿童数）×100%
　　　　　 = 5/475×100% = 1.1%

肥胖率 =（肥胖儿童数/受检儿童数）×100%
　　　 = 48/475×100% = 10.1%

龋齿患病率 =（患龋齿儿童数/受检儿童数）×100%
　　　　　 = 250/475×100% = 52.6%

龋均 = 检出龋齿的总颗数/受检儿童数
　　 = 1000/475 = 2.1

视力低下率 =（4岁以上单眼裸眼视力≤0.6的儿童数/4岁以上受检儿童数）×100%
　　　　　 = 20/385×100% = 5.2%

传染病发病率 =（传染病年内发病例数/在册儿童数）×100%
　　　　　　 = 5/500×100% = 1.0%

水痘发病率 =（水痘发病例数/在册儿童数）×100%
　　　　　 = 3/500×100% = 0.6%

痢疾发病率 =（痢疾发病例数/在册儿童数）×100%
　　　　　 = 2/500×100% = 0.4%

2022年天使托幼机构儿童保健工作指标计算如下：

儿童定期体检率 =（儿童实际参加体检人数/儿童应体检人数或在册儿童数）×100%
　　　　　　　 = 475/500×100% = 95.0%

4岁服糖丸完成率 =（某一时间内预防接种完成人数/同一时间内应接受预防接种人数）×100%
　　　　　　　　 = 192/195×100% = 98.5%

新（发）生龋齿率 =（可比人数中当年新发生龋齿的人数/可比人数）×100%
　　　　　　　　 = 50/400×100% = 12.5%

（四）指标统计分析表

1. 儿童出勤统计分析表（见表10-10）

该统计分析表可以协助托幼机构进行出勤状况的分析，进一步明晰不同月份、季度因病、因事缺勤规律，以调整后续工作安排、传染病健康教育计划等。

表10-10 儿童出勤统计分析表

托育机构名称：

年份	月份	在册儿童数	应出勤日数	出勤情况			缺勤原因分析				
				应出勤人次数	实际出勤人次数	出勤率（%）	缺勤人次数	因病	因事	寒暑假	其他
	9月										
	10月										
	11月										
	12月										
	1月										
	2月										
	3月										
	4月										
	5月										
	6月										
	7月										
	8月										

备注：1. 出勤率=（实际出勤人次数/应出勤人次数）×100%；
2. 缺勤人次数=应出勤人次数－实际出勤人次数；
3. 各项百分率要求保留小数点后1位。

2. 儿童健康检查统计分析表（见表10-11）

该统计分析表用于对托幼机构儿童每年体检后的结果进行分类统计。根据该分析表结果，托幼机构相关工作人员可以直接了解儿童常见疾病的发生情况，据此进行卫生保健工作、健康教育工作重点调整，并对家长进行健康教育。

表10-11 ____学年（上、下）儿童健康检查统计分析表

托育机构名称：

年龄组	在册人数	体检人数	体检率（%）	体格评价（人数）				血红蛋白			视力		听力		龋齿	
				低体重	生长迟缓	消瘦	肥胖	检测人数	轻度贫血人数	中重度贫血人数	检查人数	视力不良人数	检查人数	听力异常人数	检查人数	患龋人数
0岁~																
1岁~																
2岁~																
3岁~																
4岁~																
5岁~																

续表

年龄组	在册人数	体检人数	体检率（%）	体格评价（人数）				血红蛋白			视力		听力		龋齿	
				低体重	生长迟缓	消瘦	肥胖	检测人数	轻度贫血人数	中重度贫血人数	检查人数	视力不良人数	检查人数	听力异常人数	检查人数	患龋人数
6~7岁																
总计																

备注：1. 体检率=（体检人数/在册人数）×100%；
2. 某病患病率=（某病患病人数/检查人数）×100%。

3. 传染病发病统计表（见表10-12）

该统计表用于分月统计托幼机构内常见传染病的发生情况，对机构内传染病防控、卫生消毒、健康教育、培训工作有明确指导意义。

表10-12 传染病发病统计表

托育机构名称：

年份	月份	在册儿童数	传染病发病数	各类传染病发病人数									
				手足口病	水痘	流行性腮腺炎	猩红热	急性出血性结膜炎	痢疾	麻疹	风疹	传染性肝炎	其他
	9月												
	10月												
	11月												
	12月												
	1月												
	2月												
	3月												
	4月												
	5月												
	6月												
	7月												
	8月												
合计													

4. 膳食营养分析表（见表10-13）

该分析表可以有效分析托幼机构膳食质量，为儿童营养状况评价提供间接参考指标，也可以作为对家长进行健康教育和机构膳食质量改善的参考依据。

表10-13 膳食营养分析表

日期： 年 月

一、平均每人进食量

食物类别	细粮	杂粮	糕点	干豆类	豆制品	蔬菜总量	深色蔬菜	水果	乳类	蛋类	肉类	肝	鱼	糖	食油
数量（g）															

二、营养素摄入量

	能量		脂肪(g)	视黄醇当量(μg)	维生素A(μg)	胡萝卜素(μg)	维生素B₁(mg)	维生素B₂(mg)	维生素C(mg)	钙(mg)	锌(mg)	铁(mg)
	(kcal)	(KJ)										
平均每人每日												
DRIs												
比较%												

三、能量来源分布

		脂肪		蛋白质	
		要求	现状	要求	现状
摄入量	(kcal)				
	(KJ)				
占总能量%		30%～35%		12%～15%	

四、蛋白质来源

		优质蛋白质	
	要求	动物性食物	豆类
摄入量(g)			
占蛋白质总量%	≥50%		

五、膳食费使用

当月膳食费：／人	
本月总收入：	元
本月支出：	元
盈亏：	元
占总收入：	%

托幼机构可以根据本地儿童保健管理要求，设计其他的统计指标。在分析儿童保健工作和儿童健康状况时，不仅可以采用上述的计数资料分析，也可以用计量资料分析，无论用何种统计方法，只有做到正确使用，方可有效指导保健工作。

三、卫生保健信息的利用

（一）掌握在园儿童健康状况

依据儿童入托幼机构健康检查、定期健康检查以及日常健康管理中登记的儿童出勤管理、晨检及全日观察登记、常见病、传染病和伤害登记表进行汇总，形成传染病统计分析表和儿童健康检查统计分析表，可以全面掌握在园儿童的健康状况，如营养性疾病患病率、各类传染病的发病率和各类伤害的发生率，并探讨影响在园儿童健康的主要问题，在后续工作中有针对性地开展相关健康教育、疾病防控和伤害预防工作。

（二）针对主要健康问题开展工作

通过定期对卫生保健资料进行整理和分析，我们已经全面掌握了儿童的健康状况和影响儿童健康的主要问题，可以针对不同疾病开展园内工作。

1. *营养性疾病*

目前影响儿童的主要营养性疾病包括营养不良、超重肥胖和贫血。针对营养性疾病，托幼机构应全面掌握膳食营养分析结果，发现其与营养性疾病是否存在关系；纵向分析过去3~5年儿童营养性疾病的变化趋势，结合园内已经开展的健康教育活动记录、体格锻炼记录等资料综合分析，发现变化趋势，后续有针对性地制定健康教育、体格锻炼计划和带量食谱。

2. *传染性疾病*

在已经了解本年度常见传染病、园所主要传染病后，依据儿童出勤登记、晨检和全日观察登记发现园内传染病发生的主要途径，可以有效切断传播途径。在传染病工作计划中充分考虑常见季节性传染病、儿童健康行为、家长对传染病传播途径的认知等因素，开展多种途径的健康教育和课堂活动，有效预防园内传染病的发生和传播。纵向分析3~5年的传染病变化趋势，结合每年度工作重点，可以探索园内有效的预防传染病的工作方式，充分利用以为后续工作服务。

3. *其他常见病和伤害*

学龄前儿童的常见病包括口腔龋齿问题和视力异常问题，也是受儿童习惯影响较大的疾病，综合分析园内3~5年的变化趋势，利用健康教育记录和矫治记录等，寻找针对不同宣传对象的有效传播途径，积极开展工作，预防和加强治疗。

思考题

1. 某幼儿园2022年儿童定期体检资料：在园儿童总数为312名，其中3岁组102名，4岁组99名，5岁组111名，定期体检儿童数分别为102、93和100名，体检后不同年龄组儿童肥胖人数分别为3、8和9名，请计算本年度儿童肥胖患病率。
2. 结合本园近3年的传染病统计表，制定下一年传染病防控计划及相关活动。
3. 根据本园上半年儿童营养性疾病、龋齿和视力低常患病情况，制定本年度常见病工作计划和健康教育计划。

参考文献

[1]《幼儿园教育指导纲要（试行）》教基〔2001〕20号.

[2]《3—6岁儿童学习与发展指南》教基二〔2012〕4号.

[3]《托儿所幼儿园卫生保健管理办法》中华人民共和国卫生部教育部令第76号.

[4]《托儿所幼儿园卫生保健工作规范》卫妇社发〔2012〕35号.

[5]《儿童健康检查服务技术规范》卫办妇社发〔2012〕49号.

[6]《幼儿园工作规程》中华人民共和国教育部令第39号.

[7]《国家免疫规划疫苗儿童免疫程序及说明（2021年版）》国卫疾控发〔2021〕10号.

[8] 国家体育总局.国民体质测定标准手册（幼儿部分）[M].北京：人民体育出版社，2003.

[9] 陈荣华，赵正言，刘湘云.儿童保健学：第5版[M].南京：江苏科学技术出版社，2017.

[10] 中国就业培训技术指导中心.保育员（中级）：第2版[M].北京：中国劳动社会保障出版社，2011.

[11] 中国营养学会.中国居民膳食指南（2016）[M].北京：人民卫生出版社，2016.

[12] 中国营养学会.中国居民膳食营养素参考摄入量（2013版）[M].北京：科学出版社，2014.

[13] 卢昌亚等.运动生理学[M].桂林：广西师范大学出版社，2008.

[14] 刘建霞.幼儿园户外体育活动探索[M].北京：北京师范大学出版社，2010.

[15] 罗冬梅等.幼儿体育活动强度自评量表的研制与应用[J].北京体育大学学报，2019，42（4）：139-149.

[16] 世界卫生组织多中心研究小组.世界卫生组织运动发育研究：六项大运动发育历程[J]. Acta Paediatrica, 2006; Suppl 450：86-95.

[17] 黄世勋.幼儿园体育创新活动指导[M].北京：教育科学出版社，2003.

[18] 江载芳，申昆玲，沈颖.诸福棠实用儿科学：第8版[M].北京：人民卫生出版社，2015.

[19] 毛萌，江帆.儿童保健学：第4版[M].北京：人民卫生出版社，2020.

[20] 王卫平，孙锟，常立文.儿科学：第9版[M].北京：人民卫生出版社，2018.

[21] 桂永浩.小儿内科学高级教程[M].北京：人民军医出版社，2014.

[22] 黄欣欣.托幼机构卫生保健实用指南：第5版[M].南京：江苏凤凰教育出版社，2021.

[23] 张佩斌等.儿童伤害预防与急救[M].北京：人民卫生出版社.2010年.

[24] 江帆，王莹.儿童急症救助[M].北京：人民卫生出版社，2007.

[25] [美] 索尔特，[美] 达舍尔，[美] 阿马多尔.儿童安全促进方案：第2版[M].徐韬，王硕，译.北京：北京大学医学出版社，2018.

［26］王娟.学前儿童健康教育［M］.上海：复旦大学出版社，2012.

［27］田本淳.健康教育与健康促进实用方法：第2版［M］.北京：北京大学医学出版社，2014.

［28］孙振球，徐勇勇.医学统计学：第4版［M］.北京：人民卫生出版社，2014.

［29］张流波，杨华明.医学消毒学最新进展［M］.北京：人民军医出版社，2015.

［30］罗冬梅，赵星，陈皆播.《学龄前儿童（3~6）运动指南》指导手册［M］.北京：科学出版社，2021.